Rocío Silva Santisteban

El Factor asco

AF301209

Rocío Silva Santisteban

El Factor asco

Basurización simbólica y discursos autoritarios en Perú contemporáneo

Editorial Académica Española

Imprint
Any brand names and product names mentioned in this book are subject to trademark, brand or patent protection and are trademarks or registered trademarks of their respective holders. The use of brand names, product names, common names, trade names, product descriptions etc. even without a particular marking in this work is in no way to be construed to mean that such names may be regarded as unrestricted in respect of trademark and brand protection legislation and could thus be used by anyone.

Cover image: www.ingimage.com

Publisher:
Editorial Académica Española
is a trademark of
Dodo Books Indian Ocean Ltd. and OmniScriptum S.R.L publishing group

120 High Road, East Finchley, London, N2 9ED, United Kingdom
Str. Armeneasca 28/1, office 1, Chisinau MD-2012, Republic of Moldova, Europe
Managing Directors: Ieva Konstantinova, Victoria Ursu
info@omniscriptum.com

Printed at: see last page
ISBN: 978-3-8417-5564-3

Copyright © Rocío Silva Santisteban
Copyright © 2019 Dodo Books Indian Ocean Ltd. and OmniScriptum S.R.L publishing group

*... the most potent weapon in the hands of the
oppressor is the mind of the oppressed.*

Stephen Biko

A la memoria de mi padre, Fernando Silva Santisteban,
quien me enseñó a no tenerle ascos a la vida.

ÍNDICE

PRÓLOGO 11

INTRODUCCIÓN 17

CAPÍTULO I
EL ASCO Y ALGUNOS DE SUS ESTUDIOS **23**
    Debates académicos en torno al asco 24
    Aurel Kolnai y el acercamiento fenomenológico 25
    Miller: el asco como emoción 31
    Algunos críticos franceses: Sartre, Corbin, Laporte y Kristeva 35
    El «musulmán» como hombre-desecho: Agamben 47
    Estética: «Ekel» de Winfried Menninghaus 49

CAPÍTULO II
DEL ASCO A LA BASURIZACIÓN SIMBÓLICA **53**
    ¿Qué es el asco? 53
    El asco y lo asqueroso 54
    El asco: la última defensa de los límites 56
    ¿Para qué sirve la basura? 59
    Basurización simbólica y la construcción de subalternidad 61

CAPÍTULO III
MATERNIDAD Y BASURIZACIÓN SIMBÓLICA (EL TESTIMONIO DE GIORGINA
GAMBOA) **69**
    El testimonio como género literario 72
    El testimonio de Giorgina Gamboa 77
    La violación: cuerpo sometido, sujeto basurizado 82
    El mandato social: maternidad y bastardía originaria 85
    Tensiones y negociaciones en el discurso de la nación 87

CAPÍTULO IV
EL DISCURSO DE LA GUERRA SUCIA Y LA JUSTIFICACIÓN DE LOS «EXCESOS»   **93**
    El discurso de la guerra sucia y la doctrina de la seguridad nacional 95
    El «otro» como desecho.. 99
    El testimonio de un torturador: la historia de «El Brujo» 103
    La historia de la violación, torturas y muerte de la Gringa 108
    El Brujo y el «mal banal».. 114

CAPÍTULO V
UN BRILLO DE PUTREFACCIÓN: CORRUPCIÓN Y VLADIVIDEOS.................   **119**
    La alta tolerancia a la corrupción en el Perú contemporáneo................... 120
    «Éticas» peruanas: la moral del *achorado*, el mal criollo y
    el sistema *pendejo*.. 122
    La razón de Estado de Vladimiro Montesinos 127
    La corrupción de los medios de comunicación y los «vladivideos» 130
    El video de Julio Vera Abad y la reconstrucción del padre...................... 133

CAPÍTULO VI
EL «FEMINISMO SUCIO» DEL *TALK SHOW* LAURA Y EL POBRE COMO ABYECTO   **141**
    Subculturas feministas en América Latina.. 143
    El *talk show* Laura y la configuración del pobre como desecho abyecto ... 145
    El programa «Haría cualquier cosa por dinero»...................................... 147
    El «tele-pobre» funcional a la política autoritaria 151

CAPÍTULO VII
ASCO, BASURIZACIÓN SIMBÓLICA Y FORMAS DE CONSTRUCCIÓN DEL OTRO
(A MANERA DE CONCLUSIÓN) **155**

OBRAS CITADAS **159**

ANEXOS
    1 Testimonio de Giorgina Gamboa.. 169
    2 Relación de muertos y desaparecidos como consecuencia del conflicto
      armado interno.. 175
    3 Testimonio de «El Brujo» 176
    4 Laura en América: «Haría cualquier cosa por dinero». Pauteo del programa   182

PRÓLOGO

A finales de 1998 la conexión de cable me permitía mirar más de cien canales; sin embargo, la mayoría de las veces no ofrecían sino más de lo mismo. De pronto, mansamente, caí en un documental —no sé de qué canal, tal vez People & Arts o Infinito— sobre transplante de órganos. Me han interesado siempre los temas vinculados al cuerpo humano, desde los avances científicos sobre cibercuerpos hasta los más tradicionales poemas eróticos, por eso me dejé atrapar por las imágenes y las explicaciones científicas que describían las complicaciones o simplezas de esas operaciones, hasta que el documental dio un giro inesperado. Utilizando un video de archivo, o tal vez una película filmada en los años sesenta, presentó a un médico estadounidense cuyo proyecto obsesivo había sido transplantar una cabeza. No, no se trataba de un ficcional transplante de cerebro —como en los dibujos animados—, sino de un transplante de cabeza completa con ojos, labios, párpados, nariz, lengua. El científico probó su experimento con un mono pequeño, de raza enana; y ahí, en la televisión de mi cuarto en el distrito de San Miguel, cerca al mar de Lima, instaladísima en mi vida tercermundista, pude ver con mis propios ojos la delicada intervención y, posteriormente, al mono que abría los párpados casi tan lentamente como un niño recién nacido, demostrando que la operación había sido un éxito.

El médico pudo transplantar una cabeza entera de mono, con todas sus conexiones nerviosas y sanguíneas, creando un pequeño Frankenstein simiesco que cerraba y abría los párpados, hasta que, pasado completamente el efecto de la anestesia, chilló y se incorporó asustado, abrazándose con desesperación al cuerpo de su médico-dios. No es un cuento, no fue un episodio trucado sino un serio documental de la BBC de Londres sobre transplantes de órganos. El mono murió a los ocho días. Posteriormente se utilizaron otros monos que vivieron algunos días más, pero luego se congelaron los experimentos. ¿Sería solamente una cuestión de tiempo pasar de los monos a los hombres? No, ese no fue el motivo para no repetir el experimento en seres humanos. El médico, cuyo nombre luego encontré en los buscadores de Internet, Robert White, con sus inmensos lentes de fondo de botella angulados a lo *sixties*, sostuvo en el documental que había otra cuestión fundamental que le impedía a él, como a sus colegas, repetir esas conexiones y suturas nerviosas en un hombre o una mujer realizadas con la agilidad de un científico diestro y experimentado. ¿Acaso un freno moral?, ¿no era algo casi anti-humano experimentar quizás con un hombre moribundo, cuyo cerebro se mantenía perfecto pero algunos de sus órganos probablemente defectuosos –páncreas, hígado, riñones–, o tal vez un cuadrapléjico, con el cuerpo de otro considerado cerebralmente muerto? Y si un cuerpo era de hombre y otro de mujer, ¿la idea no era aún moralmente más monstruosa?, ¿qué podía sentir un cerebro femenino en un cuerpo masculino y viceversa? Se podrían haber hecho ciertas las proyecciones de Virginia Wolf en su novela *Orlando* y su propuesta de personaje que cambia de sexo y de tiempo. Asimismo, la teoría de género hubiera podido alcanzar otras dimensiones con las personas sometidas a estos «cambios» porque la cuestión del cambio de sexo no quedaría simplemente en la operación de mutilación y las inyecciones de progesterona, sino en algo mucho más sutil, delicado y complejo. Un cambio de sexo pero sobre todo un radical cambio de cuerpo.

Pero estas no fueron las disquisiciones del doctor Robert White para evitar el transplante de cabezas en seres humanos; él se refería a un impedimento mucho más poderoso. ¿Religioso? No. ¿Ético? Sí, aunque no completamente. ¿Biológico, entonces? No, no necesariamente. ¿Tecnológico? No, no era solo un asunto de instrumentos, ni de desarrollo científico, ni de avances en seguridad y asepsia. Era algo profundamente primitivo, nuclear, animal. Se trataba del factor asco.

* * *

Mi personal aproximación teórica al asco como una emoción culturalmente construida se debe a la voluntad de entender las razones de rechazo de unos y otros en una misma comunidad nacional. Luego de los años de la violencia protagonizados por grupos radicalmente opuestos que a veces nos exigían definirnos (a favor o en contra), se pasó a una especie de «letargo en el olvido», un estado de indiferencia que debía tener una explicación más allá de la idea fuerza que circuló por ese entonces: la única manera de seguir adelante (para un superviviente) es olvidar. Creo que esta indiferencia de grandes sectores urbanos, sobre todo de las capas medias y altas, se basa en imaginarios atravesados por el racismo y el clasismo, se trata de una forma de desprecio que «convierte en invisible al objeto que lo produce» (Miller 1998: 61), pero, sobre todo, en una forma de desprecio que se usa combinada con una subalternización a través del asco. Por lo tanto, no solo los «agentes basurizadores», esto es, militares, medios de comunicación, policías, terroristas, corruptores y agentes del Estado han actuado de acuerdo con la lógica del factor asco, sino también todos esos sectores que han pretendido desvincularse de la historia y sociedad de su propio país con la excusa de la supervivencia, pero bajo la verdadera razón de sentirse completamente ajenos a los procesos sociales.

* * *

«lo asqueroso repele y superarlo es una de las cosas
más importantes de todo este asunto» (Miller 1998: 164)

También me he preguntado por qué me ha atraído académicamente este tema de tal manera que le he dedicado mi tesis doctoral. Creo que parte de mi aprendizaje de convivencia con los otros ha sido romper con las reglas del asco a favor de la humanidad del otro, esto es, a favor de un acercamiento cultural al otro desde la proyección de sus propias reglas.

De niña yo era especialmente «asquienta», sentía asco por muchas más cosas que los otros niños; me imagino que debido a la educación represiva y sobreprotectora que recibí en mi primera infancia, y quizás también a diversas historias personales que debí atravesar para sobrevivir al asma. Recuerdo que asistí durante dos años al consultorio de un médico que tenía un tratamiento contra las alergias y la bronquitis asmatiforme. El tratamiento consistía en recibir una vacuna intramuscular que se iba acrecentando con el pasar de las semanas, milímetro a milímetro, y a la vez debía inhalar un líquido rosado a través de una máquina de vapor –las famosas nebulizaciones– para tratar de «expectorar la flema». Me pasé de los cinco años a los siete asistiendo cada miércoles al consultorio y escuchando a decenas de adultos haciendo el esfuerzo supremo de botar la materia acumulada en sus pulmones. El ruido me producía una sensación extraña de asco y miedo. Esta sistemática *escucha* me sensibilizó de manera especial contra muchos actos y objetos que yo taché de asquerosos: la nata de la leche que me producía arcadas, y luego la leche misma; las cabezas de los lapiceros «chupados y masticados» y luego casi todos los objetos de plástico, así como casi todos los objetos que pudieran estar contaminados con saliva; la sensación de arrugamiento, sobre todo, del papel celofán; o las camisas e incluso las sábanas especialmente arrugadas; la piel extremadamente seca y que deja escamas (como las piernas de mi abuelo después de una larga y extraña enfermedad).

Al terminar mis estudios universitarios me trasladé a Cajamarca para investigar sobre el tema de mi tesis de bachiller: administración de justicia y rondas campesinas. La práctica de recorrer el campo y entrar en contacto con hombres y mujeres de costumbres rurales, completamente ajenas a las costumbres en las que yo me había «inculturado», y la necesidad de no pasar por una persona descortés frente a sus muestras de hospitalidad, me hizo romper con todos esos límites rígidos que fui construyendo durante mi infancia. En el campo una forastera no puede negarse a recibir comida o bebida de las manos de su anfitrión, es una regla de cortesía campesina pero también una forma de medir la flexibilidad, la adaptación y, en suma, el interés que el otro posee por ese anfitrión. En Cajamarca, en el caserío de Lluschcapampa Baja o en el de Huambocancha, un hombre muy viejo, con las uñas sucias, secas y renegridas del trabajo con la tierra, me ofreció en un cuerno de toro un yonque –aguardiente– cuyo olor me provocaba de por sí rechazo. Estábamos en un círculo conversando entre hombres y mujeres y yo sentí esa sensación de aversión, de asco ante la posibilidad de ingerir ese líquido en esas circunstancias; pero al mismo tiempo estaba consciente de mi interés por ser aceptada y por convertirme en una persona confiable. Pude haber rechazado el cuerno aduciendo que «soy mujer» o que «estoy tomando pastillas», pero lo acepté y lo bebí todo, dejando solo las significativas gotas en el cacho del toro que debían escurrir hacia la tierra, para luego seguir pasando el recipiente a los otros comensales. Este acto consciente de superación de mi propio asco en función de una meta mayor, mi aceptación en la comunidad, es decir, mi racionalización de una sensación aparentemente biológica, me permitió finalmente intentar integrarme en las coordenadas culturales de los otros. Quizás la razón de la escritura de este libro se esconde en el fondo renegrido del cuerno de ese toro. En todo caso, como sostiene Miller, una vez superado el asco no se vuelve a sentir más. Ese fue un momento personal de epifanía: entender en toda su tensión y resistencia la otredad.

Por eso mismo he dedicado muchas horas de investigación a un tema que, luego de reafirmarme en algunas otras hipótesis, me permitió ser el punto de partida y marco de esta investigación sobre las formas de consolidar en los hechos los discursos autoritarios que escuchamos y pronunciamos todos los días. A lo largo de las páginas de este libro pretendo acercarme a comprender, de alguna manera, lo que puede implicar *el factor asco* no solo desde una perspectiva científica, sino desde una moral para nuestras vidas. Me interesa indagar sobre los límites del asco para protegernos de lo contaminante pero, además, sobre las múltiples posibilidades que permite la suspensión de esos límites en función de comprender a los demás. El asco es una sensación que a veces nos protege, pero que en muchas ocasiones nos limita. Este es el motivo por el cual he denominado a este libro de esta ambigua manera: se trata de algo que no llega a consolidarse como una razón de ser, sino como un «factor», esto es, como una expresión que debe ser adherida a otra para conformar un producto. Los otros factores son, en algunos casos, discursos autoritarios que, finalmente, permiten convertir al otro en una «basura simbólica» y así justificar las múltiples maneras de «evacuarlo» del sistema. Es en estas circunstancias que el «factor asco» debe ser evaluado como dañino para la mejor convivencia humana. Lo que eventualmente nos puede proteger, en conjunción con otros factores, abre brechas increíblemente sofisticadas de jerarquización, rechazo y desprecio, que se introyectan en nosotros como si fuera un asunto «natural».

* * *

La investigación y la redacción de este trabajo no hubieran sido posibles sin la ayuda de la beca «Violencia: el sesgo cultural», auspiciada por SUR – Casa del Socialismo y por la Rockefeller Foundation for the Humanities, que me permitió regresar al Perú e investigar en el archivo de la Comisión de la Verdad y Reconciliación. Agradezco a Cecilia Rivera, a Juan Carlos Callirgos de SUR, y al anónimo jurado que me permitió gozar de esta beca. Una segunda versión fue presentada como tesis doctoral del departamento de Literatura Hispánica de la Universidad de Boston.

Quisiera agradecer a mis profesores y compañeros de la Universidad de Boston, especialmente a Duilio Ayala Macedo; a James Iffland, quien anotó la tesis línea por línea; a Alberto Medina por sus acertadísimos comentarios y su lectura tan minuciosa; y a Pedro Lasarte, mi asesor principal, quien me estimuló permanentemente y me dio un sentido de realidad muy preciso para poder avanzar con este tema tan duro y difícil. Asimismo dejo constancia de mi agradecimiento a Rafael Tapia y Maricarmen Arata del Fondo Editorial del Congreso de la República del Perú, quienes me facilitaron la versión en CD-ROM de los vladivideos; a Luis Cárcamo, quien me permitió trabajar con él como su asistente y así me facilitó la tarjeta de investigación de la biblioteca Widener de Harvard University; a Cecilia Reynoso, quien me ayudó con información sobre las mujeres afectadas por crímenes de guerra y me facilitó algunos testimonios; a Natalia Iguíñiz, con quien recorrí en dos oportunidades el campo ayacuchano fotografiando casas abandonadas y recogiendo ese sentimiento de «chunniq»; a Mary Beth Tierney-Tello, quien me aconsejó en la redacción de la primera propuesta; a Iván Hinojosa por los comentarios certeros y detallados de la versión final del trabajo para SUR – Rockefeller Foundation; y a Maruja Barrig por su lectura atenta.

Es preciso agradecer también a Vicente Santuc y a Juan Dejo por el apoyo intelectual, así como a Víctor Vich, compañero de discusiones y estimulante amigo, quien no deja de motivar a los colegas con su *punche* y entusiasmo. También quisiera agradecer a mi colega Gisèle Velarde por introducirme a Hanna Arendt; a Hernán Medina, por el apoyo total con el pauteo del video de *Laura* y, en Estados Unidos, a Marj Hogan y a William Ian Miller, quien me contestó varias preguntas, que en realidad casi no podían haber tenido respuesta, en relación con el comportamiento de los soldados y el asco político, y además me demostró ser un *scholar* fuera de serie. Pero sobre todo quisiera agradecer a Gonzalo Portocarrero, quien hizo comentarios a una primera versión del capítulo III, y con su característica generosidad me ha alentado y ayudado a que este texto forme parte del acervo de la Red para el Desarrollo de las Ciencias Sociales en el Perú.

Por último agradezco a mi familia nuclear y extendida, a mi hija y a mi madre por su paciencia con mi misantropía y, sobre todo, a mi padre por sus conversaciones y curiosidad intelectual, sus desafíos, que siempre fueron un reto permanente y un estímulo constante. Lamentablemente, él ya no podrá leer el libro.

INTRODUCCIÓN

El asco no es solamente una reacción biológica sino una construcción cultural. Esta es la razón por la cual los bordes entre lo que se considera asqueroso o no dependen de nuestra moral, perspectiva ética, percepción de la realidad y de las reglas entre lo que consideramos puro y peligroso. A veces estos bordes crean divisiones entre «nosotros» y los «otros». Desde esta perspectiva, el asco es una emoción que nos permite calificar a los otros como subalternos con la finalidad de separarnos de lo que consideramos «sucio» y «contaminado». El asco, en este sentido, no es solo un efecto sino la medida política para juzgar las acciones propias y de los demás como permitidas o prohibidas.

La presente investigación ha tenido como objetivo primordial estudiar las diferentes formas de construir *otredad* usando el asco para crear a un «otro basurizado» en el contexto de los años de la violencia en el Perú (1980-2000). Durante este período, el Perú se convirtió en el campo de batalla de una guerra singular: la «guerra del campo a la ciudad» que pregonaba el Partido Comunista del Perú – Sendero Luminoso (PCP-SL), que fue reprimida con una violencia, también demencial, por las fuerzas armadas, y que dejó la terrible secuela de 69.280 muertos[1].

Los discursos autoritarios han jugado un rol importante en la magnitud de este episodio de la historia del Perú reciente. Entiendo el término *discurso* desde la perspectiva de Foucault, esto es, como prácticas del lenguaje, «prácticas que forman sistemáticamente los objetos de que hablan. Es indudable que los discursos están formados por signos; pero lo que hacen es más que utilizar esos signos para indicar cosas. Es ese *más* lo que los vuelve irreductibles a la lengua y a la palabra. Es ese 'más' lo que hay que revelar y descubrir...» (1985: 81). Se trata del «lenguaje como es usado por varios sistemas que lo constituyen (como la ley, la medicina, la iglesia, por ejemplo) con el propósito de ejercer poder sobre las relacio-

---

[1]   «La Comisión de la Verdad y Reconciliación - CVR estima que la cifra más probable de víctimas fatales de la violencia es de 69,280 personas. Estas cifras superan el número de pérdidas humanas sufridas por el Perú en todas las guerras externas y guerras civiles ocurridas en sus 182 años de vida independiente» (2004: 433).

nes entre las personas» (Wolfreys *et al.* 2002: 28)[2]. La respuesta para calmar la ansiedad y el miedo frente a situaciones de violencia extrema, nunca antes vividas sino en el contexto de esta guerra interna, fue el resultado de todos aquellos discursos autoritarios que justificaban las torturas, las violaciones y los crímenes, la segregación, la discriminación por raza y sexo, los «excesos» de las fuerzas armadas, en suma, la exclusión de grandes sectores de peruanos. Este tipo de discursos autoritarios se basa en una cultura patriarcal y colonial y opera a través de lo que llamo *basurización simbólica,* es decir, una forma de organizar al *otro* como elemento sobrante de un sistema simbólico, en este caso la nación peruana, a partir de conferirle una representación que produce asco. Este asco –que es un sentimiento poderoso y no se le debe naturalizar sino interpretar en la medida de la cultura que lo permite– deviene en una forma de rechazo de la otredad y cohesión de la mismidad a partir de una propuesta de jerarquización de las diferencias. La basurización consiste en «la puesta en escena de mecanismos de descongestión del centro gracias a un uso estratégico de sus residuos. Estos residuos deben ser comprendidos a un nivel material y discursivo a la vez» (Castillo 1999: 235-236).

A diferencia de Castillo que propone este concepto para analizar a América Latina como un «vertedero de la posmodernidad», creemos que este proceso no solo funciona como una manera de crear centros y periferias económicas y sociales, sino de re-localizar a las personas dentro de sistemas más amplios que sus comunidades locales (ergo, la comunidad nacional). Por eso agregamos el adjetivo «simbólica». Aunque está implícita esta concepción en la misma definición de Castillo, sobre todo cuando se refiere al nivel discursivo de la basurización, insistimos en que se trata del final de un proceso que se inicia con el asco hacia los demás; un asco que, como veremos en el capítulo respectivo, se siente por aquellos a quienes despreciamos y tememos al mismo tiempo.

Los discursos autoritarios y basurizadores no se limitan a aquellos que manejan los grupos de subversivos o militares, sino que son la forma como los peruanos han creído y siguen creyendo que funciona la política pública, forma que se condensa en lo que algunos analistas llaman «moral criolla» (Portocarrero), otros «cultura del tutelaje» (Nugent) y otros, simplemente, «ambigüedad ética». El análisis de estos discursos, así como de las prácticas excluyentes que los justifican, permitirá aclarar la dimensión simbólica de la violencia supérstite. Consideramos que una manera de acercarse a estos procesos es a través de los análisis críticos cultural y literario, en la medida que a través de ellos se puede poner de relieve el engranaje textual que da soporte y que a su vez es producto de estos discursos autoritarios.

---

[2] *«Language as it is used by various constituencies (the law, medicine, the church, for example) for purposes to do with power relationships between people»* (Wolfreys *et al.* 2002: 28).

Esta investigación se enfoca en cuatro discursos autoritarios: el discurso de la guerra sucia y la justificación de los excesos; el discurso de la moral criolla y la ambigüedad ética en la red de corrupción de Vladimiro Montesinos; el sexismo y los crímenes contra las mujeres en el contexto de la guerra interna; y, por último, el discurso del «feminismo sucio» y la invención del «tele-pobre». Estos cuatro discursos permiten, a través de la basurización simbólica, que las personas sean consideradas como un desperdicio o un excedente del sistema. A su vez, los cuatro discursos son complementarios: el sexismo contra las mujeres en contextos de violencia interna es parte del discurso de la guerra sucia; asimismo, la basurización del pobre en una representación cruel y descarnada del mismo, el «tele-pobre», es la versión suplementaria para las clases populares de los discursos que fluían en la sala de la corrupción atendida por Vladimiro Montesinos. El primero permitía una puesta en escena pública de individuos viles; el segundo planteaba lo mismo, de manera más sofisticada, para una escena privada del corruptor.

El primer capítulo está dedicado a explicar las diferentes formas de asco y su relación con formas de discriminación y exclusión. En principio se describirá el debate sobre el asco en el ámbito académico: se hará una reseña de los diferentes alcances sobre el asco desde la fenomenología, la historia de la higiene, la relación entre normalizaciones de la lengua y la mierda, la filosofía francesa, la ética y la administración de justicia. No estoy planteando en este trabajo una genealogía ni mucho menos una arqueología de lo que podría llamarse *Disgust Studies*; pues me queda mucho material en el camino (Nietzsche, Bataille, Rozin, entre otros), sino que planteo un marco que me permita ir más allá de la reflexión pura sobre el asco para desarrollar la categoría que me interesa, esto es, basurización simbólica.

En el segundo capítulo se define el concepto de basurización simbólica y sus marcos teóricos, pero primero se ahonda en un análisis del asco que ha tenido en consideración, en principio, su genealogía en español, así como las relaciones que se establecen entre el asco y lo asqueroso.

El tercer capítulo es un análisis de un texto testimonial en el cual se describen crímenes contra mujeres como una práctica autoritaria dentro del contexto de la guerra interna. El testimonio pertenece a Giorgina Gamboa, quien fue violada por un grupo de siete soldados cuando tenía dieciséis años en su pueblo, Parcco, Ayacucho. Los soldados justificaron su acción en la medida que a Giorgina se le acusaba de terrorista. Luego ella quedó embarazada y los diferentes agentes del gobierno que participaron del proceso de su reclusión (abogada, enfermeras, médicos) la presionaron para que no abortara y se quedara con el bebé. En este testimonio se analiza el rol de la maternidad como forma de «limpieza» del cuerpo y de la identidad de una mujer convertida en «desperdicio» gracias a la basurización que implicó la violación múltiple. Asimismo, el análisis se enfocará en las tensiones de las negociaciones entre las víctimas, agentes del gobierno, militares y comisionados de la

Comisión de la Verdad y Reconciliación (CVR) para proponer una memoria nacional del proceso completo de los años de la violencia.

En el cuarto capítulo, el discurso de la guerra sucia es analizado en el testimonio de El Brujo, un suboficial de segunda del Ejército Peruano y enfermero militar, que fue testigo y probablemente actor de diversos crímenes contra los derechos humanos de los indígenas, campesinos y mestizos peruanos tanto en la selva como en la sierra sur y centro. Este testimonio es la otra cara de aquel narrado por Giorgina Gamboa y ha sido incluido en el archivo de casi diecisiete mil testimonios que pertenecen al Registro de Testimonios de la CVR. Tanto marinos como militares y policías se organizan en comunidades cerradas y, muchas veces, para mantener la cohesión del grupo y combatir el propio miedo, desprecian a los otros y exacerban las diferencias. En este testimonio el enfermero-militar narra crímenes terribles como la profanación de un cadáver (la violación a una mujer muerta), la tortura como una práctica cotidiana y la ejecución de niños. Racismo, jerarquías monolíticas, solidaridad entre pares y el machismo dentro de los grupos militares son la causa de la débil subjetividad que requiere de otro basurizado como una mujer o un indígena para justificar este tipo de conductas.

En el quinto capítulo se examina el discurso «autobasurizador» que se genera con la corrupción de funcionarios y empresarios en uno de los «vladivideos» y su relación con la moral criolla. Los vladivideos son registros visuales y auditivos grabados subrepticiamente por Vladimiro Montesinos, asesor de inteligencia del presidente Alberto Fujimori (1990-2000) y el hombre más poderoso del Perú durante ese decenio, quien organizó la red de corrupción más grande en toda la historia republicana. En la biblioteca del Congreso de la República existe un archivo con más de 2.300 videos y cintas grabadas, esto es, el conjunto de videos y cintas incautados en la oficina del Servicio de Inteligencia Nacional, que registran casos de corrupción y tráfico de influencias de la clase política peruana: empresarios, políticos, jueces, miembros de los tres estamentos militares, dueños de los medios de comunicación, periodistas, actores, cantantes de rock, entre otros. Es decir, «estamos ante un conjunto muy amplio de operadores políticos y agentes privados, envueltos por el poder central en una operación ilegal a gran escala» (Zapata 2004: XV). Se ha escogido como ejemplo el video de la corrupción del dueño de Canal 9, Andina de Radiodifusión, Julio Vera Abad, quien durante esta grabación recibe la suma de cincuenta mil dólares con la finalidad de neutralizar a dos de sus más acuciosos periodistas: Cecilia Valenzuela y Luis Iberico. Pero, además, en este video se puede observar la lógica del corruptor inscrita dentro de «la estrategia nacional» para salvar al gobierno de Fujimori, así como la lógica del corrompido, Julio Vera, y su vínculo con formas autoritarias de conducción de su propia empresa, semejantes a las lógicas de los patrones durante la era del latifundismo.

En el último capítulo se analiza el programa de televisión «Laura», conducido por Laura Bozzo, quien empezó su carrera en la televisión dirigiendo un programa reivindicativo de los derechos de la mujer, «Las mujeres tienen la palabra», en el pequeño Canal 11 de propiedad de Ricardo Belmont. Posteriormente a su éxito en el programa «Confidencias» del Canal 5, Panamericana Televisión, y de su cooptación de parte de Vladimiro Montesinos y el propio Alberto Fujimori para que les otorgue un apoyo mediático, Laura Bozzo cambia radicalmente la forma de su programa y se adscribe a lo que en el Perú y otros países se denomina «televisión basura», esto es, un formato de *reality-show* que es utilizado para poner las miserias de las mujeres y hombres pobres al aire. Laura Bozzo, en esta versión de su programa, resuelve los problemas que se presentan en el *set* a partir de su propio autoritarismo, denegando toda agencia propia y utilizando un supuesto discurso feminista de rechazo a la conducta violenta de los varones. En realidad este discurso es una vuelta de tuerca autoritaria a cualquier propuesta feminista y consagra en el ámbito mediático la opción de que debe ser otro, un líder o un tutor, quien resuelva los problemas propios. Se trata de la versión popular de la cultura del tutelaje y del «patrón» (Ruiz Bravo y Neira 2001: 212). Laura Bozzo ha sido sentenciada a cuatro años de prisión por asociación ilícita para delinquir y peculado en un proceso judicial que se inició precisamente por sus fuertes vínculos con Vladimiro Montesinos.

Al final del libro se ensayan algunas ideas comunes a todos estos casos, se resumen las observaciones y el análisis realizado a lo largo de la investigación y se conectan con otros temas como maternidad, corrupción, machismo, construcción de una otredad subalternizada y las diferentes manifestaciones del racismo en estos discursos autoritarios con la finalidad de conectarnos con la red social que se organiza a partir del asco y la basurización simbólica.

CAPÍTULO I
EL ASCO Y ALGUNOS DE SUS ESTUDIOS

En el famoso cuento quechua que recopiló José María Arguedas, «El sueño del pongo», un indígena sirviente en la casa de su patrón que realiza faena de *pongaje* y que es constantemente humillado por él, le dice que ha tenido un sueño. El patrón le pide que se lo cuente, el pongo accede y le comenta que en su sueño ambos se encontraban muertos y desnudos frente a San Francisco. El patrón se interesa, siempre humillando al hombre. El pongo continúa y le narra que San Francisco pidió a dos ángeles que los embadurnen, al primero en miel y al pongo en excrementos. «Así tenía que ser –dijo el patrón, y luego preguntó: ¿y entonces?» Tras una introducción en que el pongo detalla las cualidades y diferencias entre cada ángel, termina de narrar la historia contando la sentencia divina de San Francisco: «Todo cuanto los ángeles debían hacer con ustedes ya está hecho. Ahora ¡lámanse el uno al otro! Despacio, por mucho tiempo» (Arguedas 2004: 534).

La subversión soñada del pongo es, a su vez, un recurso cultural para poder crear un vuelco de significación a través del asco. La humillación «natural» a la que somete el patrón al sirviente indígena se transforma, con la sentencia divina, en la vuelta de tuerca que el sueño presenta, pero será el escucha en la narración oral o el lector, en la escrita, quienes podrán mostrar una sonrisa de sarcasmo ante la completa humillación del patrón: su castigo es esencialmente tener que tragarse su asco social y biológico; y convertirse él mismo en un «sujeto de asco» por toda la eternidad.

Este es uno de los pocos relatos en los cuales el asco es el componente que da un sentido a una cierta visión subversiva del opresor; generalmente, en los imaginarios sociales el asco es una emoción que cualifica para humillar al más pobre, denigrar al más subalterno y despreciar al más humilde. El asco es poderoso y una de las tareas de los estudios en torno a sus efectos debería proponerse plantear una mirada poscolonial, precisamente para «abrir la mente del oprimido» sin necesariamente llegar a hablar por su boca, sino acometiendo el intento de rastreo de su subalternidad a través del análisis de los discursos que lo consignan como «asqueroso», «desechable», «basurizado» o «invisible».

Sin embargo, para llegar a proponer una mirada poscolonial del asco hay que pasar revista primero a los diversos teóricos que han analizado el asco desde los estudios occidentales, aunque en realidad han sido pocos los investigadores que han dedicado algún estudio serio y detenido al tema.

DEBATES ACADÉMICOS EN TORNO AL ASCO

El asco es un tema que ha sido tocado a lo largo de la historia de las diversas disciplinas, sobre todo, desde la filosofía y últimamente desde la psicología. Existen muchos asuntos colaterales que, vinculados con análisis literarios –como los trabajos de Bajtín sobre Rabelais– o estudios concretos sobre patologías de la conducta –como los del mismo Sigmund Freud sobre la sexualidad femenina–, han desarrollado conceptos y análisis desde perspectivas muy cercanas, como los estudios mencionados sobre lo grotesco o la aversión. No obstante, los trabajos y análisis que han privilegiado el asunto del asco como punto principal son pocos; por lo mismo, aparentemente parecería fácil plantear un estado de la cuestión.

William Ian Miller sostiene que «Hasta la última década [1990], más o menos, desde Freud apenas se registró mayor interés por el tema, a no ser por un magnífico artículo de Andreas Angyal en 1941» (Miller 1998: 27) sin tomar en cuenta una serie de trabajos sobre el asco producidos por la Escuela de Viena, entre ellos, un análisis fenomenológico bastante pormenorizado a cargo de Aurel Kolnai publicado en 1929. Precisamente esta acotación la plantea el filósofo e historiador Winfried Menninghaus, en cuyo libro *Ekel. Theorie and Geschichte einer starken Emfindung*, uno de los más completos escritos sobre el pensamiento occidental en torno al tema hasta la fecha, critica a Miller por no tener en cuenta la tradición alemana y por no haber considerado dentro de su genealogía de textos el pionero de Kolnai (2004a: 20-24). De hecho, Miller no consigna ningún libro en lengua alemana –excepto los textos de Freud traducidos– dentro de su bibliografía. Esto le permite a Menninghaus tocar el tema del poco aprecio de la academia estadounidense a los estudios alemanes, más allá de los clásicos. Menninghaus, como investigador y académico de una lengua hoy de segundo orden –durante el Romanticismo otra era esta perspectiva–, resiente la invisibilidad para la academia de habla inglesa de los trabajos de sus colegas. Sin embargo, él no considera dentro de su copiosa bibliografía ni a Giorgio Agamben –autor de prestigio incluso dentro de la lengua inglesa– y sus trabajos sobre el personaje del «musulmán» como desecho humano «moralmente asqueroso» dentro de los campos de concentración alemanes; ni tampoco el libro del discípulo de Georges Bataille, Dominique Laporte, *Historia de la mierda*. Por supuesto, tampoco incluye los numerosos trabajos sobre la poesía grotesca española (Quevedo), aunque sí incluye análisis de la poesía grotesca en general, sobre todo los textos de Bajtín. Asimismo, Menninghaus tampoco plantea mayores referencias que no pertenezcan a la cultura occidental central (ni orientales, ni árabes, ni latinoamericanas)[1].

Los párrafos que anteceden permiten replantear lo siguiente: un estado de la cuestión solo puede percibirse completo y cerrado si la perspectiva del mismo es local, aunque, equívocamente, se valide como universal. Menninghaus resiente la invisibilidad de las propuestas de Kolnai en el texto de Miller pero, a su vez, cierra su universo epistemológico a las tres lenguas que domina (alemán, inglés y francés), otorgándole implícitamente validez universal e ignorando las vertientes de investigación no europeas aun cuando sean en idiomas europeos (como el español).

Por lo tanto, es preciso aclarar que el siguiente acercamiento al naciente debate sobre el asco y su relación con las exclusiones se centra en libros, artículos y ensayos de cuatro lenguas (español, inglés, alemán y francés) articulados desde una perspectiva culturalista y, por lo tanto, excluye todos aquellos ensayos desde la perspectiva estética como, por ejemplo, los debates sobre asco en las artes plásticas que no constituyen una forma de basurizar a los objetos artísticos ni a los receptores de las obras sino, simplemente, una manera de plantear un choque estético y ético frente a determinados productos culturales[2]. No obstante, eventualmente durante el desarrollo de los diversos capítulos de este trabajo, se echará mano a algunos artículos de críticos de arte para desarrollar algunas ideas sobre *performance* y estética.

AUREL KOLNAI Y EL ACERCAMIENTO FENOMENOLÓGICO

La manzana de la discordia entre Menninghaus y Miller es este oscuro filósofo vienés, Aurel Kolnai, cuyo campo de investigación se centró en el estudio de las emociones que provocaban la aversión: miedo, asco y odio. La revista que canalizaba buena parte del movimiento filosófico de la fenomenología y que editaba Edmund Husserl, *Jahrbuch für Philosophie und phänomenologische Forschung*, hizo pública la tesis de Kolnai el año 1929 en el volumen

---

[1]   En un correo electrónico que Menninghaus me contestó ante mi insistencia de plantearle cinco preguntas vinculadas a su libro desde una perspectiva latinoamericana, me dijo que «*please ask your questions, but please be aware that I cannot come up with too elaborate answers. Essentially, what I have to say about disgust, I have said in my book*» (Menninghaus, e-mail a la autora, 27 de septiembre de 2004). Por el tono de su respuesta, opté por no plantear pregunta alguna.

[2]   A partir del uso de cadáveres en fotografías o *performances* (téngase en cuenta las fotos de Joel Peter Witkin en Estados Unidos o los trabajos de Teresa Margolles en América Latina) o de excrementos para realizar productos plásticos (recuérdese La Santa Virgen María de Chris Ofili realizada con excremento de elefante y expuesta en *Sensations* en el Museo de Arte de Brooklyn, Nueva York, en 1999), algunos críticos han desarrollado y trabajado alrededor de la categoría «abyección» de Julia Kristeva (que será analizada detalladamente más adelante) para proponer otras interpretaciones sin tocar la cuestión del asco sino tangencialmente.

10 bajo el escueto título «Der Ekel»[3]. Kolnai, de origen húngaro (Budapest 1900) y cuyo apellido original era Stein, trocó su evidente nombre judío dos años antes de llegar a estudiar a la Universidad de Viena (1920). Allí se convierte en discípulo de Frank Brentano y en colega de Edmund Husserl. En 1926 se convierte al catolicismo y dos años después publicó un libro que circuló profusamente entre los sectores contraculturales vieneses de la época, *Krieg gegen den Westen*, un ensayo contra los supuestos ideológicos del nazismo. En 1940 empieza su periplo por distintos países y universidades (Portugal, España, Estados Unidos, Canadá e Inglaterra) huyendo de Hitler: «Kolnai fue a través de toda su vida muy escéptico en torno a los 'grandes sistemas filosóficos' en el estilo de Hegel o Marx, de tal manera que no solo se revela así su anglofilia y su formación católica, sino también las raíces austriacas y no alemanas de su pensamiento (4)»[4]. Por este motivo se dedicó a investigar y analizar el importante rol de las desvaloradas emociones en el desarrollo del conocimiento.

Kolnai también comienza su largo artículo refiriéndose al problema del asco como «maliciosamente descuidado hasta ahora» (1929: 161)[5], aunque no explica en qué consistiría la malicia de ese descuido de parte de los analistas. A diferencia de Miller, parecer ser que en este caso sí tenía la razón pues nadie le precedió en un análisis detallado del asco. Kolnai siguió el método fenomenológico que explica, analiza e interpreta las emociones según las propuestas de Max Scheler, es decir, como ruta útil para llegar a la fuente del conocimiento. Así como Scheler, a Kolnai le interesaba realizar esta vivisección fenomenológica del asco con la finalidad de estudiar no solo la lógica del pensamiento, sino territorios considerados por otros filósofos como «más intuitivos». Según lo planteado por Smith y Korsmeyer, para la fenomenología el asco estaría más relacionado con el *Sosein* que con el *Dasein*[6], esto es, con la forma y características como se presenta «la cosa» (*Sosein*) ante nuestros ojos que con su real existencia (*Dasein*) (2004: 9). Este acercamiento lo plantea específicamente Kolnai en su segundo ensayo sobre el tema «The Standard Modes of Aversion: Fear,

---

[3] El ensayo se ha demorado setenta y cinco años en ser traducido al inglés, unos tres años menos al francés, pero fue traducido al español por Ortega y Gasset el mismo año que apareció en la revista de Husserl y publicado en la *Revista de Occidente* (Smith y Korsmeyer 2004: vii). Este detalle de la traducción de alguna manera deja a la vista la forma como se llevaron a cabo los debates filosóficos y humanistas a principios del siglo XX, las relaciones que se establecían a través de las lenguas, en realidad, debido al interés personal de los filósofos.

[4] *Kolnai was throughout his life skeptical of philosophical Grand Systems in the style of Hegel or Marx in a way that reveals not only his Anglophile, Catholic background but also his roots in Austrian, not German, thinking* (esta y todas las versiones del inglés son mías).

[5] Como no contamos a la mano con la edición en alemán, todas las citas vienen de la edición en español, a menos que se señale lo contrario. Asimismo se han cotejado ambos textos y, cuando la edición inglesa sea más específica o clara que la española, se citará la primera.

[6] En términos generales se podría decir que el *Dasein* implica un «ser y estar aquí» y el *Sosein* un «ser estar así»; de forma brutal podría diferenciarse uno y otro como *existencia* y *esencia* respectivamente, aunque en alemán es mucho más refinada la construcción.

Disgust, and Hatred», escrito originalmente en inglés entre 1969 y 1970, esto es, cincuenta y un años después de haber publicado el texto que es el centro de este acápite: «El asco, en contraste con el miedo, es portador exquisito del *Sosein* que se encuentra en la naturaleza de las cosas, a diferencia de su impacto ocasional y poca eficacia» (Kolnai 2004b: 99-100)[7].

La dirección intencional –recuérdese que el concepto de «intención» para la fenomenología tiene una implicancia «direccional» más que de la voluntad y Kolnai lo describe minuciosamente en su ensayo (1929: 174-5)– de esta emoción es casi superficial y la concentración en sus cualidades implica una cierta naturaleza estética del asco. Precisamente, según observan los mismos autores, la ventaja del acercamiento de Kolnai al tema radica en la importancia que le da a la estética en el sentido kantiano del término (la experiencia estética) y no en el sentido artístico. Es decir, el asco es una de las formas de entender el sentido estético de los objetos: «Kolnai notó el peculiar, y a veces perverso, magnetismo del asco desde el principio mismo de su análisis» (Smith y Korsmeyer 2004: 9)[8].

Lo que le interesa a Kolnai es lo mismo que le interesa a Ortega y Gasset, según las breves palabras de introducción al artículo, esto es, una explicación *científica* del fenómeno: demostrar que este se rige por una serie de códigos y «descubre valores y leyes objetivas determinables científicamente en lo que, como los sentimientos, parecía vago, fluctuante, subjetivo, caprichoso» (Kolnai 1929: 161). No obstante, Kolnai sostiene que lo esencial de su método es el «propósito fenomenológico» pues va a echar mano también de un acercamiento psicológico, descriptivo, estético, ético y hasta metafísico: «El propósito es, pues, comprender la esencia del asco, la significación, la intención del asco y, por así decir, las leyes que unen el mundo de los objetos» (Ibíd.: 162). Queda clara la desmedida intención analítica que se propone Kolnai y que cumple cabalmente solo si nos adscribimos a su esencialismo occidental.

Con tal propósito Kolnai primero delimita el sentimiento del asco desde siete puntos de vista: rango, intencionalidad, condición, inmediatez o alejamiento, grado de independencia, vínculo con el cuerpo y carácter de las respuestas. Más adelante realiza una serie de comparaciones para establecer similitudes y diferencias entre el asco y el miedo, así como entre el asco y la angustia (*Angst*); luego desarrolla una descripción minuciosa de la forma como los sentidos perciben con mayor o menor fuerza al asco. Kolnai, al encontrarse básicamente interesado en la descripción científica de este sentimiento, describe y analiza los objetos físicos y morales que, según él, producen asco (y aclara que en su ensayo lo moral

---

[7]   *Disgust, in contrast with fear, bears exquisitely on Sosein—the sensible and perceptible nature of things, as distinct from their casual efficiency and impact.*

[8]   *Kolnai notices the peculiar, perhaps perverse, magnetism of the disgusting from the very start of his analysis.*

estaría más vinculado a lo no-material que a la ética). Precisamente el estudio del «asco espiritual» y la posterior relación que plantea entre asco, vida y muerte, nos permitirán acercarnos al tema de la corrupción política en el caso del Perú.

El gran aporte de Kolnai en este largo artículo es su reivindicación de la ambivalencia del asco: «la provocación en el asco se presenta en su contenido de tal modo que el objeto significa para el sujeto al mismo tiempo vida y muerte» (1929: 328). Por lo mismo, para Kolnai el asco tiene una función ética; lo imprescindible para usarlo como hito de nuestros límites está vinculado con la intención reprobatoria que esté contenida en él, por lo tanto, para tener en cuenta el rol cognitivo del asco es imprescindible manejar un nivel de discernimiento para sopesar en el momento adecuado nuestra necesidad de superarlo o de acrecentarlo.

Para Kolnai en términos generales «el asco es algo más relacionado con el cuerpo, algo acaso también más referido a lo moral; una categoría ni tan general ni tan subordinada a lo estético como el desagrado. Es, precisamente, 'reacción de defensa' en un sentido estricto y completamente diferente» (Ibíd.: 168). Kolnai describe al asco desde las diferencias con otros sentimientos (como el odio, la angustia, el miedo), en relación con la proximidad del objeto que produce asco y asimismo hace una relación completa de las formas de asco que penetran a través de nuestros sentidos, diferencia entre el asco visual del asco oral o del asco táctil y sonoro. Sostiene, a su vez, que depende de estas formas de percibir el asco para que tenga una diferente «gradación» en el ser humano que lo experimenta. Para Kolnai el sentido que percibe más asco que los demás es el olfato («el olfato es el verdadero asiento del asco» [Ibíd.: 193]). También se encarga de describir los tipos de asquerosidad, es decir, las diferencias entre lo putrefacto, lo gelatinoso, lo blando, lo excrementicio, lo sucio y mugriento. Sostiene que existe además una «paradoja del asco» y es la mezcla entre atracción y rechazo que provoca: «Para hablar en términos del psicoanálisis: el asco es más originariamente *ambivalente* que la angustia. El asco presupone ya *ex definitione* –por así decirlo– la fruición reprimida del objeto que lo provoca» (Ibíd.: 183) [cursivas originales]. Entonces el asco trae consigo también una complacencia autoreprochable, un cierto deleite por el objeto que nos está provocando asco y que, al mismo tiempo, nos produce un goce secreto que no debemos ni podemos aceptar. Quizás este goce, esta fruición, se origina en el carácter subalternizador del asco, como lo sostiene el propio Kolnai: «el asco contiene cierta intención despectiva por el objeto, un sentimiento de superioridad» (Ibíd.: 180) que al sentirlo, íntimamente, nos encumbra frente al objeto asqueroso al mismo tiempo que lo hunde. Por eso frente al objeto que nos produce asco no se le quiere destruir sino solamente «apartar del camino» (Ibíd.: 181). Esta doble sensación ambivalente, de rechazo y atracción, y que otros teóricos también sostienen como carácter ineludible del asco (Miller, Menninghaus, Kristeva), es lo que permite su uso como sentimiento paralelo al odio pero, a diferencia de este, de carácter despectivo y no agresivo. El asco como el odio permite una defensa ante la «cosa» pero, a diferencia de este, subordina al objeto asqueroso.

Lo importante de la propuesta de Kolnai es que desde un primer momento lo distingue de la náusea o «ganas de vomitar». A pesar de que considera que el asco está «algo más relacionado con el cuerpo» que todos los otros sentimientos que describe (odio, repulsión, aversión), sostiene asimismo que no puede limitarse el asco a lo puramente físico o corporal ni a la sensación de náusea que suele acompañarlo: «La hipótesis de que el asco es una mezcla de desprecio y ganas de vomitar sería una broma barata y contraria a los datos fenomenológicos» (Ibíd.: 170).

Para Kolnai, así como para Miller como veremos más adelante, el desprecio es un sentimiento muy cercano al asco, pero Kolnai presenta una clara diferencia entre ambos: «Los pensamientos estúpidos pueden suscitar desprecio, incluso molestia, pero no asco» (Ibíd.: 165). Este es quizás el mejor ejemplo para diferenciar uno del otro. Otra coincidencia entre Kolnai y Miller es que ambos autores sostienen que lo opuesto al asco es el amor. Aunque Miller dice que las reglas del asco se suspenden o relajan por el amor (Ibíd.: 191), y se refiere específicamente al amor entre padres e hijos –Miller propone varios ejemplos extraídos de su propia experiencia paterna, como cuando le cambiaba los pañales a sus hijos– así como al amor sexual entre dos seres humanos. Kolnai es mucho más «metafísico» y apela a un tipo diferente de amor, a un amor abstracto: «lo antitético contrapuesto al amor es el asco, no menos que el odio; el amor ético al bien no corresponde sencillamente al odio al mal» (Ibíd.: 170) sino al asco al mal.

El gran problema del acercamiento fenomenológico es sin duda un asunto de lenguaje. Kolnai trabaja las diferencias, a veces sutiles, entre asco, repugnancia, náusea, desprecio, angustia, miedo y aversión, pero estas diferencias que Kolnai considera como «de grado o gradación» están íntimamente conectadas con la lengua alemana; por lo tanto, es bastante difícil poder equiparar las diferencias entre unos y otros en la lengua española. Precisamente, porque el sistema de la lengua y el habla es el soporte del pensamiento, más adelante nos referiremos a las diferencias entre «asco» y «asqueroso» en el español, esto es, a los dos orígenes completamente diferentes de ambos vocablos.

Uno de los acápites más importantes del artículo es el referido al asco moral o «inmaterial» (Kolnai sostiene que para los efectos de este análisis lo moral estaría concebido como algo espiritual más que ético). Luego de realizar una somera descripción del asco por saciamiento, por saturación, y de adelantarse a Mary Douglas describiendo el asco por aquellos objetos que están en lugares inadecuados o totalmente fuera de lugar, así como de referirse a la sexualidad desordenada (Ibíd.: 309-312), Kolnai entra de lleno en el tema de la mentira y la corrupción. Kolnai define a la corrupción de la siguiente manera:

La conciencia de la humanidad considera «sucio» y, por tanto, asqueroso, el que la multiformidad de los valores vitales y, sobre todo, el grupo de los valores más altos se equipare al valor del dinero y, por así decirlo, sea traducida al dinero [...]. Pero con esto no queda especialmente caracterizada la «suciedad» especial del hecho. Dicha suciedad se fundamenta más bien en la aptitud especial del interés económico para socavar estos valores y ponerse en su lugar. Involuntariamente surge aquí la imagen de una materia informe, uniformemente pastosa, por así decirlo, podrida, que se introduce, corrosivamente, como algo muerto que simula vida. Justamente en esto está sólidamente fundado el rasgo esencial de la «corrupción»: en que aquellos valores desalojados, sustituidos –la honra, el bien público, la convicción, etc– no desaparecen para ceder su lugar al cosmos homogéneo del valor del dinero [...] sino que perduran, en parte, como máscaras y en parte [...] en una forma debilitada y desarraigada como potencias efectivas de valor. En esta relajación y socavamiento esencialmente progresivo [...] reside justamente lo pútrido, la imagen de una sustancia viviente que se descompone. Con ello concuerda completamente el hecho de que también la corrupción muestra, casi siempre, un brillo de putrefacción, un florecimiento aparente: cierta clase de viva actividad, de especulación, una superficie brillante y abigarrada de cualidades, novedades y pseudovalores de todas clases, que encubre y enmascara la omnipotencia sorda del dinero (Ibíd.: 317-8)[9].

En esta época de globalización y nuevo orden mundial, la definición de Kolnai puede resultar algo singular y tal vez hoy no resulte asqueroso «para la humanidad» que el valor del dinero se equipare o, peor aún, compre otros valores intrínsecos a la vida humana: el bien común, el honor y la convicción. Precisamente por esta actitud de Kolnai es que sus propuestas son bastante sugestivas en relación con este trabajo: sus categorías pueden resultar ahora insuficientes, pero la indignación con la cual enfrenta el hecho de la corrupción y la manera cómo, enfáticamente, deniega todo tipo de maleabilidad en relación con el tema son verdaderamente admirables. En primer lugar, lo que plantea Kolnai con esta sugerente definición de corrupción es que los valores públicos que deben ser observados por todo ser humano no desaparecen por completo en el acto de corrupción, sino que se transforman en una máscara, pierden su esencia y vitalidad pero permanecen como un sedimento que será usado y utilizado como una llave para, disimulando, abrir el canal del soborno y la adulteración. No

---

[9] *Human consciousness considers something 'dirty', and therefore as disgusting, when the manifold of life-values and particularly certain kinds of noble values are brought down to the level of monetary worth, as if they had been melted down to base metal [...]. This does not yet serve to characterize the peculiar uncleanness of the phenomenon in question; it is much more a matter of particular aptitude of money to uprooting other values and entrenching itself in their place. There surges up here involuntary the image of a formless, homogeneously pappy, pulpy, carious mass which forces its way into the healthy tissue of a fully living manifoldness, replacing it with the corrosion of a life-imitating deadliness. But it is precisely in this that the feature essential to corruption is firmly based; the values which are repressed—honor, public welfare, conviction and so on—do not simply disappear in order to make room for a homogeneous cosmos of monetary values [...] It is, rather, that the repressed values live on, partly as mere masks, but partly [...] in a diminished and uprooted form, and also as real value forces. It is in just this essential, apparently, progressive dissolution and uprooting that there resides the putrefying aspect of corruption, the picture of a living substance in decay. Entirely in concordance with this is the fact that corruption also generally displays a luster of putrescence and semblance of flourishing, that it partakes of certain quick-wittedness, a venturesomeness, a polymorphous manifold of surface qualities, novelties, and pseudo-values of many kinds which serve to conceal the musty omnipotence of mammon (Kolnai 2004: 69-70).*

hay mejor definición del hecho: todo corrupto que no llega todavía al nivel de cínico se miente a sí mismo[10] y supone que existe un motivo que justifique su proceder.

Como veremos en el cuarto capítulo con más detalle, en el caso de los videos que Vladimiro Montesinos ordenó grabar en su oficina del Servicio de Inteligencia Nacional, la mayoría de los corruptos (jueces, dueños de canales de televisión, periodistas, publicistas, policías y militares) simulan que el acto de recibir el dinero (a veces increíbles sumas amontonadas en rumas sobre la mesa) es algo gracioso, un chiste, una broma, como si se tratara de un juego de muchachos y no de un acto trascendental para la vida política de un país. Por otro lado, asimismo, Montesinos a la hora que propone la corrupción siempre justifica el hecho como una forma de «apoyar» a los objetivos nacionales del Perú en ese momento, que se reflejaban en concreto en el respaldo a la reelección de Alberto Fujimori. En el capítulo respectivo se ahonda en el tema del asco y su relación con los casos de corrupción.

MILLER: EL ASCO COMO EMOCIÓN

Aunque William Ian Miller sostiene que su campo de estudio es la historia antigua –sus trabajos anteriores, así como su penúltimo libro publicado, se refieren a sagas islandesas–, su propuesta de acercamiento al tema del asco es fenomenológica, en la medida que describe, analiza, compara y clasifica al asco como un fenómeno de las emociones. Por cierto, también historiza sus propuestas, aunque no se escapa de ciertas clasificaciones esencialistas y de cierto etnocentrismo al hablar sobre la moral[11]. El libro *Anatomía del asco* se adscribe a nociones de psicología, literatura, historia y filosofía moral, por lo mismo, y como a él le gusta señalar, su obra es «metodológicamente promiscua» (1998: 13).

Miller define al asco como una emoción (*feeling*) que, paradójicamente, califica a los objetos que lo despiertan como repulsivos y atractivos al mismo tiempo (Ibíd.: 10). Sostiene que esta ambigüedad es su principal característica y que este rechazo y seducción por la cosa asquerosa viene de una serie de cruces simbólicos anclados entre lo biológico y lo cultural:

---

[10] Para Kolnai la mentira o, más precisamente, la mendacidad es también una fuente de asco moral, pues «no es ni un mero 'acontecer' de mentiras en un hombre, ni aún menos una propensión a engañarse uno mismo o un 'decir mentiras' ya patológico, sino una indiferencia interna respecto a lo verdadero y lo falso, a causa de la cual uno se miente incluso a sí mismo, y no intenta siquiera estar en claro consigo mismo...» (1929: 315).

[11] «*Culpamos* a los enfermos de su enfermedad [..] El sida resulta tan censurable como antes fue la lepra» (Miller 1998: 284) [énfasis mío]. Esta culpabilidad que unos ejercen sobre otros intenta plantear un «nosotros» inclusivo, pero habría que tener en cuenta que estas formas de percepción, en relación por ejemplo a culpabilizar a los «gordos por ser gordos» («así la persona obesa está gorda porque no quiere evitarlo» [Ibíd.: 284]) se refiere directamente a la percepción estadounidense del problema. Es difícil que un lector del Tercer Mundo se incluya mansamente en este «nosotros»; más bien, es fácil que se sienta totalmente ajeno a este tipo de percepción en el caso de los obesos; quizás no así en el caso de los enfermos de sida cuya afección, en nuestro contexto, incluye un estigma religioso y moral.

Estamos ante la emoción más encarnada y visceral de todas, y sin embargo cuando opera en y en torno al cuerpo, sus orificios y excreciones estalla un mundo de significados que tiñe, anima y contamina las ordenaciones políticas, sociales y morales. El asco será todo lo visceral que se quiera, pero también es una de las pasiones más agresivas generadoras de cultura (Ibíd.: 13).

Para Miller, como otros estudiosos, el asco se percibe de forma biológica pero tiene un claro sustrato cultural, por lo mismo, es válido diferenciar náusea de asco, puesto que la náusea es simplemente la reacción biológica corporal ante el asco. En cambio, el asco no se limita a la náusea sino que va más allá de ella y viene de una suma de otros elementos. Por eso mismo, siguiendo los estudios de Rozin, Goffman y otros, afirma junto con ellos la cualidad emocional del asco porque es producto y práctica de los modos, formas, simbolizaciones, paradigmas con los cuales se le define.

El asco, por lo tanto, así como el lenguaje, se aprende. Los niños más pequeños deben aprender a tener asco de sus excrementos; previamente a este aprendizaje, son capaces de jugar con ellos sin la menor incomodidad. Es la ley o la normatividad de los padres la que plantea la distinción entre lo permitido y lo prohibido en torno a las heces. No obstante, según lo afirma el mismo Miller, esta sustancia se trataría de una de las pocas universalmente consideradas asquerosas junto con la sangre menstrual (Ibíd.: 40). A diferencia del lenguaje, el asco se aprende durante las diferentes etapas de la vida, de la misma manera como se aprende la capacidad moral: en la adolescencia es un imperativo contra el cual es difícil plantear divergencias sin cuestionarlo enteramente, durante la madurez se entiende que hay estratos que pueden transgredir sin romper el espíritu de la norma.

Miller sostiene, a su vez, que cuando se produce asco siempre se tiene en cuenta que se está frente al asco, esto es, existe forzosamente autoconciencia sobre el sentimiento cuando se le percibe como tal. Asimismo, cuando nos encontramos «sintiendo asco», de inmediato se relaciona esta sensación con la propia vulnerabilidad ante el peligro de lo inmundo: «Esta propiedad que tiene el asco para transformar lo asqueroso en contaminante y contagioso implica que funciona en cierto modo de forma mágica, puesto que cuenta con poderes extraordinarios de penetración y persistencia» (Ibíd.: 53).

Miller diferencia el asco de lo asqueroso, y otorga a este segundo epifenómeno una cierta cualidad normativa en la medida que «incluye no solamente lo que nos da asco, sino también lo que consideramos debería dárnoslo» (Ibíd.: 48). Es con esta diferencia que Miller entra al pantanoso tema del asco moral y de las posibilidades del asco como delimitador del ser y el deber ser.

No obstante, sus propuestas se tornan peligrosas cuando afirma que el asco y el desprecio desempeñan papeles necesarios en un «buen orden social pero no perfecto» (Ibíd.: 15).

Consideramos que si bien es cierto el asco moral permite fijar los límites y reconocer las transgresiones improductivas, el asco «es necesario» también cuando se desean fortalecer poderes de los subgrupos dominantes en una sociedad. El propio Miller sostiene que su investigación responde también a un interés por perfilar una «teoría política del asco» (Ibíd.: 47); sin embargo, no compartimos sus propuestas en relación con el asco como una categoría que se estratifica respecto a la capacidad de «mancillar lo inferior» (Ibíd.: 43), puesto que los inferiores (las clases o los seres considerados inferiores en una sociedad) pueden a su vez sentir asco por los «superiores» –Miller rechaza que esto pueda ser posible– y a través de este sentimiento arrogarse capacidad moral para juzgar a los otros, incluso, para desestabilizar la estratificación social. Miller sostiene, aunque no está enteramente de acuerdo con esta concepción, que la capacidad de mancillar de los subalternos se convierte en un «poder de contaminación» (Ibíd.: 43).

Para Miller el avance de los principios democráticos debería permitir la transformación del asco en desprecio, puesto que el segundo es un sentimiento más horizontal en la medida que también los de abajo lo sienten por los de arriba. Para Miller el desprecio «garantizaba ese aspecto básico mínimo hacia las personas que es tan importante para la democracia, esa tolerancia que entraña la frase vive y deja vivir» (Ibíd.: 289). Considero que este principio de tolerancia «vive y deja vivir» es simplemente la traducción al campo de lo social del principio económico «dejar hacer y dejar pasar» (*laissez faire, laissez passer*) del libre mercado y no necesariamente un principio de la democracia. Por el contrario, la democracia implicaría una acción en relación con los demás para poder mantener las mismas igualdades y libertades. Respecto al tema que nos compete, el asco también puede ser percibido por los seres «jerárquicamente inferiores» sobre aquellos que están por encima cuando se trata de asco moral: eso está demostrado cuando las personas subalternas implicadas en casos de corrupción deciden romper con el círculo corrupto impelidas por una especie de asco moral hacia el corruptor que extiende su poder contaminante hacia ellas mismas[12].

En nuestra opinión no se trataría tampoco de incluir al asco como una fuerza democratizadora. Lo que sí hay que tener en cuenta, junto con Miller, es la relevancia política que posee el desprecio cuanto es una forma de clasificar a la gente y de mantenerse apartado. «Hay una variedad de desprecio que no se puede distinguir de la indiferencia, la cual puede entenderse como un efecto concreto de satisfacción de sí mismo. La indiferencia es *un tipo especial de desprecio que convierte en casi invisible al objeto que la produce*» (Ibíd.: 61)

---

[12] Los «insignificantes» operadores (transcriptores) de la falsificación de un millón de firmas de los planillones que debería entregar el partido político de Alberto Fujimori, Perú al 2000, al Jurado Nacional de Elecciones durante la campaña del 2000 fueron quienes destaparon el increíble operativo de falsificación y pusieron en jaque al gobierno. La razón que alegaron los hermanos Carlos y Marita Rodríguez Iglesias para denunciar el operativo fue «desenmascarar esta maniobra» motivados por una mezcla de asco moral y venganza. Para mayor información http://stucchi.tripod.com/politica/testigos.htm

[énfasis mío]. Este tipo especial de desprecio se pone en juego, paralelamente al asco, para poder producir distancia social y convertir en subalterno al otro. Miller arguye que, no obstante, el desprecio en la medida que puede ser manifestado por las clases bajas hacia las altas plantea un tipo de relación de interconexión con el otro cuando se hace efectivo en la vida social y en relación con actos concretos. Aunque más allá de esta suerte de desprecio democrático (es decir, en interacción de uno a uno), se encuentra otra forma de desprecio vinculada al horror que es el desprecio «fascista» –por llamarlo de alguna manera–, esto es, aquel que se ejerce contra grupos enteros no por sus cualidades particulares sino por una cualidad homogénea a todos. Este desprecio conlleva «una gran cantidad de satisfacción de sí mismo para ignorar a grandes grupos de personas inferiores. Estas reuniones llevan el desprecio de la indiferencia a los ámbitos del terror, el horror y el asco» (Ibíd.: 301). Pero sea cual sea la forma como actúe («indiferencia o aversión y asco visceral»), el desprecio siempre «constituye el complejo emocional que articula y mantiene la jerarquía, el estatus, la categoría y la respetabilidad» (Ibíd.: 304).

En realidad no podemos decir que el desprecio sea la génesis del asco ni viceversa. Se trataría de emociones lo suficientemente complejas para actuar juntas o por separado. Quizás sea la sutileza de uno en comparación con la brutalidad del otro lo que los diferencia. «El asco es menos benévolo para los inferiores en la jerarquía. Su misión consiste en impedir la preocupación, el cuidado, la lástima y el amor [...]. El desprecio niega que se sienta amenazado o funciona bajo el supuesto de que no existe esa amenaza; mientras que el asco admite necesariamente que existe peligro y amenaza» (Ibíd.: 347).

En relación con la «teoría política del asco» que pretende desarrollar Miller a partir de su análisis del ensayo de George Orwell sobre la vida de la clase trabajadora británica, en concreto, sobre la vida de los mineros descritos en *The Road to Wigan Pier*, se detiene básicamente en la aversión que reprodujo el propio escritor frente al hedor que despedía la «cotidianidad obrera» y que, debido a su vocación socialista e igualitaria, propuso como uno de los grandes baches para una relación fluida entre las clases. La interpretación que plantea Miller en relación con el ensayo de Orwell tiende a darle mucha importancia a la normalización de los obreros en función de la clase media. Realmente la «teoría política del asco» que se propone desarrollar Miller en la introducción de su libro no la lleva a cabo y sus interpretaciones sobre el libro de Orwell dejan atrás todo el aspecto político de la época[13].

---

[13] En realidad Orwell desarrolla la idea de que «bajar hasta lo más bajo pero con trampa» no es la mejor forma de desarrollar un cambio político pleno y que se deben asumir los «prejuicios de clase» para poder aceptarse mutuamente y no pretender que «el vidrio del acuario que nos separa entre unos y otros no exista» (Chapter 10, http://orwell.ru/library/novels/The_Road_to_Wigan_Pier/english/e_rtwp).

En resumen, Miller sostiene que el asco «se comunica mejor que la mayoría de las emociones» (Ibíd.: 273) y que esta cualidad permite saber lo que el otro siente por dentro. Esto es especialmente útil para construir una comunidad social y moral puesto que permite ayudar a situar los límites entre «nuestro» grupo de otros grupos, la pureza de la contaminación, lo violable de lo no violable (Ibíd.: 273). No obstante, insiste mucho en sostener que sobre el asco como emoción no debe constituirse ninguna norma:

> Existen varias razones para que no otorguemos, ni debamos de otorgar, a un sentimiento moral el poder de regir todas las situaciones en las que pueda aparecer [...] porque nos clasifican y ordenan según jerarquías [...]. El asco no sólo culpa un tanto indiscriminadamente y hace que la categoría de la moral sea más amplia de lo debido [...] sino que también presenta un estilo negativo, deprimido y deprimente que nos hace sentirnos incómodos [...] y esto hace que el asco tenga un carácter inevitablemente misantrópico (Ibíd.: 283 y 285).

Finalmente Miller aduce que la única forma de «suspender las reglas del asco» es el amor (Ibíd.: 191), es decir, que el amor se convertiría en la emoción opuesta al asco más que al odio. Sin embargo, superar el asco por otro no implica necesariamente amor hacia los demás sino otro tipo de emoción o sentimiento o, más bien, una racionalización del asco en tanto tal. En este sentido adscribimos la tesis de Robert Plutchik, que consigna Miller en su libro, que propone a la *aprobación* como la reacción opuesta al asco (Ibíd.: 50).

ALGUNOS CRÍTICOS FRANCESES: SARTRE, CORBIN, LAPORTE Y KRISTEVA

Sería inadmisible en cualquier trabajo sobre este tema no mencionar la novela paradigmática de Jean Paul Sartre, *La Nausée*, y su propuesta de percepción de la existencia desde el asco. En la novela el término «náusea» está más bien referido a una sensación de angustia sin nombre, a una «cosa» que sacude la vitalidad del cuerpo con su poder de caer, de atrapar al ser humano en su vértigo de hastío: «¡La cosa anda mal, muy mal! Otra vez la suciedad, la Náusea [...] La Náusea no está en mí, la siento allí en la pared, en los tirantes, en todas partes a mi alrededor. Es una sola cosa con el café, soy yo quién está en ella» (2003: 33 y 35). La náusea entendida como la sensación biológica previa al vómito o, por lo menos, a la arcada intensa, no es el sentimiento que describe Sartre en su novela. Sartre la llama «náusea» por darle una simbolización pero en realidad la descripción del sentimiento que realiza es mucho más compleja.

A diferencia de Kolnai y Miller, que insisten permanentemente en describir y aislar las diferentes emociones cercanas al asco, Sartre en su novela muestra que estos sentimientos no se manifiestan de forma separada sino que, por el contrario, se presentan en una amalgama que uno no puede diferenciar específicamente. A esta amalgama entre asco, hartazgo, aburrimiento y repugnancia ante la propia existencia Sartre la llama «náusea». La náusea sartreana está mucho más cercana del hastío o el tedio (como lo describe Alberto Moravia en su novela del mismo título, esto es, una versión del *tedium vitae*); se trata de una sensación de hartura ante la propia existencia, un rechazo frontal a toda capacidad de discernimiento como base de la razón, una aceptación pesimista de la vida como especie de «repugnancia dulzona y desagradable» ante nuestra continuidad temporal: «Así es el tiempo, el tiempo desnudo; viene lentamente a la existencia, se hace esperar y cuando llega uno siente asco porque cae en la cuenta de que hacía mucho que estaba allí» (Ibíd.: 49). El asco se produce, en este caso, por «darse cuenta» que el tiempo lo llevamos en nosotros mismos y que, solo cuando racionalmente aprehendemos la experiencia del tiempo, podemos realmente percibir la aversión que el mismo nos produce. Para Sartre la náusea es un fenómeno de revulsión producto del sinsentido de la vida y, según Miller, encuentra numerosos antecesores inclusive en el Hamlet de Shakespeare (1998: 55). Para Miller el asco que puede encontrarse en la náusea sartreana se gesta en una pose:

> El asco que encontramos en esta desazón mental es una actitud o postura frente al mundo. Y la autoconciencia, que en parte es causa y en parte efecto de esta desazón, hace que quien la sufra adopte, en cierto modo, también una pose [...]. No obstante, este es el carácter de la postura que suele aparecer unida a la emoción de asco. La pose puede acabar dando lugar a algo real. El Roquetin de Sartre no se limita a hablar de asco en un sentido metafórico cuando describe su estado como de náusea, sino que la siente y todo lo que le rodea se lo provoca (Ibíd.: 56).

Efectivamente, Roquetin escruta en la novela a los demás seres humanos que constituyen su infierno personal, y precisamente cuando puede contemplar la felicidad de una pareja de jóvenes que están coqueteándose en un café, de inmediato se siente penetrado por una sensación de desagrado que no puede disimular: «La mujer tiene ojos oscuros y dulces, el hombre piel anaranjada, un poco granulosa, y un mentoncito encantador y firme. Me conmueven, es cierto, pero también me repugnan...» (Sartre 2003: 139).

Korsmeyer y Smith sostienen que es precisamente Sartre uno de los filósofos con más resonancias de las propuestas de Kolnai, puesto que el existencialismo se basa, de alguna manera, en esa suerte de bisagra entre asco y horror (2004: 17). Asimismo agregan que «la referencia que hace Kolnai sobre la revulsión, como la existencia verdadera de la vida brutal sin ningún tipo de razón que la gobierne es muy similar a la conciencia terrible de facticidad expresada en la escritura de Sartre» (Ibíd.: 17)[14]. De alguna manera estos «excesos de vida» que para Kolnai destilan el hedor de la putrefacción futura en la plenitud vital, son el elemento que al personaje de *La Náusea*, Roquetin, le revelan la existencia real de las cosas, lo que precisamente lo llena de asco. En uno de los momentos cumbres de la

---

[14] *Kolnai's reference to revulsion at the very existence of brute life without governing reason sounds similar to the dreadful awareness of facticity expressed in Sartre's writing.*

novela, cuando Roquetin por fin sostiene que «la Náusea: soy yo» (Sartre 2003: 162), tiene otra revelación de la potente existencia de las cosas cuando percibe en toda su dimensión «angustiante y asquerosa» a la raíz de un castaño del parque. La descripción que realiza el autor en boca de Roquetin de la raíz del castaño como un elemento «blando, embadurnándolo todo», «gordo y absurdo», «con su caída gelatinosa» (Ibíd.: 171) de hecho evoca la «blandura asquerosa» a la que hacen referencia tanto Miller como Kolnai. Roquetin, finalmente, encuentra en esa poderosa vitalidad del árbol una especie de *putrefacción de existencia* que se revela solo a través de un sentimiento que lo copa todo: «Yo gritaba: ¡qué porquería, qué porquería! Y me sacudía para desembarazarse de esa porquería pegajosa, pero ella resistía, y había tanto, toneladas y toneladas de existencia, indefinidamente, me ahogaba en el fondo de ese inmenso asco.» (Ibíd.: 172).

Para Sartre el asco es el momento en el cual se revela la existencia como lo que define al mundo –que más adelante, en sus otros libros, se traducirá como «la existencia precede a la esencia». El asco que percibe Antoine Roquetin es el origen de la epifanía de una revelación mayor: que somos existencia ante todo: «la náusea propia se transforma en un éxtasis peculiar, en el epítome mismo de la experiencia de la propia existencia. Ambivalente como todo el asco durante el s. XX, la náusea de Sartre es a su vez, lo propio y lo opuesto [...]. Para la náusea es el único camino auténtico de sentir la propia existencia...» (Menninghaus 2004: 358)[15]. Asimismo, Menninghaus considera que, a diferencia de Nietzsche o de Bataille, para Sartre la «náusea» se convierte entonces en una categoría filosófica. Para concluir podemos decir que la náusea sartreana va más allá de ese simple «movimiento de la glotis» y del espasmo del vómito, y que en realidad es una sensación de un asco abstracto ante la existencia pueril sin intensidad; por lo mismo, en la novela, la «cosa» –que a veces también se la denomina «la idea»– está mucho más cercana del *Angst* heideggereano que del asco de Kolnai.

Alain Corbin, especialista en las historias de las sensibilidades, en su libro *El perfume o el miasma*, propone una lectura de los siglos XVIII y XIX franceses a partir del seguimiento de un sentido: el olfato. Precisamente aquel sentido que según Kolnai será el más importante en la percepción del asco. El libro de Corbin, al igual que otras investigaciones históricas contemporáneas, le da mayor importancia a los detalles de la vida cotidiana para analizar cómo se estructura el imaginario social, y privilegia el olfato como sentido capaz de modificar profundas conductas humanas en la medida en que «el olfato se afirma como el sentido privilegiado de la observación de los fenómenos de la fermentación y de la putrefacción» (2002: 22), puesto que el olfato «estaba, en efecto, más estrechamente implica-

---

[15] *...self nausea mutates into a peculiar ecstasies, into the very epitome of the experience of existence. Ambivalent like all twentieth century disgust, Sartre's nausea is both itself and 'just the opposite' [..]. For nausea is the only way to authentically feel one's own existence.*

do en la definición de lo sano y lo malsano que desde entonces se bosqueja y contribuye a ordenar la conducta de los higienistas hasta los descubrimientos pasteurianos» (Ibíd.: 28).

Siguiendo los apuntes de Jean-Nöel Halle, quien describe con pretensiones higiénicas la percepción de «los distintos matices» en los olores putrefactos de París, Corbin propone una lectura de la formación de los conceptos de «vivir en comunidad públicamente» a partir del control de los residuos y desechos de la ciudad más importante de la época. Por lo mismo, pasa revista no solo a los compendios de olores que producen los médicos e higienistas[16], quienes antes del descubrimiento de Louis Pasteur consideraban a los miasmas como los productores de las pestes y enfermedades, sino también a la aglomeración de edictos y normativas sobre higiene pública que reglamentan tanto a las incipientes fábricas –de sal de sosa, por ejemplo– como a las zonas de los mataderos –Montfaucon en París– y las diferentes normatividades para desechar los excrementos, orines, aguas servidas y basuras caseras. En dicho sentido, este libro se acerca a las investigaciones de Laporte como veremos más adelante[17].

El libro es un fascinante y repugnante recorrido por la historia al detalle de la putrefacción parisina y las distintas formas como los médicos y autoridades de la época luchaban por lo que luego devendría en la «salud pública»; por la adquisición de nuevas costumbres de desodorización y, por lo tanto, también por el auge de los perfumes en las altas clases sociales más que la limpieza pública en las zonas populares. Así es como se pasa del olor socialmente homogeneizante de la mierda –que durante la época de Rousseau impregnaba las calles del centro de París desde el Louvre hasta los jardines de las Tullerías– a la separación de clases también por los olores que emanan los cuerpos. Es precisamente este punto el que nos interesa en particular, puesto que las diferencias odoríferas pasan también por los prejuicios y los estereotipos de percepción del otro. Durante el reinado de Luis XVI, mientras los aristócratas y alto-burgueses se esmeraban en los olores a flores –pues los almizcles y ámbares, antes de moda, luego se vinculaban directamente con el olor de la carroña y lo putrefacto–, los pobres eran siempre percibidos como pestilentes ya que, según las categorizaciones de la época, «las variaciones olfativas de los seres vivos resultan de la composición de los humores, del funcionamiento de los órganos y de la intensidad de la depuración. Todo lo que puede ejercer acción sobre alguno de estos elementos [clima, alimento, pasiones, clase de trabajo, 'tierra donde camina, aire que respira'] genera una modificación del olor que se desprende del individuo» (Ibíd.: 48). Por lo tanto, «el negro y

---

[16] «Los sabios multiplican los análisis olfativos. Se esfuerzan en dibujar el itinerario nauseabundo del excremento...» (Corbin 2002: 38).

[17] [..] Comparto totalmente el análisis de Dominique Laporte, aunque lamentando que no se haya entregado sino a un rápido esquema y haya dado pruebas del más total desdén hacia la cronología, dejando probablemente a los historiadores el cuidado de localizar y datar el proceso lógico que presiente [las relaciones entre desodorización de la ciudad y normativización de la lengua] (Corbin 2002: 73).

el samoyedo, lo mismo que el sucio hotentote, *tienen* que apestar más o menos fuerte» (Brieude citado por Corbin 2002: 49). La visión clasista y también étnica de las diferencias odoríferas en Francia, basada en la importancia que se otorgaba a las «secreciones de la miseria» (Corbin 2002: 159), construye un imaginario social de discriminación con un sustrato higienista. Los médicos, en sus descripciones detalladas del hacinamiento como origen de los hedores y de las enfermedades, insisten en colocar al pobre como esencialmente más cercano al animal que ningún otro hombre.

> La ciencia médica de la época, sin embargo, da a entender que ciertos individuos exhalan un hedor animal. El ser humano, que desde siempre se pudre en el último rango de la miseria, apesta porque sus humores no tienen la misma cocción ni el 'grado de animalización propia del hombre'. Si no tienen olor humano no es pues por regresión sino por no haber franqueado el umbral de vitalidad que define a la especie. De modo que el retrato del loco y de ciertos detenidos se calca sobre el modelo del perro encadenado, que transforma su litera en un colchón de estiércol y deja filtrar su orina como un verdadero colador. Retrato que introduce el del *hombre-muladar*, impregnado de inmundicia y cuya imagen prefigura la del proletariado trabajador y maloliente... [énfasis original] (Ibíd.: 160).

Queda claro que, según esta perspectiva, la pestilencia del pobre o del hotentote –en el caso de los virreinatos españoles en el Nuevo Mundo, también, por supuesto, la pestilencia del indígena– está en relación proporcional a su separación de la «cultura»: un hombre civilizado olerá menos, un hombre bárbaro más y un salvaje muchísimo más. Por eso precisamente, según el cronista Fernández de Oviedo, el salvaje de Cueva, de la provincia de Castilla del Oro (hoy Panamá), se dedica a bañarse «muchas veces al día» puesto que requiere de mayor énfasis en su aseo: si dejase de hacerlo olería de una manera «insoportable» como huelen los negros de Guinea[18]. Fernández de Oviedo, en esta descripción, se adelanta a los médicos higienistas franceses para establecer la relación entre civilización-perfume y barbarie-pestilencia: deja en claro que mientras más se baña un indígena es precisamente porque «huele más» y, por lo tanto, porque se acerca mucho más a lo infrahumano, como el negro de Guinea, que a lo humano representado por los españoles y, por supuesto, por el mismo narrador-observador y cronista. Se trata, por cierto, de lo que Corbin denomina «el olor amenazante de la raza» (Ibíd.: 174) y que recoge en una cita bastante expresiva de un higienista de la época, Carl Vogt, que en su libro *Leçons sur l'homme*, publicado en 1865, define esa especial «condición del negro», y que acá reproducimos:

---

[18] «Tienen por costumbre, así los indios como las indias, de se bañar tres o cuatro veces al día, por estar limpios y porque dicen que descansan en lavarse, y por la mañana que las indias vayan al río o fuente por agua, primero que de allá vengan, se lavan y aún nadan un poco, en lo cual son muy diestros; y este lavarse tornan a hacer a medio día y a la tarde, y por lo menos una vez al día ellos y las indias mucho más. Y es verdad que estando un día o dos sin se lavar, como acaece, o por andar camino u otras causas, que *naturalmente huelen a monte, o un mal olor como el de los negros de Guinea que en algunos es insoportable*»[énfasis mío] (Fernández de Oviedo 2005: s/n).

Las exhalaciones de la piel tienen características propias, que en ciertas razas no desaparecen, en ningún caso, ni siquiera ante la limpieza más escrupulosa [...]. El olor específico del negro sigue siendo el mismo cualesquiera que sean sus cuidados de limpieza o los alimentos que ingiera. Pertenecen a la especie, como el almizcle al cabrito que lo produce... (Ibíd.: 161).

Los olores que permiten despreciar al otro pertenecen por *antonomasia al otro* «como el almizcle al cabrito»; por lo tanto, inclusive cuando estas «razas» podrían desodorizarse con la civilización del hombre blanco, será prácticamente imposible que dejen de oler «a sí mismas», a lo que en esencia «son». Lo único que se puede pretender conseguir es una «mascarada» de limpieza que permita, por lo menos, la contención de los olores o, en su defecto, el uso de los mismos, puesto que el almizcle es hasta la actualidad un olor base de todos los perfumistas. La metáfora de Vogt no deja de ser paradójica.

En toda esta serie de citas sobre la pestilencia del otro que aquí reproducimos queda expresada la confusión tanto de los conquistadores, como de los higienistas, sobre las posibilidades de limpieza y de desodorización de los «otros-raciales»: negros e indígenas son «esencialmente» olorosos. No obstante, lo que sí queda claro es cómo evitar que estas pestilencias y olores de los miserables y «otros» étnicos invadan el espacio público y social: se trata de establecer códigos de sanidad que deben ser escrupulosamente respetados por los «hombres-muladar» y, por lo tanto, celosamente vigilados por los sabios higienistas, los burgueses, los prefectos y otros administradores de la ciudad, los prelados, así como por los policías y jueces. En suma, «se esbozó un modelo de ansiedad, vigilancia e intervención» (Ibíd.: 145). Por otro lado, la ansiedad del burgués que proyecta sobre el pobre lo que desea sofocar se sustenta en, como lo sostiene Corbin, «la visión que tiene del pueblo [y que] se estructura en la inmundicia» (Ibíd.: 160).

El pobre de las calles parisinas, que se acurruca cual perro sobre su colchón hediondo de orines, y se convierte en el *hombre-muladar*, no deja de existir en el s.XIX, sino que se traslada, con las características étnicas de los países coloniales, a nuestro siglo y son los medios de comunicación, sobre todo la televisión, quienes nos traen la imagen «inmunda», física y espiritualmente, del pobre tercermundista contemporáneo. En el caso concreto del Perú, con una población estimada al 2004 de 14.800.000 pobres (52% de la población según datos del Instituto Nacional de Estadística e Informática[19]), la imagen del pobre que

---

[19] La fuente de estos datos estadísticos es «La Pobreza en el Perú: evolución reciente» del Centro de Estudios Parlamentarios. La medición se rige por el contraste entre fuentes de ingresos y valor de la canasta básica familiar. 12 de febrero de 2005 <http://www.congreso.gob.pe/cip/pobreza/evol_pobreza_peru.pdf> En el año 2004, al presentar su informe al congreso, el presidente Alejandro Toledo sostuvo que la pobreza, según comparación de datos entre semestres del 2002 y del 2003, disminuyó. Esta declaración suscitó una polémica entre diversos economistas y especialistas en estadística que la negaron (un resumen excepcional del debate se puede encontrar en el artículo de Jürgen Schuldt «¿Chorreo, goteo o hueveo? A propósito de la pobreza y la moderada recuperación económica», publicado en *Actualidad Económica*, agosto del 2004). En buena cuenta, y para la investigación que nos interesa, según cifras del INEI, el porcentaje de NBI (Necesidades Básicas Insatisfechas) es de 83,8 % de la población total del país (Fuente: Instituto Nacional de Estadística e Informática, Indicadores Sociales de Pobreza, www.inei.gob.pe).

transmiten los medios se sigue estructurando en la inmundicia ya no solo material en relación con la carestía, el hacinamiento o la falta de recursos y la imposibilidad de satisfacer las necesidades básicas, sino en una inmundicia moral debido a que, según los programas para paliar la pobreza propuestos por el Banco Mundial y otros organismos internacionales, ingentes sectores de pobres se convierten en «parásitos» de los estados-nación y sus programas sociales.

Una increíble pero ejemplar mirada de esta forma de pensar en los pobres peruanos se encuentra en el artículo de Andrés Bedoya Ugarteche publicado en el diario *Correo* el 16 de diciembre de 2004:

> Hace una semana una «humilde» madre arequipeña dio a luz trillizas. Sin el menor empacho y utilizando los medios de prensa, ella y su esposo vienen solicitando «ayoda» al gobierno. El esposo es un peón de chacra que no gana ni para el diario, pero sí tiene tiempo para preñar a su mujer un año sí y otro también. Aparte de las trillizas, tienen otros cuatro hijos: Aldair (10), Arnaldo (7), Melany (5) y Gianella (3). Este par de irresponsables ha condenado a la miseria –por el resto de sus vidas– a siete niños que nunca pidieron llegar a este mundo (y mucho menos a este país). Y encima quieren que el Estado –que promueve la paternidad responsable– los alimente. A eso llamo yo raza, concha, desfachatez y descaro. Sugiero al padrillo y a su mujer que acudan a la Iglesia Católica[20].

En este párrafo se puede encontrar, condensado, el estereotipo del «hombre-muladar» que impregnó las páginas de los informes higienistas del siglo XVIII, y que ha traspasado tanto la geografía como el tiempo para resucitar, con la misma fuerza despectiva, en los estereotipos que este articulista usa para calificar a la pareja pobre peruana que pretende pedir ayuda económica al gobierno. En primer lugar, el autor marca –despectivamente– la forma de hablar de la pareja, esto es, del castellano «quechuizado» que usan algunos mestizos, cuando hace referencia a la «ayoda» que piden. Es sabido que los quechuahablantes bilingües tienen dificultades para pronunciar la letra u y suelen sustituirla por una «o» cerrada [oe]. En principio, el autor ya está vinculando etnia y clase social, aunque en ningún momento especifica que la pareja viene de lugares donde se habla quechua o aymara. Hay aquí una primera suciedad que se pone en juego: la forma de *enturbiar* con quechua la lengua oficial. Por otro lado, queda muy claro que el articulista se siente indignado ante la fertilidad de la pareja, inclusive cuando acusa al «peón de chacra que no gana ni para el diario» de tener «tiempo» para dedicarse a la procreación de la especie, como si existiera una relación directa entre el tiempo que trabaja con los pagos que recibe y su condición de pobreza. Una vez más se pone en el juego la sexualidad desbordada del campesino y su relación con una especie de «ocio sensual» vinculado directamente con una sexualidad

---

20   El artículo también se puede encontrar en la versión digital del diario http://www.correoperu.com.pe/enlinea/columnistas/newArticulo.asp?idArt=3037

irrefrenable y, ergo, sucia y asquerosa. Por último termina otorgándole el calificativo que los médicos del siglo XVIII pensaban de los pobres y «razas inferiores» por encontrarse más cercanos a los animales que a la humanidad: lo llama «padrillo».

Este artículo forma parte de un imaginario colectivo que, cada vez más, vincula a la pobreza con una suerte de mendicidad moral y que permite, finalmente, otorgar la cualidad de tutelados a los pobres en sociedades como la peruana, esto es, a casi la mitad de la población. Como sostiene Laporte, «el discurso del capitalismo [es] un discurso de lo rico que asocia lo pobre a lo vil, a lo bajo, a la corrupción, en una palabra, a la mierda» (1999: 47). Sobre la idea de los nuevos estereotipos del pobre difundidos por los medios de comunicación (lo que denomino el «tele-pobre») y su relación directa con la concepción tutelar del Estado regresaremos en el penúltimo capítulo.

Si bien es cierto que las inmundicias que glosa Corbin dan rienda suelta a esa ansiedad de «vigilancia e intervención», el trabajo de Dominique Laporte relaciona directamente la necesidad de codificar el espacio público con la de reglamentar la lengua para evitar que se «contamine». Precisamente el libro *Historia de la mierda* empieza con una comparación entre dos ordenanzas en la Francia del siglo XVI: la ordenanza en que se consagra el uso del francés para la administración de justicia, los registros civiles y las actas notariales, y la ordenanza que sanciona de necesidad pública el uso del retrete. Por lo mismo, Laporte al inicio de su tratado escatológico[21] relaciona a la letra con la letrina, siempre en función de ser lavadas: «Si la lengua es bella es porque un maestro la lava. Un maestro que lava los lugares de la mierda, se desembaraza de las inmundicias, sanea la ciudad y la lengua y les confiere orden y belleza» (Ibíd.: 14).

El título del libro de Laporte es provocador y desmedido: no plantea un recorrido por la historia de los excrementos humanos, ni siquiera un acercamiento a la evolución del retrete o de las cloacas, sino que con un estilo irónico e incluso sarcástico trata de acercarse a aquello que es evacuado –y a veces recuperado, reciclado– de los sistemas, sobre todo, de los simbólicos: «El 'humanismo' es lo que se denota por una cierta tendencia al desperdicio, especialmente el humano, de la que veremos que el siglo no para de hacer uso: rememora antiguas costumbres que la civilización, según parece, había olvidado [...]. El siglo XVI no solo ha importado el orgullo de Roma, la cloaca máxima, sino el vertedero mismo, absolutamente inigualable...» (Ibíd.: 21).

Con el mismo estilo de los otros autores franceses –exceptuando a Corbin que plantea un proceso histórico bien definido–, Laporte recorre en su ensayo una serie de rutas que van

---

[21] La versión inglesa del libro de Laporte, re-publicada por el sello del MIT en el 2000, lleva una cubierta de terciopelo negro y unas ilustraciones muy bellas de retretes, urinarios, bacinillas y mingitorios. Digamos que la superficie del libro juega abiertamente con el tema del mismo. La versión española, bajo el sello de Pre-textos, conserva la austeridad de la francesa.

engarzando su idea principal: el desperdicio, y en concreto la mierda, no solo se relacionan con el cadáver y con lo putrefacto, sino también con la belleza y, por lo tanto, con la lengua «bella y puta» (Ibíd.: 28). De esta manera, la relación básica del sujeto es con su propia mierda física y simbólica, puesto que esta relación organiza su inserción en lo social y, por lo tanto, la política de lo limpio está organizada sobre una economía del desperdicio y así también «una ideología de lo limpio no se separará ya de la ideología de la propiedad» (Ibíd.: 35) que en castellano bien se concreta en la frase «los trapos sucios se lavan en casa». Hay una forma de organizar la limpieza propia –moral, social, económica, física– que debe mantenerse en el ámbito de lo privado:

> Lo privado, cosa repugnante, donde cada uno hace sus pequeños negocios, frotándose las manos socarronamente, será, literalmente, el lugar de la acumulación primitiva; pequeño montoncito de mierda que hay que cuidar y mantener, incluso querer tiernamente, en oposición al Gran-Estado-Colector […] al Estado-Cloaca-Máxima que ordena toda esa mierda, la canaliza, la purifica, delega una corporación especial para recolectarla, sustrae a las mierdas los lugares donde se tratan los negocios y prevé muy severas multas para tasar a los propietarios que, transgrediendo la ley impuesta de discutir los negocios en el secreto del gabinete, dejaran entrever que «todo esto no huele muy bien», lanzando, como se dice, su mierda por la ventana… (Ibíd.: 55-6).

El gran problema es cuando ambos espacios, privado y público, mantienen demasiadas compuertas abiertas y el olor de la mierda no solo se publicita y externaliza sino que incluso se registra, de alguna u otra manera, para ser recordado permanentemente en la memoria nacional. Por ejemplo, lo que sucedió en el Perú con los llamados «videos de la corrupción» y la profilaxis de choque que se aplicó a la sociedad. El asunto es preguntarse aquí si las reservas de asco moral que se pusieron en funcionamiento ante la pestilencia organizaron una forma de «limpieza» efectiva ante la corrupción, o si los miasmas solo se han estancado en el fondo de la sentina patria. Sobre el punto regresaremos en el capítulo referido a los vladivideos.

Uno de los libros que se detiene a analizar uno de los sentimientos (o sensaciones) más cercanos al asco es el de la analista búlgara Julia Kristeva, *Pouvoirs de l'horreur*, cuya traducción al castellano es *Poderes de la perversión. Ensayo sobre Louis-Ferdinand Céline*. En el libro, con el estilo característico de los ensayos franceses, muy diferente de la perspectiva americana o alemana, Kristeva pretende hacer un recorrido escriturario sobre la abyección y un análisis poco escrupuloso y muy personal de diversas novelas, centrándose finalmente en *Viaje al fin de la noche* de Louis-Ferndinand Céline. Kristeva empieza el libro con una descripción muy detallada de lo que le produce asco y lo relaciona, posteriormente, con la «caída del ser» que implica la abyección:

> Asco de una comida, de una suciedad, de un deshecho, de una basura. Espasmos y vómitos que me protegen. Repulsión, arcada que me separa y me desvía de la impureza, de la cloaca,

de lo inmundo. Ignominia de lo acomodaticio, de la complicidad, de la traición [...] Quizás el asco por la comida es la forma más elemental y más arcaica de la abyección. Cuando la nata, esa piel de superficie lechosa, inofensiva, delgada como la hoja de un papel de cigarrillo, tan despreciable como ese resto cortado de las uñas, se presenta ante los ojos, o toca los labios, entonces un espasmo de la glotis y aun de más abajo, del estómago, del vientre, de todas las vísceras, crispa el cuerpo, acucia las lágrimas y la bilis, hace latir el corazón y cubre de sudor la frente y las manos [...]. Protesta muda del síntoma, violencia estrepitosa de una convulsión, inscrita por cierto en un sistema simbólico, pero en el cual, sin poder querer integrarse para responder, eso reacciona, eso abreacciona [sic], eso abyecta (1989: 9-10).

En este párrafo largo Kristeva propone varios elementos que organizarían al asco y lo vincularían o separarían de la abyección, aunque no necesariamente define ni asco ni abyección, sino que los separa por sus conglomerados de sentido. Kristeva propone el concepto de abyecto como un punto de partida teórico para luego vincularlo a lo perverso, lo sucio, la basura como al cadáver (en su acepción de «carne que cae») como aquello que nos produce repulsión. Según el *Diccionario de la Real Academia de la Lengua,* abyección implica envilecimiento y humillación; se trata de un significado que se mantiene indemne desde la versión del *Diccionario de Autoridades* de 1770 (27). Kristeva sostiene que lo abyecto es el estado de algo que ha sido expulsado de un sistema simbólico y que, desde su posición «fuera», se vuelve hacia dentro porque:

[...] lo abyecto es radicalmente un excluido y me atrae hacia allí donde el sentido se desploma. Un cierto «yo» (moi) que se ha fundido como su amo, un super-yo, lo ha desalojado resueltamente. Está fuera, fuera del conjunto cuyas reglas de juego parece no reconocer. Sin embargo, lo abyecto no cesa, desde el exilio, de desafiar al amo. Sin avisarle solicita una descarga, una convulsión, un grito. A cada yo su objeto, a cada super-yo su abyecto (1989: 8).

En términos de Kristeva, la abyección es una fuerza externa que se impone, desde su perturbadora posición, como un espacio sin significación que arremete contra el yo. Esta fuerza es, a su vez, repulsiva y atractiva.

En principio Kristeva describe los elementos que pueden producir asco y extrañamente vincula la comida con la suciedad, los deshechos (o desechos) y la basura, estos tres últimos, elementos que podrían organizarse como extraños al sistema o requisitos para poner fuera del sistema para que este no deje de funcionar. En cambio, la comida es todo lo contrario. Por eso mismo llama la atención cuando inmediatamente después deja de lado la basura, los desechos y lo inmundo para concentrarse en la comida como «la forma más elemental de abyección»; la comida que precisamente Kolnai sostiene que da asco solo en el momento que está más cerca de la putrefacción que de la vida.

Más adelante en el mismo párrafo, deja en claro que la arcada, como elemento físico constitutivo del asco, protege al «yo» en la medida que lo separa de lo inmundo y lo pone a salvo. Luego hace una descripción muy detallada de la arcada, «el espasmo de la glotis», que se manifiesta al contacto de la lengua con la inofensiva nata de leche. ¿Por qué la nata? Kristeva deja entrever que la obligatoriedad de tomar la leche como alimento que procuran los padres al niño produce, en el contacto con la extraña consistencia de la nata, una sensación de expulsión más allá de todo mandato: la náusea se produce desde el cuerpo atravesando lo simbólico; es el síntoma que aparece como protección ante lo impuro. Por eso el cuerpo «reacciona» y «abre-acciona», se trata de una manera visceral de anteponerse a la imposición y de «dar a luz un yo (moi) en la violencia del sollozo» (Ibíd.: 10).

Kristeva propone que esta repulsión, este asco, se sostiene sobre el rechazo a la putrefac-ción que predice de alguna manera a la muerte:

> El cadáver (*cadere*, caer), aquello que irremediablemente ha caído, cloaca y muerte, trastorna más violentamente aún la identidad de aquel que se le confronta como un azar frágil y engañoso [...]. Ante la muerte significada –por ejemplo un encefalograma plano– yo podría comprender, reaccionar, aceptar. No, así como un verdadero teatro, sin disimulo ni máscara, tanto el desecho como el cadáver, me indican aquello que yo descarto permanentemente para vivir. *Esos humores, esa impureza, esa mierda, son aquello que la vida apenas soporta y con esfuerzo.* [...] Esos desechos caen para que yo viva, hasta que, de pérdida en pérdida, ya nada me quede, y mi cuerpo caiga entero más allá del límite, cadere-cadáver. Si la basura significa el otro lado del límite, allí donde no soy y que me permite ser, *el cadáver, el más repugnante de los desechos, es un límite que lo ha invadido todo.* Ya no soy yo (moi) quien expulsa, «yo» es expulsado. (Ibíd.: 10) [énfasis mío]

Una vez más Kristeva regresa sobre la materia más contaminante de todas, el cadáver, para dejar expresa constancia de la fuerza simbólica de la carne caída, sin «yo», del exceso de putrefacción que ha expulsado a la persona quedando, rezumando, materia inerte. El cadá-ver es, según Kristeva, lo que no respeta los límites ni la ambigüedad: el cadáver es la localización del afuera total del ser. Se trata de un elemento que disturba al sistema por completo, rompe todas las reglas, pero a su vez expresa con tal consistencia y fuerza una sola esfera de la significación –la no-vida– que perturba más en tanto no permite ni siquiera una interpretación: lo que está, significa. Kristeva es tan determinante en esta descripción que compara al cadáver con la mierda: no solo desecho, impureza, restos o despojos, se trata de un cuerpo que se convierte en la evacuación del ser (identidad, yo, persona) en sí.

Para Miller el análisis que propone Julia Kristeva para la abyección se puede aplicar al asco «especialmente porque estas cosas se interpretan en la semiótica de la contamina-ción» (1998: 352). Por eso mismo vale la pena detenerse en la relación que propone Kristeva entre cadáver y mierda, entre cadáver y abyección, en la medida que los otros autores pasan más bien por alto este aspecto altamente perturbador de las materias conta-minantes. Asimismo, el cadáver tiene la doble cualidad de ser abyecto y sagrado, pues, como dice la propia Kristeva, «lo abyecto está rodeado de sublime» (1989: 20).

Cuerpo sin corporalidad, materia caída que debe «regresar al polvo», el cadáver es asimismo un motivo de atracción y repulsión como cualquiera de los elementos que provocan asco, aunque lo que nos provoque no sea sino una amalgama de sensaciones confusas que pasan por perturbación, horror, desasosiego ante nuestra propia posibilidad de «cadáveres en potencia» y, probablemente, un rechazo que se manifiesta en una suerte de espasmo de una glotis simbólica. El cadáver frente nuestro, como materia, es inaceptable.

No obstante, desde la perspectiva de la abyección, ¿cuál es la relación que ofrece la cultura para atrapar al cadáver en un universo simbólico? El cadáver siempre es algo que debe estar fuera o, mejor aún, ajeno al yo en tanto «el yo es expulsado de él». Por ello, debe simbolizarse como lo que no puede ser tocado sino solo contemplado en un espacio cargado de densidad. Por eso mismo los rituales simbólicos de la muerte son, de alguna u otra manera, formas de darle significación al cadáver en su relación perturbadora con aquellos que seguimos en vida. Pero, a su vez, ¿qué sucede cuando el cadáver se convierte en una materia a experimentar de manera cotidiana?, ¿qué pierden los seres humanos en este contacto permanente con cadáveres? Cuando en la relación que se establece con el cadáver –objeto pocas veces espectacularizado y poco exhibido en los medios masivos a excepción de las fotos «de un cadáver tapado con periódicos», por ejemplo– se pierde la relación «sagrada» que consagran los rituales, entonces, se puede soslayar asimismo la diferencia entre cuerpo con vida y sin ella.

En el testimonio de El Brujo, que vamos a analizar con detenimiento en el capítulo dedicado al discurso de la guerra sucia, se narra la experiencia atroz de la violación masiva por parte de la tropa del Ejército Peruano al cadáver de una sospechosa de delito de terrorismo cuyo apelativo era la Gringa. Cuando el testimoniante, un suboficial del Ejército Peruano, les llama la atención a los soldados por este acto, sucede el siguiente diálogo según su versión: «¡Salvajes, está muerta!», «Está calientita, mi técnico» (Testimonio 100169, 2002: 21). El asco que estas palabras pueden producir al lector se ha perdido en este escenario de guerra donde los cadáveres son el objeto que es usufructuado permanentemente. «Caliente» que es la señal de vida del cuerpo humano, la marca que deja la sangre fluyendo por las venas, se convierte en la excusa que encuentran los soldados para tener un verdadero encuentro carnal con «ese cuerpo caído, esa impureza, ese yo expulsado». A su vez, «caliente» es la palabra usual que en el Perú se menciona para sostener que algo «está listo para ser usado» (por ejemplo, en la frase tradicional «sale caliente»). Por otro lado, «está calientita» tiene una directa connotación sexual: las mujeres están «calientitas» cuando se encuentran excitadas o listas para el coito. En este caso, pues, el adjetivo «calientita» en diminutivo, además, expresa todo un universo de símbolos que relacionan al cuerpo sin vida con la sexualidad mercantilizada en su máxima expresión. La falta de sacralidad se condensa en la cotidianidad del contacto con el cadáver y permite que los soldados se vuelvan no solo insensibles, sino también absolutamente mercantiles. El mismo suboficial que, aparentemente, se escandaliza con la necrofilia de su tropa, no se perturba cuando narra el tratamiento que le da posteriormente al cadáver de la Gringa: «bueno, le cortamos la cabeza y las manos y la tiramos al río» (Testimonio 100169, 2002: 21). El cadáver tratado como mierda no es un asunto que parezca, en este contexto de la guerra sucia, algo extraordinario sino, simplemente, parte de la cotidianidad de la muerte[22].

EL «MUSULMÁN» COMO HOMBRE-DESECHO: AGAMBEN

A su vez existe también la posibilidad de tratar ya no al cadáver sino al propio ser humano como exceso, como mierda en el sentido que plantea Kristeva. Se trata de una institución que funcionaba en los campos de concentración durante la Segunda Guerra Mundial y que, de alguna manera, configuraba en el grupo a un espectro, a un «humano que dejó de serlo» y que podía concebirse como un excedente en sí mismo, respondiendo peligrosamente a la lógica de «dejarse morir» o «dejarse matar con su propio consentimiento». Este era el musulmán, que según Primo Levi en su testimonio *Si esto es un hombre* se utilizaba para nombrar al innombrable: al hombre que estando vivo había perdido toda condición humana: «con el término Muselmann, ignoro por qué razón, los veteranos del campo, designaban a los débiles, a los ineptos, los destinados a la selección [a la cámara de gas]» (2005: 118). A su vez nadie, ningún sobreviviente que se preciara de tal:

> estaba interesado en que un 'musulmán' más se arrastre cada día al trabajo [...] a los musulmanes, a los hombres que se desmoronan, no vale la pena dirigirles la palabra [...] se sabe que están aquí de paso y que dentro de unas semanas no quedará de ellos más que un puñado de cenizas en cualquier campo no lejano y, en un registro, un número de matrícula vencido. Aunque englobados y arrastrados sin descanso por la muchedumbre innumerable de sus semejantes, sufren y se arrastran en una opaca soledad íntima, y en la soledad mueren o desaparecen, sin dejar rastros en la memoria de nadie (Ibíd.: 119).

El musulmán es pues el hombre-desecho, al que no le queda nada sino su futuro de cadáver, arrastrándose por el campo de trabajo, candidato seguro al horno crematorio o al campo de exterminio y, a su vez, símbolo de que el otro, el sobreviviente, también podría convertirse en él. El musulmán es el desecho: lo que produce una arcada moral en la intimidad de la conciencia de cada sobreviviente en el campo.

Eso es lo que señala Imre Kertész en su novela *Sin destino*, «¿Vale la pena el esfuerzo? Eran como signos de interrogación viviente. Por su forma y hasta por su volumen no podían

---

22 Al respecto, y a diferencia de los cadáveres en fotografías de Teresa Margolles o Joel Peter Witkins, que enardecen la revulsión para convocarnos la arcada moral, los cadáveres en las fotos de prensa durante el conflicto armado más bien adormecían la sensibilidad del espectador, pues presentaban al cuerpo como un desecho a ser enterrado o tapado, y lo mostraban al fondo de un acantilado o tirado en la parte posterior de un camión. Recuérdese las fotografías de cadáveres amontonados como los descubiertos en las fosas comunes de Pucayacu (fotografía de Abilio Arroyo para *Caretas* en 1984) o las fotos de Alberto Fujimori paseándose por la residencia del Embajador Japonés luego del rescate de los rehenes tomadas por el propio ejército.

llamarse de otro modo. Me enteré de que en el campo de concentración los llamaban 'los musulmanes'. Bandi Citrom me advertía: 'al verlos se te quitan las ganas de vivir'...» (2001: 142).

El musulmán es pues el que marca el límite al que debían sobreponerse todos los demás. Pero un peligro mayor portaba como símbolo: cualquiera podía ser un musulmán en el campo, lo único que se requería para convertirse en uno era perder las ganas de sobrevivir. Si la lógica del campo de concentración era lograr que los humanos no se sientan como seres humanos, aceptarla era haber perdido la última batalla: la batalla de seguir considerándose como un sobreviviente.

Dentro de este planteamiento, el filósofo Giorgio Agamben sostiene que el único sujeto del testimonio es el superviviente; sin embargo:

> Se diría, en primera instancia, que es el hombre –el que ha sobrevivido– el que da testimonio sobre el no-hombre, el musulmán. Pero si el superviviente testimonia por el musulmán [...] es el musulmán el que de alguna manera testimonia [...] en el testimonio el mudo y el hablante, el no-hombre y el hombre, en una zona de indeterminación en la que es imposible asignar la posición de sujeto [...] Todo lo anterior se puede expresar también diciendo que el sujeto del testimonio es aquel que testimonia de una desobjetivación; pero a condición de no olvidar [...] que todo testimonio es un proceso o un campo de fuerzas recorrido sin cesar por corrientes de subjetivación y desubjetivación (2000: 126-127).

Lo que nos queda claro, entonces, es que el proceso del testimonio es un juego de idas y venidas instituyentes de subjetividad, y que incluso en los casos en los cuales el testigo testimonia por sí mismo, de su propia historia de vejaciones, a la hora que construye ese discurso también está recuperando al «no-ser-humano» en el cual se convirtió debido precisamente a este proceso de deshumanización que está detrás del discurso ideológico del nazismo, del exterminio, de la solución final y, en América Latina, detrás del discurso de la guerra sucia inserto en la «doctrina de seguridad nacional» o de los discursos autoritarios y fanáticos que prohijaban el terror como herramienta política.

«En el musulmán, el biopoder ha pretendido producir su último arcano, una supervivencia separada de cualquier posibilidad de testimonio, una suerte de sustancia biopolítica absoluta que, en su aislamiento, permite la asignación de cualquier identidad demográfica, étnica, nacional o política [...] el musulmán es el secreto absolutamente intestimoniable» (Ibíd.: 163-164). Por eso mismo, hacerlo evidente, ponerlo en juego dentro de las diversas maquinarias discursivas –incluidos miles de testimonios de judíos, películas sobre el holocausto, documentales, novelas, libros entre otros– es romper con ese silencio organizado por el bipoder en búsqueda de su objetivo mayor: convertir al superviviente en musulmán incluso luego de haber salido del campo. Hablar, testimoniar, dejar una huella es la mejor manera de no borrar una historia con el polvo del tiempo.

ESTÉTICA: «EKEL» DE WINFRIED MENNINGHAUS

El objetivo del libro de Menninghaus es plantear una guía por una serie de autores que analizan o escriben sobre el asco desde diversas entradas teóricas, ya sea desde la filosofía, la crítica literaria o la psicología, pero con la finalidad de construir un corpus que permita un diálogo con otras entradas y así discutir sobre asco y belleza o sobre las posibilidades de algo así como una disciplina de *Disgust Studies* como campo teórico para acercarse al «hecho estético». Por eso el libro es una genealogía de los estudios del asco y se remonta a los románticos alemanes, como Johann Adolf Schlegel, 1751 o el mismo Kant, para luego pasar revista al tema en una serie de autores que vienen desde Nietzsche (en *Genealogía de la moral* pero también en su *Así habló Zaratustra*) hasta Julia Kristeva y su categoría de abyección como una nueva ruta para los estudios centrados en estos sentimientos-emociones.

De hecho Menninghaus propone su ruta desde los primeros párrafos del libro cuando cita a Kant como el primer pensador que tuvo alguna consideración teórica sobre el asco y que lo calificó como «la más fuerte de las emociones [...] que penetra al cuerpo tan profundamente como su propia condición vital» (2004: 1). Menninghaus usa esta expresión kantiana para subtitular su libro como «Teoría e historia de una sensación fuerte». Sostiene a su vez que: «Todo se encuentra en riesgo en la experiencia del asco. Es un estado de alarma y de emergencia, una aguda crisis de auto-protección frente a una otredad no asimilable, una lucha convulsiva, en donde lo que está en cuestión, literalmente, es «ser o no ser» (Ibíd.: 1)[23]. El asco para Menninghaus, entonces, tendría las mismas propiedades que para Kolnai, a quien se refiere profusamente en varios momentos de su artículo: nos localiza identitariamente de forma convulsiva, «naturalizada», frente a un «otro» –ser humano, animal u objeto, o acción– no tolerable. Menninghaus define al asco como la presencia de un intruso, una sensación que no se espera, algo que no se desea (Ibíd.: 1). Por eso mismo la teoría del asco es una contraparte –aunque no simétrica– de la teoría del deseo, del apetito como forma de encuentro con algo (alguien) cercano o deseado.

Consideramos más bien que la teoría del asco es una teoría de lo «rechazado», de lo que origina «reacciones en contra», en otras palabras, una forma de entender que los seres humanos organizan en la cultura múltiples maneras de «mantenerse en un afuera», de algo repelente que les provoca apartarse, des-unirse. Por esto mismo, Menninghaus sostiene que «Todo libro sobre el asco es, por último, un libro sobre el cuerpo putrefacto» (Ibíd.: 1) en una fórmula que remite a las consideraciones de Kristeva.

---

[23] *Everything seems at risk in the experience of disgust. It's a state of alarm and emergency, an acute crisis of self-preservation in the face of an unassimilable otherness, a convulsive struggle, in which what is a question is, quite literally, whether 'to be or not to be'.*

El asco, entonces, permite una «unión falsa» y a su vez fugaz –porque de lo contrario sería insoportable– con el objeto que lo provoca y, de esta manera, en este contacto chocante más allá del deseo, se resuelven tensiones desagradables. Por eso con Nietzche, Menninghaus sostiene que el asco provoca una forma compulsiva de negación, de decir que no incluso para aquellos totalmente inhabilitados a la negación rotunda:

> Por otro lado, el ataque del asco viene sin anunciarse y de forma incontrolable tomando posesión de nuestro ser. Viéndolo desde esta perspectiva, nos hace tomar conciencia y sentir en nuestro ser como si se tratara de una voz que viene de algún lado. En el volumen de esa voz, que viene de algún lugar, en el escándalo de su heterogeneidad, el asco nos brinda un poder para aguantar: el asco procesa las distinciones elementales de la sociedad como los tabúes de la civilización entre lo que es foráneo y lo que es propio (Ibíd.: 2)[24].

Por eso mismo el asco es una de las formas de construir límites. Esta construcción, a su vez, no tiene un aspecto valorativo unívoco: el asco puede permitirnos salir de un peligro de impureza salvando las distancias con el objeto impuro, pero, a su vez, puede convertirnos en seres aislados y fóbicos ante cualquier tipo de amenaza repulsiva.

Según Menninghaus son los antropólogos del siglo XIX los iniciadores de esta disciplina, quienes consideraron –siguiendo a Darwin– que el asco es un don incondicional de la naturaleza humana. Freud, posteriormente, sostiene que es el asco la oposición directa a cualquier don natural porque es un efecto de la entrada a la cultura, es decir, al mundo simbólico, en tanto que es el síntoma de la represión de una urgencia libidinal arcaica. Pero Menninghaus sostiene que en comparación con otras sensaciones o sentimientos humanos como el amor, el odio o la ansiedad, pertenece al presumible patrón distintivo de las reacciones humanas. Por eso mismo sería una pretensión excesiva tratar de escribir una historia actual del asco y, agrega Menninghaus, el único objetivo que él se plantea es escribir una historia ampliamente documentada de la realidad del asco (Ibíd.: 3).

Pero el libro no es un trabajo histórico de registro sobre las formas a través de las cuales las distintas culturas plantearon su especial relación con esta «sensación fuerte», sino que el libro propone una genealogía y arqueología sobre los distintos filósofos, pensadores y escritores que han analizado o escrito sobre el asco en la cultura occidental. De hecho, los principales capítulos del libro recogen las opiniones y planteamientos de Kant, Schlegel, Mendelssohn, Rosenkratz, Nietzsche, Sartre, Kafka, Freud, Baudelaire, Bataille, Elías, Douglas y finalmente Kristeva. No se trata por lo tanto de un acercamiento fenomenológico,

---

[24] *On the other hand, it [disgust] attacks, it overcomes us, unannounced and uncontrollable, taking sudden possession of us. Viewed from this perspective, it does not stand under the sway of consciousness, but rather makes itself felt within consciousness as a voice arriving from somewhere else. In the volume of this voice from elsewhere, in this scandalous invasion of a heterogeneity, disgust brings eminent affective powers to bear: it processes elementary civilizing taboos and social distinctions between what is foreign and one's own.*

ni psicoanalítico, ni desde los estudios culturales; el acercamiento y exégesis que propone Menninghaus es desde la estética, tanto en el nivel literario como filosófico. De hecho el libro se cierra con un capítulo dedicado al «arte abyecto» a propósito de la categoría propuesta por Kristeva. No obstante, no se trata simplemente de glosar propuestas de otros sino de plantear un diálogo con una incipiente tradición de *Disgust Studies*. Lo que propone Menninghaus a lo largo de varios capítulos es discutir algunos conceptos, categorías, planteamientos, incluso gestos, que los autores analizados proponen como formas de acercarse a esta «sensación fuerte».

El autor sostiene que su libro es la segunda monografía y, al mismo tiempo, el cuarto estudio largo sobre el asco hasta la fecha (Ibíd.: 16) y reconoce los trabajos anteriores de Kolnai, Rozin y Miller; a su vez sostiene que el suyo es el primer trabajo enfocado en los aspectos filosóficos, artísticos y estéticos del asco. Entonces, la genealogía que propone estaría más bien apuntando a trabajos relacionados con epifenómenos del asco como lo perverso, lo abyecto, lo macabro, la náusea, entre otros. La ansiedad de paternidad, de primogenitura, el afán por dejar constancia de su resultado pionero, no le permite dejar en claro que quizás se trata del libro que mejor ha sabido recoger el pensamiento en tres lenguas sobre el tema. Sin duda para la academia norteamericana y alemana es un trabajo que registra un amplio espectro de textos sobre esta sensación. Pero, asimismo, como lo mencionamos al inicio, deja afuera algunos textos que no forman parte de su tradición y que dan cuenta también, de forma fragmentaria o por islotes o con otras categorías de análisis (como lo grotesco, por ejemplo, aunque sí lo toca en relación con Bajtín), de algunos otros epifenómenos o conceptos cercanos a su universo de sentido.

Lo que sí aborda Menninghaus, aunque no lo deja suficientemente claro, son las relaciones lingüísticas que separan a las diferentes formas de llamar al asco en francés (*dégoût*), en alemán (*Ekel*) y en inglés (*disgust*). Sostiene Menninghaus que tanto las palabras *dégoût* como *Ekel* empezaron a usarse durante los siglos XVI y XVII, pero con mucha mayor constancia durante el siglo XVIII. Señala que en el caso francés *dégoût* es la natural otra cara de la moneda de *goût*, esto es, gusto; y que en esta traslación de significados tienen vital importancia las categorías estéticas de la poética, pues de ella se derivan nuevas formas de «nombrar». El gusto, al suponer refinamiento, presupone lo que Mary Douglas denomina un sistema, precisamente el sistema que diferencia lo puro de lo impuro, así como ideas claras de demarcación entre lo sucio y lo limpio (Douglas 1980 [1966]: 35). Para Menninghaus, el discurso del asco es el reverso de la enorme propagación de la importancia de la crítica del gusto (2004: 5). Por otro lado, durante el siglo XVIII en alemán ser asqueroso (*eckel sein*) no significaba solamente ser extremadamente ofensivo al gusto, sino que también se utilizaba para denominar a una persona muy delicada, hipersensible e hipertrofiadamente adicta a hacer distinciones refinadas. *Eckel* en este sentido es el juicio del gusto en sí mismo (Ibíd.: 5).

El amplio estudio de Menninghaus, por lo tanto, se refiere al asco y los correlatos protagónicos o antagónicos de una específica cultura estética de la modernidad. Tiene en consideración tres rasgos distintivos de la categoría asco: una repulsión violenta *vis-à-vis* una presencia física de algún fenómeno cerca de nosotros y, por último, una atracción inconsciente en diferentes grados e incluso una fascinación abierta frente al objeto que nos lo provoca (Ibíd.: 5). Se trata de características del asco que ya han sido mencionadas por Kolnai y Miller e incluso examinadas en tests abiertos al público por Rozin (a través de encuestas vía Internet)[25]. No obstante, el aporte más llamativo de Menninghaus no es su definición, categorización, caracterización o descripción del asco, sino la meticulosa historia de los teóricos que se han acercado al tema aun cuando no lo mencionen por su nombre. Para Menninghaus la sensación de asco reclama una cognición de su objeto; al mismo tiempo, es un imperativo de acción contra algo que está próximo o cerca que debe resolverse en el vómito o en el alejamiento del mismo (Ibíd.: 6). Por esto, y ya asumiendo el legado de los filósofos franceses del siglo XX, considera que la verdad es asquerosa y lo asqueroso es verdadero, por lo tanto, es la cosa en sí misma (Ibíd.: 11). El asco es una forma de lo excrementicio-destructivo y, al mismo tiempo, una diversión inocente: «lo asqueroso es un ser intermitente de la verdad» (Ibíd.: 11). Lo que le interesa a Menninghaus es escribir una contra-historia de la literatura, pero, en lugar de centrarse en la belleza, hacerlo entendiendo lo literario como un proceso de asquerosidades. Por eso mismo, a lo largo del libro, analiza poemas, novelas y ensayos que relacionan lo asqueroso con lo fantástico como el Frankenstein de Mary Shelley o el Cthulhu de Lovecraft, así como las novelas de Joyce, Bataille, Kafka, Bernhardt, entre otros muchos.

Finalmente, otro de los objetivos del libro es analizar de qué manera durante los tres últimos siglos se ha planteado un panorama de cognición de lo asqueroso desde lo cotidiano e incluso desde lo doméstico. Por eso el libro es, a su vez, un texto sobre los recientes fenómenos del arte, los debates políticos y académicos, y su tendencia a asumir lo abyecto como cultura del asco.

---

[25] Paul Rozin es uno de los pioneros de los estudios psicológicos sobre el asco. La escuela de Rozin propone que el asco es una forma de cuidarse de diversas sustancias tóxicas y patógenas que pueden introducirse en el cuerpo (2000: 1 y ss).

CAPÍTULO II
DEL ASCO A LA BASURIZACIÓN SIMBÓLICA

¿QUÉ ES EL ASCO?

Después de pasar revisión a las principales ideas que se están debatiendo sobre el tema del asco tanto en el campo de la filosofía, como de la política, y la estética, es necesario dejar en claro algunos de los parámetros de las propuestas de análisis que vamos a llevar a cabo en los capítulos posteriores. Por lo tanto, lo primero es ubicar la construcción y el desarrollo de la palabra «asco» dentro de la lengua castellana, diferenciada de asqueroso y de otras sensaciones cercanas –como náusea, abyección, horror–, y cómo es que esta sensación se ha venido percibiendo en la cultura latinoamericana.

No es lo mismo, como lo señalaba Menninghaus para la palabra alemana *Ekel*, la forma como anglos, franceses, alemanes o hispano hablantes han configurado el término en sus propias lenguas y lo que implica para sus culturas. Cabe señalar acá, solo a modo de comentario, que en quechua (*hatun runasimi*) la palabra que se utiliza para señalar al asco, es la misma para referir al aburrimiento, *ami*; por lo tanto, habría que tener en consideración la importancia de «mantenerse ocupado» en esta cultura, pues una persona que está ociosa sentirá *amichikuy*. Asimismo, la palabra *amichiy* o *amichu* está referida a la sensación de sentirse empalagado. Por lo tanto, *ami* pertenece al universo semántico del que está hastiado, del que se encuentra absolutamente colmado, pero también harto. Por otro lado, en el quechua de la zona andina central del Perú (Áncash) *atataw* significa «¡qué asco!», y es una expresión que se usa, sobre todo, frente a olores desagradables. En realidad existen muchas variaciones para señalar esta sensación en las diferentes variantes del *runasimi*.

Esta muestra nos hace tomar conciencia que en cualquier cultura el asco no es fácil de definir y, como lo han desarrollado casi todos los autores mencionados en las páginas precedentes, no es una sensación que aparezca «pura» en el sentido de que siempre se la percibirá matizada o exacerbada por otras sensaciones. Como ya hemos visto en la explicación de lo que se percibe como *ami* en quechua, se trata de una construcción cultural y por esta razón las formas de actualizar esta sensación tienen múltiples variaciones. Por lo tanto, solo para uso metodológico de crítica textual y siguiendo lo planteado básicamente por Kolnai y Miller, podemos señalar que *el asco es una sensación aversiva producto del contacto personal –a través de los sentidos– y sorprendente con un objeto o sujeto que provoca rechazo debido al temor de que este pueda contaminarnos.*

EL ASCO Y LO ASQUEROSO

No muchos autores diferencian entre el asco y lo asqueroso. Generalmente se sostiene que ambos términos forman parte de los mismos elementos de significación; serían una «familia de palabras», cuyo eje gira alrededor de una zona marcada por lo impuro y lo puro vinculado a lo propio y lo impropio. A pesar de que la décimo segunda versión del *Diccionario de la Real Academia de la Lengua* consigna «asco» como derivado de «asqueroso» y en sus cuatro acepciones, así como en las frases coloquiales que cita como ejemplo, relaciona la palabra «asco» a repugnancia, vómito, impresión desagradable, suciedad, indecoro[1]; curiosamente en español asco y asqueroso no forman parte del mismo núcleo, no son en buena cuenta palabras que provengan de la misma familia, no tienen la misma raíz. Asco se derivaría del latín *usgo*, esto es, *osgo* (odio) y asqueroso de *escharosus*, que significa «lleno de costras». Cito en extenso el análisis filológico de Corominas pues es bastante esclarecedor:

> Asco, parecer ser el antiguo usgo, id. adaptado al radical asqueroso; usgo, port. osga 'odio, tirria', vendrá del verbo osgar*, odiar, y este del latín vg. osicare, derivado del latín ODI 'id. (part. OSUS); en cuanto a asqueroso viene indudablemente del latín vg. ESCHAROSUS 'lleno de costras', derivado del latín ESCHARA 'costra'. [...] En los demás romances no se halla nada que corresponda exactamente a la forma asco. En cambio hay en varios romances palabras muy parecidas a asqueroso: fr. ant. *ascreus* 'repugnante' u 'horroroso'; piam. scros 'sucio', milan. Sacros 'sensible, suceptible' [...] En Siena áschero 'dolor, sentimiento por algo' 'horror' 'apetito intenso de algo'. Además de la presencia constante de la r, se observa en estas formas una variedad de *acs* que fácilmente puede centrarse alrededor de la idea de 'enfermo, morboso' y por lo tanto no hay dificultad de derivarlos del latín ESCHARA 'costra' [Pero] es difícil explicar asco pues de haberse sacado un derivado regresivo de asqueroso debería esperarse *asquero*. Por otro parte antiguamente existió usgo 'asco' que de ninguna manera puede explicarse en base de ESCHARA [...] Ahora bien, es evidente que debe relacionarse usgo con el port. popular y dialectal osga 'odio, tirria, aversión' (1954: 297).

---

[1] *Diccionario de la Real Academia de la Lengua*, 22ª edición on line. http://buscon.rae.es/diccionario/drae.htm Entrada «asco». Visitada el 1 de junio de 2005. Cabe mencionar aquí que el *Diccionario de Autoridades* de 1726 cita a Covarrubias, quien sostiene como hipótesis que «asco» se deriva de la voz griega *eschos* que «vale por cosa sucia porque naturalmente mueve a asco, pero más verosímil parece ser que se haya formado por la figura Onomatopeya del sonido violento que hace la garganta al tiempo de semejante descomposición y movimiento» (430). Por lo tanto, también cabe la posibilidad real de que la palabra asco derive del sonido gutural ante el vómito que en español, definidamente, lo recuerda aunque aumentándole la letra o. Pero, precisamente, como lo sostiene Corominas, el radical *asc* –la onomatopéyica versión del espasmo de la glotis– parece estar en todas aquellas palabras que derivan de *escharosus* o lleno de costra.

A pesar de que Corominas precisa que la genealogía de asco es una forma hipotética no testimoniada al señalar con un asterisco la palabra *osgar*, es sumamente interesante cómo la lengua castellana separaría la genealogía de asco y de asqueroso. Al parecer lo asqueroso, producto de una sensación de náusea ante «la costra», está vinculado fuertemente a una pulsión biológica; el asco en cambio, definido de esta manera y siguiendo la hipótesis de Corominas, está mucho más cercano a un registro cultural (aunque sabemos que ambos son productos del complejo entramado del sistema simbólico) que no se cierra en una sensación pura de repulsión.

El asco no es simplemente aversivo; su constitución es compleja y, al mismo tiempo, paradójica, puesto que puede repeler y al mismo tiempo atraer (Miller 1998: x). En todo caso, se trata de una emoción ambigua y precisamente en esa ambigüedad radica su atractiva perversidad. En cambio lo asqueroso parece provocar inmediato rechazo instintivo, aunque, más adelante algo que nos haya parecido asqueroso no nos lo vuelva a parecer de ese modo. Los límites de lo asqueroso son movibles y franqueables, los límites del asco son mucho más rígidos puesto que precisamente en el primer significado de asco se encuentra la raíz «odio», es decir, aborrecimiento, animadversión, tirria. Lo asqueroso está vinculado con las sorpresas inesperadas, el asco se va amalgamando lentamente a partir de la visión de nuestros enemigos a quienes tememos pero también esperamos destruir. Aun cuando los significados de ambas palabras en el español actual sean tan cercanos y estén vinculados al mismo universo semántico, *podría tal vez arriesgarse la hipótesis que lo asqueroso, en tanto adjetivo vinculado siempre a un objeto, depende absolutamente de la forma como nuestros sentidos perciben al objeto para provocar el rechazo. En cambio el asco, en tanto que sustantivo, es decir, con vida propia dentro de la lengua, puede inducirnos a pensar no solo en objetos o personas determinadas, sino en abstracciones, en formas de conducta, en situaciones, que podríamos calificar como vinculadas al asco y, por lo tanto, repulsivas, asquerosas o abyectas.* Esto es: una situación determinada puede ser calificada de asquerosa o puede ser calificada de abyecta y no necesariamente de asquerosa.

Tanto lo asqueroso como el asco no son palabras que nazcan de una situación o sensación gratuita: siempre serán reacciones frente a algo. Cuando uno siente que un objeto es asqueroso no medita en ello, simplemente se trata de algo que viene en determinado momento, cuando una cosa, persona o acción nos producen repugnancia, y por eso la creencia de que la sensación de asquerosidad es natural cuando, lo hemos explicado al principio, depende absolutamente de la sociedad donde nos hemos inculturado. Pero al percibir «el asco» de una situación pasamos primero por un proceso de relaciones mentales que, generalmente, nos remiten a situaciones o a sensaciones anteriores, y nos permiten calificar ese momento con la interjección «¡qué asco!».

Siguiendo la explicación filológica de Corominas tendríamos que entender que *lo asqueroso* vendría a plantear diferencias con *el asco* y que el primero estaría relacionado más directamente con la reacción de la náusea frente a un objeto «como una costra», mientras que el asco podría definirse como una situación frente a una persona que produce una repulsión y desagrado. Entonces, conjugando estas diferencias con las propuestas de Miller, *podríamos sostener que lo asqueroso emana de objetos que muchas veces pueden ser considerados universalmente repulsivos (como las heces o la sangre menstrual); en cambio, el asco dependerá con mayor énfasis de las imbricaciones culturales de cada sociedad y permite erigirse como diferenciado en una estancia superior a quien lo siente sobre su objeto-sujeto.*

Sin embargo, no podemos establecer diferencias marcadas y absolutamente delimitadas entre *lo asqueroso* y *el asco*, puesto que cuando nos referimos al asco abrimos la puerta de una serie de referencias que van desde la náusea hasta la abyección, e incluso el pavor y el horror. Por eso mismo sería un ejercicio inútil tratar de establecer diferencias semánticas claras entre *lo asqueroso* y *el asco*. No obstante, para los intereses de esta investigación, la hipotética relación en español entre asco como derivado de *usgo*, esto es, odio, nos permitirá plantear de manera más clara las disímiles formas de construir límites entre nosotros y los otros. Si el odio es un sentimiento que se percibe entre pares, entre sujetos reconocidos entre sí como posibles rivales; el asco sería una forma de marcar distancias entre personas que se perciben entre sí jerárquicamente diferentes y construir límites alrededor nuestro para que nos protejan de lo impuro.

EL ASCO: LA ÚLTIMA DEFENSA DE LOS LÍMITES

Como ya lo hemos señalado, el asco es una de las sensaciones humanas menos estudiadas, tal vez, por el prurito que produce en los investigadores, analistas o ensayistas, pues no es fácil hablar y menos estudiar un tema lleno de referencias a excrementos, ventosidades, fluidos corporales, sangre menstrual, etc.; y también puesto que quizás el asco sea una de las sensaciones más privadas. Acercarse a él es acercarse a lo más interior del ser humano e implica transgredir los límites de lo público/privado y lo moral. A su vez, estudiar el asco es una manera de entender cómo los seres humanos crean y apuntalan esos precarios límites y aquellos que los agrupan y que nos diferencian de otros seres humanos.

A veces se piensa que lo asqueroso puede ser casi indescriptible: es difícil verbalizar la sensación que produce lo asqueroso. Muchas veces se pueden hacer ruidos o exclamar interjecciones (aj, guácala) o se puede referir a esa sensación a través de gestos (como sacar la lengua, agestar la cara y fruncir las cejas, todo a uno), pero describirla con palabras puede remitir muchas veces a sinónimos vacíos. Es más fácil saber exactamente qué cosas o qué situaciones producen asco en nosotros o en los otros, pero es muy difícil entender el por qué, lo que hay detrás de la calificación de asqueroso, sucio o impuro. Incluso muchas veces se considera el asco como una sensación «absolutamente animal», una regresión a un estado primitivo ancestral.

Sin embargo, como lo hemos venido sosteniendo, lo asqueroso es verbalizable y también explicable a partir de un análisis cultural. Tanto poetas y escritores –sobre todo los satíricos–, como cronistas y periodistas, viajeros y científicos, últimamente antropólogos, han descrito con mayor o menor mérito las manifestaciones de asco en los hombres, las mujeres y los niños. Por otro lado, el asco, a pesar de que ha sido durante muchos años un objeto de estudio poco atendido, últimamente ha sido examinado desde distintas áreas y de diversas maneras, con diferentes entradas disciplinarias, e incluso se ha convertido, como sostiene Miller, en una especie de moda[2] que seguramente pronto podrá crear su propio campo como *Disgust Studies* o algo similar. Pero el punto que sobresale de todos estos estudios es que colocan al asco como una sensación profundamente cultural que organiza y jerarquiza los límites entre «nosotros» y «los otros».

> [...] nosotros somos en última instancia el fundamento de todo asco: el hecho de que vivimos y morimos, y de que este proceso es sucio y desprende sustancias y olores que nos hacen dudar de nosotros mismos y temer a nuestros semejantes (Miller 1998: 16) En [este libro] me ocupo de las emociones –fundamentalmente del asco pero también del desprecio– que ratifican que los demás pertenecen a una categoría inferior, de modo que nos definimos necesariamente como superiores según el rango en el que, si unos ganan, otros pierden (Ibíd.: 11)[3].

Como sostiene Miller sentir esta sensación es una manera de conferirle un estatus inferior al otro, esto es, subalternizar al otro en la medida que sus acciones, comida, ropa, vivienda, formas de vida, nos producen asco para despreciarlo y erigirnos como diferentes-mejores-dominantes. Otras veces el asco es una reacción de defensa ante lo ignoto, lo que no sabemos determinar, lo inmanejable; en este último caso, entre el asco y el miedo, solo hay una ligera inflexión. Se trata de una sensación que de forma aparentemente biológica construye barreras, frontera/s, demarca territorios por donde se puede circular, y otros donde no es posible hacerlo. Permite abrir o cerrar puertas: establece los límites de lo peligroso, lo abyecto, lo oscuro.

> El asco nombra un síndrome en el cual estos términos cumplen un rol determinado. A su vez, todos estos convergen en una fuerte sensación de aversión que es percibida como algo peligroso, porque tiene poder de contaminación, de infección, de polución por proximidad, contacto o ingestión (Miller 1998: 2)[4].

---

[2] «It is simply copy-cat-ism. One person writes a book on disgust and it gets attention and then X must inevitably follow with hers» (Miller, email a la autora, 26 de mayo de 2005).

[3] [...] *ultimately the basis for all disgust is us—that we live and die and that the process is a messy one emitting substances and odors that make us doubt ourselves and fear our neighbors [...] Here I look at the emotions—disgust mostly, but also contempt— than confirm others as belonging to a lower status and thus in the zero-sum game of rank necessarily define oneself as higher* (la versión en español es del libro citado en la bibliografía).

[4] *Disgust names a syndrome in which of this terms have their proper role. They all convey a strong sense of aversion to something perceived as dangerous because its powers to contaminate, infect, or pollute by proximity, contact or ingestion* (esta versión en español es mía).

El asco entonces expresa una sensación de exclusión de algo que, aparentemente, contamina y produce daño, aunque es mucho más que una simple «sensación». Para Miller es un síndrome (aunque luego lo va a calificar como una emoción); para Lacan, un síntoma[5]; para Kristeva, una inscripción de lo que percibimos como impuro:

> [...] los antropólogos notaron que la «suciedad» profana, hecha «impureza» sagrada, es lo excluido a partir de lo cual se constituye la interdicción religiosa [...] Como si entre la sociedad y una cierta naturaleza se constituyeran líneas de demarcación. Como en el interior del conjunto social, a partir de una simple lógica de *exclusión de lo sucio* que, promovido así al estado ritual de *impureza*, fundaría lo propio de cada grupo social, cuando no de cada sujeto (Mller 1998: 88). Subrayado original.

Suciedad, impureza, abyección son elementos que nos producen el choque del asco hasta las náuseas. Sin embargo, las náuseas aunque acompañan una sensación de asco, no necesariamente son siempre originadas por él: precisamente esta distinción entre una y otro es lo que marca la diferencia entre un acto instintivo y una emoción (Ibíd.: 7). Por otro lado, muchas veces, el asco no presupone una reacción «primaria», sino una conceptualización en torno a algo, por ejemplo, el asco moral. El problema es considerar que el asco se trata de algo natural cuando en realidad es una sensación absolutamente organizada, clasificada y jerarquizada desde la cultura.

> [Para los antropólogos] nada es «repugnante» en sí; es repugnante aquello que desobedece a las reglas de las clasificaciones propias del sistema simbólico dado. En cambio nosotros [los analistas semiólogos] seguimos preguntándonos por qué este sistema de clasificación y no otro. ¿A qué necesidades sociales, subjetivas y de interacción socio-subjetiva responde? (Kristeva 1989: 124).

El asco es cultural. A pesar de que se trata de una sensación visceral, nada reflexiva y aparentemente muy animal, que nos llega «casi» instintivamente desde algún lugar dentro de nosotros, no se trata de una sensación biológica pura sino producida por lo que hemos aprendido como seres humanos en un país, un tiempo y una educación determinada. El asco, por lo tanto, también es histórico: lo que produce asco a dos generaciones anteriores no nos lo producirá a nosotros y viceversa. Por otro lado, hay un tercer elemento en el asco que sería psicológico: según algunos autores, como Kristeva, es muy probable que el asco esté vinculado con lo que Freud denominó las transgresiones de quienes mantienen comportamientos límites (*borderlines*) (1989: 15).

Precisamente por la composición del asco y estos tres elementos que en principio lo conforman –cultural, histórico, psicológico– hay muchas diferencias de calibre entre lo que produce asco a unos y a otros. Las diferentes aversiones a las comidas son el mejor ejemplo.

---

[5]   Para Lacan el asco es la reacción ante un elemento (*petit a*) de lo real (A) que ingresa a nuestro mundo sin poder por eso ser simbolizado; por lo tanto, el asco es un freno ante lo innombrable inscrito en el cuerpo, ergo, un síntoma (Kristeva y Žižek).

> Quizás el asco por la comida es la forma más elemental y más arcaica de la abyección [...] un espasmo de la glotis y aun de más abajo, del estómago, del vientre, de todas las vísceras, crispa el cuerpo, acucia las lágrimas y la bilis hace latir el corazón y cubre de sudor la frente y las manos [...]. En este trayecto donde yo devengo, doy a luz un yo (moi) en la violencia del sollozo, del vómito. Protesta muda del síntoma, *violencia estrepitosa de una convulsión, inscrita por cierto en un sistema simbólico*, pero en el cual, sin poder ni querer integrarse para responder, eso reacciona, eso abreacciona, eso abyecta. (Kristeva 1989: 9-10; el subrayado es mío).

Hay aversiones de tipo cultural (comer insectos, por ejemplo, puede producir asco a personas de culturas urbanas y no representar ninguna molestia para personas de culturas rurales), históricas (hay muchas frutas cuyo consumo se ha introducido en los mercados occidentales a finales del siglo XX y que antes no se consumían por su aspecto, como el kiwi) y psicológicas (hay personas que le tienen aversión a la nata de la leche, a otras les gusta). No obstante, como queda claro del párrafo de Kristeva, las tres formas de asco están construidas y organizadas en función de un sistema simbólico, que, definitivamente, pasa por el lenguaje para ser organizado y para jerarquizar los instrumentos que motivan o no el asco. En este sentido es imprescindible para este trabajo referirnos al lenguaje, a la escritura y al poder de lo discursivo como elementos que contribuyen a dotar de contenido al asco humano.

¿PARA QUÉ SIRVE LA BASURA?

Depende del espacio donde uno se localice para darle una función a la basura. Para quienes la arrojan se trata de la manera de evacuar lo que sobra, lo que es inútil para el funcionamiento de un sistema (una casa, una fábrica, una oficina, un país), lo que poco a poco se malogrará y producirá mal olor, pestilencia, degradación y, por último, caos. Toda basura debe ser «evacuada» en caso de que no pueda ser reciclada o reutilizada, situación óptima aunque, a su vez, pocas veces factible, puesto que una basura que se mantiene en el lugar que la produce colapsará al sistema y, a su vez, lo contaminará. Si bien es cierto que hay basura reciclable, hay otra que definitivamente no se puede reciclar y debe enviarse a un lugar especial que queda siempre «fuera»: el basurero. En cambio para quienes trabajan con la basura, la función que esta cumple es la de proporcionarles sustento: los basureros, el recogedor de la basura, los «cleaners» y también quienes, escarbando entre los desechos, encuentran cosas que los demás echan y que pueden servir para otros. La basura produce también puestos de trabajo legales e ilegales: la función de extraer lo utilizable de la basura, en países del tercer mundo, es realizada por los desocupados y miserables, esto es, los más pobres entre los pobres que muchas veces en el imaginario latinoamericano se trata de niños, mujeres, viejos o locos.

Por ejemplo, en el cuento «El Matadero» de Ignacio Echevarría, las personas que limpian por dentro a las reses muertas en el camal son mujeres: las «negras y mulatas achuradoras». Cuentos contemporáneos como «Los gallinazos sin plumas» de Julio Ramón Ribeyro o «Montacerdos» de Cronwell Jara, desde dos propuestas estéticas bastante diferentes (el uno desde el realismo, el otro desde un hiperrealismo expresionista), narran la historia de niños paupérrimos que viven literalmente *en y de* la basura. En la novela «No una sino muchas muertes» de Enrique Congrains, son los locos callejeros quienes están dedicados a proveer de vidrios y botellas de colores a la fábrica de vidrio. Los recicladores, en estos relatos, son siempre seres marginales entre los marginales.

En países del primer mundo la búsqueda entre la basura constituye una manera que tienen muchos migrantes ilegales de ganarse la vida. Por otro lado, la puerta a la emigración legal de países periféricos se abrió en Europa por la necesidad de tener personal para la «baja policía». Fue precisamente para que trabajaran como «recogedores de basura» que Alemania permitió la entrada a los inmigrantes turcos durante la década de 1960; una década más tarde, Francia se procuraba inmigrantes africanos para que recogieran la basura de las calles. Pero ya sea allá o acá –el migrante «basurero» siempre estará «allá», *off*, «fuera de»– trabajar con la basura o en la basura, en todo caso, no es un trabajo «limpio» e implica, a su vez, una valoración mínima como espacio laboral.

La basura, entonces, ontológicamente, produce dos formas de ser ante ella: los que la desechan (los limpios), los que la recogen (los sucios y, ergo, asquerosos). Claro que no se trata de dos posiciones binarias excluyentes y, es más, existe una tercera que se localiza en medio, interactuando entre ambas: los intermediarios que muchas veces explotan la desesperación de unos y otros; unos por botarla, otros por procurarse algún desecho utilizable. Por otro lado, la basura ha sido el gran dolor de cabeza de los alcaldes de las grandes ciudades; no obstante, mal que bien, siempre hay formas de desecharla. Sin embargo existen residuos mucho más complejos de ser «evacuados», por ejemplo, los escombros producidos por la caída del World Trade Center con contenidos tóxicos han sido «exportados» a diversos países asiáticos para su «procesamiento»:

> Alrededor de 30 toneladas de chatarra ya fueron descargadas en el puerto indio de Cheuna en enero [2002], mientras varios barcos llevan la misma carga letal hacia otros puertos del litoral, sin que las autoridades adopten medidas para prohibir su entrada al no disponer de información alguna sobre sus contenidos y efectos [...]. Organizaciones locales apoyadas por Greenpeace expresaban su protesta contra la utilización continuada de los países del sur como «vertedero tóxico del norte» y exigían al gobierno estadounidense el esclarecimiento de la composición química de la chatarra enviada con fines de reciclaje a la India, Malasia, Corea del Sur y China. [...] Los miles de toneladas de combustible de avión, mezcladas con las estructuras fundidas de los dos edificios gigantescos otrora llenos de sofisticados equipos de telecomunicaciones, ordenadores, y otras instalaciones reducidas a chatarra hoy, contienen importantes cantidades de elementos cancerígenos, metales pesados, asbestos y dioxinas [...]. Los salarios extraordinariamente bajos y la legislación ambiental casi inexistente hacen de los países asiáticos la zona favorita para el reciclado de diversos materiales procedentes del

norte industrializado, temeroso de reprocesar desechos potencialmente peligrosos en su propio territorio (Papp 2002: 1-2).

He citado el párrafo de esta noticia en extenso porque es ejemplificador de lo que sucede también en el ámbito simbólico. Estados Unidos envía su basura tóxica a países asiáticos y en esta operación también está presentando una *subalternización humillante* de estos propios países no solo de forma concreta sino también simbólica. Existen dos formas de ser ante los productos que circulan en el mundo, unos los producen y otros los recogen; unos son los limpios y sanos; los otros, los sucios y enfermos; unos son los que califican a los otros de asquerosos o sujetos que provocan asco. Por lo tanto, no importa que los estibadores asiáticos manipulen «a mano pelada» los mismos escombros que manipulaban los bomberos de Nueva York con trajes ultra sofisticados: los indios tienen un estatus diferente y su salud, así como su vida, no tienen el mismo valor que las de los bomberos neoyorquinos.

En buena cuenta, la basura sirve para dividir a quienes desechan la basura para que el sistema siga funcionando de quienes deben usar esta basura «de otro sistema» para que el suyo propio siga funcionando; ergo, divide al globo en los de arriba (limpios productores del Norte) y los de abajo (sucios descartables del Sur).

BASURIZACIÓN SIMBÓLICA Y LA CONSTRUCCIÓN DE SUBALTERNIDAD

El término basurización es un neologismo al que se echa mano para calificar una acción, la de «basurizar», que siempre está relacionada con la idea de «echarle basura» o «convertir en basura» a una persona u objeto. Proviene del intento por convertir en verbo el sustantivo «basura» (basurizar) y de hecho en la construcción de su significación dicta alguna importancia la cercanía de otro término: contaminación. La basurización, por lo tanto, es un proceso, un accionar en relación con algún objeto o sujeto, e implica un grado de pasividad del objeto o sujeto que se negaría, si pudiera, a convertirse en desecho por efecto de sentido.

Ha sido el profesor de la Universidad de Ottawa, Daniel Castillo, quien ha propuesto a la basurización como una categoría analítica para examinar las relaciones entre los países hegemónicos (Estados Unidos y Europa) y lo que se ha devenido en llamar los países periféricos (pertenecientes a África, Asia y, en el contexto concreto, Latinoamérica). Sostenido por un acercamiento teórico bastante heterodoxo (Lyotard, Derrida, Marcuse, Barthes y nuevos autores chicanos como Limon y Xavier), Castillo propone un análisis de la ubicación política de América Latina como vertedero simbólico del centro a través del proceso de basurización. Este análisis lo viene desarrollando desde 1998 cuando publicó en México el libro *Los vertederos de la Posmodernidad* y, posteriormente, en artículos que se derivan de este libro. En los textos mencionados Castillo utiliza el término «basurización» para referir-se a un proceso de simulacro frente al cual los países latinoamericanos solo pueden obtener un espacio en su interrelación con los países «fuertes» occidentales: un espacio de subalternidad.

> La relación de sujeto a sujeto es reemplazada por un simulacro en que la *basurización* del otro constituye la condición de posibilidad de toda tentativa de relación entre centro y periferia. Por 'basurización' entiendo la puesta en escena de mecanismos de descongestión del centro gracias a un uso estratégico de sus residuos. Estos residuos deben ser comprendidos a un nivel material y discursivo a la vez. La producción discursiva sobre la mejor manera de salir del 'subdesarrollo', por ejemplo, o la inevitable apertura de países latinoamericanos a una economía de mercado liberal (1999: 235-236).

Castillo sostiene dos hipótesis de trabajo: 1) el centro se descongestiona gracias al uso estratégico de sus residuos, sobre todo, simbólicos; 2) la evacuación del vertedero «desdra-matiza» el acontecer en los países del Primer Mundo y a su vez las catástrofes de la periferia son necesarias para el equilibrio del centro. La descongestión del centro es una estrategia de subordinación simbólica de todo lo que no «pertenece» por antonomasia al centro y que permite precisamente la consolidación de la hegemonía del mismo. Como parte de esta estrategia, se plantean una serie de estereotipos para señalar las diferencias entre «nosotros» (los del centro) y «los otros» (los de la periferia). Asimismo, Castillo sostie-ne que «una tautología elemental y precisa moviliza al vertedero: su función es funcionar» y agrega «El país en posición de vertedero no tiene en realidad nada qué contar ni nadie con quién contar. Su propia basura es su sostén» (Ibíd.: 236). En esta relación perversa, la única posibilidad de vida del vertedero es seguir absorbiendo los desechos. Un poco más adelan-te Castillo da un salto conceptual y, a pesar de que no lo explica en este texto, pasa a hablar inmediatamente de los seres humanos como sujetos a ser basurizados:

> De manera general se puede decir que [este proceso] busca la pérdida del ego en el arrebato que lo lleva a acumular detritos. El ego del sujeto periférico se ve bloqueado. Hay neutralización de su posición crítica humanista. El sujeto es puesto en posición de fractura con su propia capacidad crítica. La evaluación resulta imposible. Toda distancia crítica se esfuma. Entre él y la basura se forma algo así como una pantalla que proyecta al sujeto en un mundo en que la vida es posible a pesar de la basura que lo rodea» (Ibíd.: 237).

En este párrafo hay varias ideas que se plantean; con algunas discrepamos, y otras nos van a servir para desarrollar el análisis que aplicaremos al programa «Laura». La falta de capa-cidad crítica del sujeto no necesariamente se construye por un efecto de la basurización: quizás esta pueda ser una de sus causas. En la medida que los latinoamericanos y otros sujetos tercermundistas están en situación de desventaja y vulnerabilidad a causa de la precariedad no solo económica, sino y sobre todo educativa, los sujetos-vertedero terminan por sucumbir ante la perversa lógica de la basurización. Es debido a su poca capacidad crítica, a la falta de estímulos e instrumentos analíticos, que los sujetos-vertedero permanecen en su condición de tales. Puesto que también se da la posibilidad de que los sujetos-vertedero, en caso de que esta capacidad pueda ser instrumentalizada, postulen una salida contra-hegemónica. Lo propio ha sucedido en la salida forzada de varios presidentes de Bolivia ante el rechazo de la mayoría indígena de ser instrumentalizadas por los intereses del gran capital globalizado frente a la explotación de minerales e hidrocarburos. Pensar lo contrario, es decir, suscribir la tesis completa de Castillo, no permitiría salida a la imposición de la racionalidad basurizadora y, por lo tanto, caeríamos como analistas también en esa lógica.

No obstante, en su libro *Vertederos* Castillo desarrolla la idea de «basurización del otro» no solo como la basurización de los sujetos, sino, sobre todo, como forma de construir otredades-alteridades funcionales a la lógica hegemónica central: «El Otro sirve así de lugar de descarga y de descargo a la vez. Ahora, para que haya revelación del Otro como alteridad radical, es necesario que el Mismo se des-prenda de la crispación identitaria que lo momifica y lo mantiene en suspenso. Veo en este desprendimiento la condición de posibilidad de todo encuentro con el Otro» (Ibíd.: 94). A pesar del fraseo de la oración, lo que propone Castillo podría ser, en realidad, una relectura posmoderna de un verso que Jean Arthur Rimbaud había acuñado hace más de un siglo en pleno auge de la modernidad francesa: yo es otro *(je est un autre[6])*. Castillo plantea, entonces, que una manera de encuentro con los otros y ruptura con la lógica perversa de la basurización es entender que alteridad y mismidad son partes del yo, desechar la idea de «yo es no-Otro» y entender que el otro no-aculturado sería precisamente el híbrido. Sobre las posibilidades de ruptura con las lógicas basurizadoras volveremos más adelante.

Sin embargo, en términos generales, la basurización implicaría que en el centro simbólico, esto es, las agencias norteamericanas, las películas hollywoodenses o los periódicos neo-yorquinos o bostonianos[7], lo otro en general y lo latinoamericano en particular expresan esa

---

[6] «*Je est un autre. Tant pis pour le bois qui se trouve violon, et nargue aux inconscients, qui ergotent sur ce qu'ils ignorent tout à fait!*» Lettre a George Izambard, Charlesville, 13 mai 1871. Lettres dittes du Voyant. Arthur Rimbaud portal. 18 de agosto de 2005. www.mag4.net/Rimbaud/Documents1.html

[7] Como ejemplo de la consolidación de estos estereotipos llama la atención la forma como el periódico *Metro* de Boston edita las «fotonoticias» nacionales e internacionales. Entre el 29 de diciembre de 2001 y el 7 de marzo de 2002, según he podido constatar, las fotonoticias sobre la guerra contra Afganistán narran un «romance de la guerra»: todas ellas tomadas con gran-angulares, enmarcadas en atardeceres o amaneceres, planteadas casi como «turismo en uniforme caqui», son la constatación de una guerra «justa» sin heridos, ni sangre, ni muertos propios. Por otro lado, las noticias nacionales se refieren a concursos de perros, íconos culinarios de Boston (los cangrejos), el premio Mujer del Año del Harvard University's Hasty Pudding a Sarah Jessica Parker, las Twin Towers of Light como reemplazo simbólico de las torres caídas en Nueva York. En contraste, las fotonoticias dedicadas a América Latina, Asia, África y, sobre todo, Oriente Medio, se refieren a niños con granadas en la mano en la franja de Gaza, disturbios de jóvenes armados en Argelia, saqueos en Buenos Aires, protestas contra las tropas estadounidenses en Filipinas, dantesco incendio en Lima o el hijo de la senadora asesinada por las FARC en Colombia llorando frente al féretro. Una de las pocas fotonoticias no violentas referida a América Latina grafica el carnaval de Río de Janeiro; no obstante, es otra forma de estereotipar: lo folclórico, excesivo e hiperbólico también se encuentra «afuera». Esta forma de plantear «representaciones sociales» es una manera de consolidar posiciones ideológicas. Sería útil llevar a cabo un análisis detallado de estos contrastes en periódicos estadounidenses locales.

mezcla simbólicamente poderosa entre lo bárbaro, lo exótico-hiperbólico, lo pasional, lo folclórico y lo abyecto, puesto que todo lo que simbólicamente es visto como «descomposición» debe ser puesto afuera. Pero, incluso sin ahorrarse el olor a podredumbre, el detritos no deja de tener una cierta atracción debido a su poder de escandalizar, de perturbar, de crear una fisura. La basura tiene dos lados: el oscuro y tenebroso, que provoca asco y repugnancia; y el lado extrañamente adictivo que, a pesar de todo, nos invita a revolver en ella para destapar huellas de cierto goce anterior.

Por lo expuesto, tanto las dictaduras como las fiestas folclóricas son los dos lados de esa moneda con la que se ha obtenido una imagen *congelada* (un ícono estático) de América Latina. Pertenecen a este conglomerado de imágenes congeladas la idea de la convivencia entre la corrupción de políticos en todo nivel y el deporte de aventura en la selva; las hermosas «misses» venezolanas y los comandantes dando golpes de Estado; los economistas excesivamente entusiasmados con las políticas del FMI y los niños de la calle; los guapos guerrilleros de barba tupida y ametralladoras AKM[8] y las ciudades tomadas por los capos del narcotráfico. La suma de estas y muchas imágenes en esa línea ha creado una representación de lo latinoamericano como *periférico funcional a lo occidental-central*.

Pero, por otro lado, no se puede seguir interpretando la geopolítica desde las coordenadas centro-periferia sin tener en consideración que uno de los sectores más favorecidos con esta basurización es la propia clase política en América Latina. Según Castillo, «cuanto más grotesco es el espectáculo de los cuerpos en descomposición, el efecto político del discurso es más fuerte. Se podría suponer que el discurso social se nutre aquí de los desperdicios de un cuerpo social en descomposición» (1999: 237). Aquellos que finalmente también ponen en el centro la única causa de todos los defectos de sus naciones y construyen un relato ad-hoc, son los primeros en asumir esta basurización como una forma de resignación, insertados dentro del discurso que «basuriza» sin cuestionarlo, sobre todo, las clases políticas de toda América Latina[9].

El *ethos de la basura* anula cualquier posibilidad de lectura crítica de la realidad latinoamericana, inclusive, cualquier posibilidad de alteridad radical en la medida que normaliza lo que Castillo llama los «arrebatos del vertedero», es decir, la catástrofe —cualquier proceso

---

[8] Alberto Moreiras tiene una crítica detallada a lo que denomina «el orientalismo del corazón» como forma de leer experiencias de apoyo a las guerrillas u otros movimientos desde una desacreditación del sujeto comprometido (1998: 3).

[9] Toledo en el Perú, Fox en México, Duhalde en Argentina, Uribe en Colombia y sus homólogos anteriores, así como de otros países latinoamericanos, no cuestionan la idea de «desarrollo» estructurada desde una perspectiva neoliberal por agencias como el Banco Mundial o el Fondo Monetario Internacional: reducir el Estado, bajar aranceles, desmantelar la legislación laboral, liberalizar el mercado monetario, reconvertir sectores productivos en sectores de «servicios», etc. El esquema sigue siendo copiar los modelos de los países «desarrollados» como cuando la Comisión Económica para América Latina (Cepal) en la década de 1970 proponía el modelo de «sustitución de importaciones» como dinamizador de la economía de América Latina.

aleatorio más que caótico— no es entendida desde su propia lógica productiva sino solo por su función teatralizadora para el centro (Ibíd.: 239). Esta manera de entender la catástrofe en América Latina —los procesos de violencia, por ejemplo, o los picos de las diversas crisis económicas— produce la sensación de que el vertedero es solo «un efecto frente al cual no queda más que la resignación» (Ibíd.: 241). Asumir esta lógica no permite responsabilizar a las clases políticas tanto de uno como de otro lado y, a su vez, legitimar sus discursos y sus acciones. Dentro de este marco conceptual se entiende, por ejemplo, que los saqueos en Buenos Aires durante los días de diciembre del 2001 son para el discurso del centro apenas «pinceladas latinoamericanas» propias de este *ethos desbordado*, y no hitos de un desembalse social producto de un desequilibrio fiscal y económico armado entre la genuflexión de la clase política argentina y las exigencias erráticas de los funcionarios del Fondo Monetario Internacional.

Asimismo, en estas coordenadas, ciertos programas de televisión en diversos países de América Latina e incluso en canales hispanos en los Estados Unidos construyen el estereotipo del «telepobre»: se trata de representar a los pobres en primera instancia como seres humanos que hacen cualquier cosa por sobrevivir, saltando toda valla moral y ética, pero además como personas volcadas en una sucesión de actos abyectos que devienen en detritos humanos modélicos para, al mirarlos en la acción de sus propias miserias a través de la televisión, provocar un simulacro de «evacuación» de miserias de parte de los espectadores. De esta manera, los pobres lamen axilas, los pobres le pegan a sus mujeres, los pobres violan a sus cuñadas y luego las obligan a abortar, los pobres se desatan frente a las cámaras para pelear por quítame estas pajas. Esto sucede en el programa «Laura» en Telemundo –programa que primero fue exhibido en Lima, Perú– y con las seudo-cortes de justicia como La Corte del Pueblo o Corte de Parejas en el mismo canal[10]. Los pobres exhiben su fragilidad y entonces pueden «venderse»; asimismo, en contraposición a su estatura moral, requieren de ser asistidos. Entonces gracias a los programas de gasto social de los diversos gobiernos implementados con la venia del Banco Mundial, los pobres y extremadamente pobres de América Latina reciben alimentos poco nutricios y terrenos difícilmente habitables, porque ya sabemos que no reciben crédito, ni empleo, ni calidad educativa.

De esta forma, las clases políticas latinoamericanas y sus soportes massmediáticos construyen una «tele-realidad» inobjetable, *la cultura de la indigencia* como reverso de la cultu-

---

[10] También es cierto que este tipo de programas se transmiten en los Estados Unidos y otros países centrales desde hace muchos años. En este caso, los pobres que salen en ellos, generalmente afroamericanos o blancos paupérrimos —precisamente denominados *white trash*—, se muestran con la intimidad, la precariedad y la abyección que otros norteamericanos no se permitirían ni en la vida privada. Esta puesta en escena de la suciedad simbólica en ciertos personajes, generalmente seres marginales y miembros de la llamada clase trabajadora, convierte a los espectadores bienpensantes aposentados en sus «sueños americanos» en sujetos fuera de la maquinaria perversa del sistema. Claro que estas imágenes no serían parte de la cultura de la indigencia sino de una contracultura que sirve como modelo paradigmático contrapuesto al *American way of life*. En la lógica de la basurización, «la miseria de algunos constituye la contramáscara de la riqueza de los otros» (Castillo 1999: 243).

ra de la abundancia de los países del Norte y de las zonas de élite de las ciudades del Tercer Mundo. La cultura de la indigencia, gracias a una red muy sofisticada, va armando una visión del pobre totalmente funcional al momento político y a través de la *caja boba* ingresa en nuestras salas y cuartos, para traernos «la imagen» totalizante del pobre latinoamericano: se trata de una imagen estereotipada sin matiz posible, sin diferencias y de una homogeneidad categórica. Los *otros* pobres, es decir, la realidad del día a día y difícil de ser observada por cámara alguna sin ser simbólicamente congelada en una imagen única y homogeneizante, se convierten en cifras de las encuestas, en datos y números sin forma ni rostro, en problemas para los analistas y en esperanzas para los políticos, pero fuera del encuadre, para la tele-realidad, desaparecen: se vuelven aire y se van «fuera del aire». Y lo más paradójico de todo es que los espectadores pobres empiezan a creer en esa tele-realidad y a descreer de la propia. La tele-realidad es otra de las estrategias del neopopulismo, es decir, este populismo que se ejerce desde las políticas sociales de asistencialismo para intentar manejar simbólicamente la crueldad de los proyectos económicos del Banco Mundial, del Fondo Monetario Internacional y de otros proyectos neoliberales mientras se siguen aplicando sus planes. Este manejo simbólico es una forma de poner en juego lo que Castillo denomina «la estética de la basura» para poder representar lo irrepresentable latinoamericano (las pulsiones), y congelarlo en una serie de imágenes funcionales al centro: ese centro que se localiza en los espacios de poder tanto de los Estados Unidos y Europa como de la misma Latinoamérica. Para Castillo, la miseria latinoamericana no ha *producido* imágenes sino que se han *creado* imágenes *sobre* ella; se ha convertido asimismo en un producto que será consumido a través de una teatralización particularmente refinada. No obstante, Castillo siguiendo los planteamientos de Ismael Xavier, sostiene que «la estética de la basura» es también una práctica cultural de resistencia al canon:

> [...] lo que llamamos 'estética de la basura' se encierra en una dialéctica —la del enfrentamiento al Centro/Periferia— incapaz de explicar la lógica de la dependencia que está en juego hoy. Quiero decir con esto que la estética de la basura —*garbage aesthetics*— no sólo es analizable en el cine *underground* brasileño [...] sino en toda práctica cultural cuya resistencia al canon exija una posición estratégica; esta posición se revela ser la de estar en los suburbios de lo marginal; lo que, al implicar un más allá del margen ('*outskirts of margins*') propicia no sólo una subversión de la cultura oficial, sino por añadidura, un cuestionamiento de la propia marginalidad (1999: 242).

Aquí considero que se debe procurar especial atención sobre las posibilidades de la «estética de la basura». Bajo esta calificación Castillo analiza a algunos autores como Mario de Andrade y su *Macunaíma*, y menciona a otros como García Márquez y Cabrera Infante, para dar cuenta de estas posibilidades de forzar el canon desde los márgenes basurizados. Pero, a pesar de estos ejemplos, creo que es peligroso hablar de todas las formas de «estéticas de la basura» como contrapuestas a la lógica basurizadora en la medida que cuestionan la situación de marginalización. Existen dos ejemplos concretos, *La Virgen de los Sicarios* de Fernando Vallejo y *Waslala* de Gioconda Belli, que analizados como novelas que organizan un «espacio periférico funcional al occidental central» desde una cierta estética de la basura nos presentan una realidad exotizada, por *naïve* o por ultraviolenta, organizando representaciones del otro funcionales a una visión del mundo latinoamericano amansado por la imagen de recipiente alegre o turbulento de los residuos simbólicos de Occidente[11].

De esta manera entonces, a través de la basurización «simbólica»[12], los cuerpos en Latinoamérica se echan al vertedero para acercarse al matadero: como lo sostiene el propio Castillo, el «desaparecido» como elemento constitutivo de los discursos autoritarios de las dictaduras latinoamericanas, viene a ser el cuerpo que debe ser evacuado del sistema de forma anónima para que todo siga funcionando. El desaparecido es un factor de la lógica totalitaria: es precisamente el muerto que no tiene cadáver y, por lo tanto, su muerte no tiene representación y pierde efectividad. Pero, en oposición a este planteamiento, o como contraparte, y siguiendo la lógica de la abyección de Kristeva, este muerto sin cadáver no termina de caer nunca y en esa medida se convierte en un espectro permanente, tanto así que son todos estos desaparecidos, con su persistente memoria sin entierro, los que ponen en jaque a las lógicas de los discursos autoritarios como lo vamos a ver en los capítulos que vienen a continuación.

---

[11] Un análisis sobre ambas novelas y la basurización de América Latina a partir de una visión exotizante de una especie de «barbarie modulada» puede revisarse en un artículo mío publicado en el número 42 de la revista *Hueso Húmero* (Silva Santisteban 2003: 108-38).

[12] Castillo no incluye el adjetivo en sus análisis. Considero que es preciso hacerlo para marcar que se trata de una práctica simbólica que organiza las mentalidades muchas veces a través de la adopción de discursos autoritarios.

CAPÍTULO III
MATERNIDAD Y BASURIZACIÓN SIMBÓLICA
(EL TESTIMONIO DE GIORGINA GAMBOA)

El valor del testimonio en la actualidad radica en la fuerza de ser un *relato de vida* que, junto con otros similares, van a conformar una *nueva narrativa nacional* configurando formas alternativas de organización política y maneras de entender lo nacional desde una perspectiva contra-hegemónica.

Hoy, el testimonio dejó de ser tan solo una traducción de la oralidad a una forma escrituraria para ser leída –lo que los formalistas rusos llaman *skaz*– y analizada por quienes conforman la «ciudad letrada»[1] para convertirse en un medio de instituir otro imaginario social. Esta narrativa nacional sería un relato cuya perspectiva ambivalente establecerá los límites simbólicos de la nación a partir de negociaciones entre quienes se encuentran en el centro y quienes se encuentran en los márgenes (Bhabha 1990: 4). Estos límites que organizan el testimonio son umbrales de sentido que deben ser cruzados, borrados y trasladados en este complejo proceso de producción cultural que, a su vez, se construye sobre relaciones tensas y espacios aparentemente sin forma pero llenos de antagonismos políticos[2].

Si la consolidación del imaginario de las naciones latinoamericanas durante el siglo XIX y comienzos del siglo XX se dio a partir de textos como *Facundo* de Sarmiento, *Ariel* de Rodó o como *Nuestra América* de Martí, la reconstrucción de narrativas nacionales inclusivas en este nuevo siglo vendría articulándose sobre la versión de comunidad y alteridad que organizan testimonios como el que vamos a analizar. La operatividad de estos testimonios no se

---

[1]   La *ciudad letrada* es un término que introduce el teórico uruguayo Ángel Rama para vincular los espacios de poder político que organizan el imaginario simbólico de un país. Estos espacios muchas veces están vinculados estrechamente con sus clases letradas –abogados, jueces, legisladores, ministros pero también intelectuales y escritores– y donde se producen las leyes y normativas. Hoy en día la «ciudad letrada» se ha desterritorializado y también anida en espacios académicos fuera de América Latina como los centros de investigación y universidades con programas de estudios latinoamericanos en los Estados Unidos y Europa, las revistas y diarios en español e inglés, entre otros. Algunos autores consideran que hoy la *ciudad letrada* en América Latina ha declinado e incluso caído frente al poder de la ciudad mediática (Franco 2002).

[2]   Para un análisis de lo nacional como narratividad y las operaciones en torno a lo simbólico hay que revisar los textos de Hommi Bhabha, sobre todo, *La localización de la cultura* y *Nation and Narration*.

reduce solo a su potencial de veracidad ni a su densidad simbólica para ser interpretada por los letrados, sino que incluye su utilidad como narrativa nacional inclusiva. En este sentido, el testimonio que se analizará es importante en la medida que es también una narrativa inclusiva que nace de la voz de una mujer marginada, subalternizada, y excluida de los límites de la nación.

El testimonio que presentamos en este trabajo fue recogido durante el proceso de la Comisión de la Verdad y Reconciliación del Perú (en adelante CVR) en una de las audiencias que organizó en la ciudad más afectada por la violencia, Huamanga, en el departamento de Ayacucho. Este testimonio forma parte de un acumulado de dieciséis mil testimonios recogidos en el transcurso de dos años de trabajo y publicados parcialmente en el Informe Final de la CVR. Se trata de un testimonio revelador: no solo narra los hechos infames a los que fue sometida la testimoniante Giorgina Gamboa sino que, en el despojo de sus palabras y la reconstrucción de su historia a partir del eje de su propia maternidad, se enfrenta a un problema aun más grave como es la reconstrucción de la memoria histórica.

Los hechos sucedieron en el pueblo de Parcco, Ayacucho, en 1981. Giorgina Gamboa fue acusada de terrorista por un grupo de Fuerzas Especiales de la Policía del Perú, llamados *sinchis* (guerreros en quechua) y fue violada por siete de ellos. Producto de esta violación múltiple salió embarazada y no se le permitió abortar. Posteriormente dio a luz a una niña en prisión[3].

Mi hipótesis es que, a partir de su experiencia de violación múltiple, Giorgina Gamboa fue *basurizada simbólicamente*, es decir, como lo he señalado en el capítulo precedente, de alguna manera fue considerara como un ser humano sobrante, que atora la fluidez de un sistema simbólico y que, por lo tanto, debe ser re-significada fuera de él. La fuerza denigrante de esta fórmula permite que, quienes se consideran sujetos en esta relación (en este caso los sinchis), se permitan a sí mismos no percibir sentimiento alguno por el otro –ni compasión, pero tampoco, odio– sino solo la necesidad utilitaria de sacarlo del sistema: evacuarlo, someterlo o humillarlo para permitirse una victoria. Así, como parte de esta estrategia, se plantean una serie de estereotipos para señalar las diferencias entre «nosotros» y «los otros». Entonces podemos regresar a lo que Daniel Castillo denomina el *ethos de la basura* para entender la manera como se anula cualquier posibilidad de alteridad radical en la medida que la cotidianidad de la catástrofe absorbe y neutraliza los arrebatos

---

3   Cuando sucedieron los hechos Giorgina Gamboa tenía 16 años. Primero fue violada en su casa, luego en la Comisaría de Vilcashuamán, Ayacucho. Después de la violación y paralelamente a su embarazo, Giorgina contrajo una severa infección vaginal. Ella pasó cinco años y tres meses en prisión antes de ser considerada inocente. Durante ese tiempo su padre engrosó la larga lista de desaparecidos en el Perú y su madre, a su vez, también fue violada, y producto del hecho nació otra niña (Human Rights Watch. *Rape During Interrogation*. Texto sobre informe de violación de derechos humanos en el Perú. Revisado el 20 de octubre de 2002. http://www.hrw.org/about/projects/womrep/General-53.htm).

del vertedero: «Las políticas del terror que prosperan en el Tercer Mundo descartan así la metafísica apocalíptica de la modernidad en provecho de una lógica que las libera de toda responsabilidad ética» (1999: 239). Esta manera de entender la catástrofe en América Latina –los procesos de violencia, por ejemplo– produce la sensación de que el vertedero es solo «un efecto frente al cual no queda más que la resignación» (Ibíd.: 241). Asumir esta lógica no permite responsabilizar a las clases políticas tanto de uno como de otro lado y, a su vez, da legitimidad a sus discursos y acciones. En el caso del Perú, durante los llamados «años de la violencia», es decir, durante las décadas de 1980 y 1990, se puso en funcionamiento el *ethos de la basura* para referirse a los indígenas y mestizos involucrados tanto como victimarios o víctimas de la violencia del Estado y del terrorismo del Partido Comunista-Sendero Luminoso y el Movimiento Revolucionario Túpac Amaru[4].

En el caso concreto de este testimonio, a través de esta lógica de *basurización simbólica*, los operadores de justicia, así como el personal administrativo del hospital donde Giorgina Gamboa estuvo recluida, además de su abogada de oficio, en suma, los representantes del Estado, la responsabilizaron a ella de su propia violación por considerarla una sospechosa de terrorismo. Asimismo, le asignaron como penitencia la crianza de la niña. Si ella asumía esta tarea con valor y coraje, como sin duda lo hizo, su posibilidad de ser incorporada a la sociedad como una mujer «limpiada» aumentaría considerablemente.

La testimoniante, a través de un trabajo retórico en su propio testimonio, logra recomponer este proceso de basurización simbólica e instalarse, en su propio discurso, como un nuevo tipo de heroína nacional y, por consiguiente, incluirse en una nueva narrativa de la nación más allá del mandato materno que se le confiere. Esto se colige de lo que ella misma afirma en su testimonio que, además, se convierte en un instrumento discursivo para construir la memoria histórica de un grupo social excluido: los hijos de las mujeres sometidas a crímenes de violencia sexual en el transcurso de la guerra interna que vivió el Perú desde 1980.

Considero que su historia, narrada en este testimonio, está organizada por un paradigma de la historia del Perú: la bastardía originaria[5]. Asimismo, la necesidad primordial de la testimoniante por incluirse como partícipe de una historia nacional requería encontrar un sitio

---

[4]   Es sintomático del racismo en el Perú que no sucediera lo mismo con los «blancos» vinculados a las mismas actividades como es el caso de la bailarina Maritza Garrido Lecca, atrapada junto con Abimael Guzmán el 13 de septiembre de 1992 como parte de su contingente de logística, convertida hoy, por su posición de clase, belleza y juventud, en anti-heroína incluso de sagas hollywoodenses como la película de John Malkovich *The Dancer Upstairs*.

[5]   Max Hernández y César Delgado Díaz del Olmo han escrito, desde una perspectiva freudiana el primero, y lacananiana, el segundo, sendos libros sobre la figura paradigmática del Inca Garcilaso de la Vega como el «primer peruano» producto de contradicciones agobiantes y de desplazamientos identitarios a partir de su doble condición de mestizo y bastardo (*El bien perdido* y *El diálogo de dos mundos*, respectivamente). De alguna manera esta bastardía originaria se puede vincular, asimismo, con lo que Octavio Paz denomina la identidad de «hijos de la Chingada» en su clásico ensayo *El laberinto de la soledad* (88-113). En el caso del Perú, el acento está puesto sobre el padre que abandona; en el caso de México, sobre la madre violada.

«habitable» en el imaginario social; el único sitio disponible fue el de la maternidad aunque, precisamente por las contradicciones de esta bastardía originaria, se trate de una maternidad en extremo conflictiva.

EL TESTIMONIO COMO GÉNERO LITERARIO

Una tarea impostergable en el marco del análisis del planteamiento contrahegemónico para entender lo nacional en América Latina es estudiar y difundir el acervo de 16.890 testimonios que fueron recogidos durante el proceso de la Comisión de la Verdad y Reconciliación del Perú durante los años 2001-2003, y que ahora se encuentran archivados. Si bien es cierto que estos testimonios tienen características muy peculiares y son más bien considerados textos mucho más cercanos al testimonio jurídico –aunque no lo son– que al testimonio literario, personalmente considero que los análisis, los trabajos y los planteamientos de las investigaciones en torno al testimonio literario son útiles para entender las dinámicas de producción de los mismos, así como la fuerza de sus efectos.

El testimonio en tanto forma de expresión simbólica está organizado sobre un recuerdo desde un *ahora*, es una narración que privilegia ciertos hechos y olvida otros, silencia algunos y quizás con este silencio también esconde. La organización de un relato testimonial, en sí, es también una batalla personal por fijar pautas de una memoria que se empeña en la búsqueda de una «verdad» en los hechos. Este esfuerzo del testimoniante es fundamental: nos permite a los lectores o escuchas acercarnos a los hechos desde su propia perspectiva.

Hay muchas definiciones del testimonio como género (Barnet, Jara, Gugelberger, Zimmermann, Beverley, Slodowska) que difieren entre sí. Todas coinciden en la importancia del referente (la realidad) para organizar los propios recursos del texto. Algunas inciden en la importancia de que el testimonio se refiera a un momento histórico decisivo para la comunidad o país del testimoniante, otras le dan mucha más importancia a la representatividad del mismo.

Para Gugelberger, por ejemplo, el testimonio como género es interdisciplinario (entre la antropología y la literatura), situado en el borde de lo autobiográfico y lo no autobiográfico, con un autor plural o sin autor, y se trataría de un texto nómada (1996: 11). Gugelberger insiste en que pocos géneros han interpelado a la institución literaria en semejante grado, lo que denota, de cierto modo, que durante la década de 1980 la importancia otorgada al género testimonial coincidió con la «agenda» de los académicos[6].

---

[6]   Eso queda bastante claro en la introducción de Gugelberger al libro recopilatorio de ensayos sobre testimonio, *The Real Thing. Testimonial Discourse and Latin America*. El autor sostiene que la aparición de los testimonios más relevantes (el de Rigoberta

Zimmermann y Beverley en su clásico libro sobre el tema, *Literature and Politics in the Central American Revolutions*, se dedican a describir el formato testimonial. Por lo mismo sostienen que un testimonio es un tipo de narrativa de forma novelesca, narrada en primera persona por un narrador que a su vez es el protagonista o testigo de los eventos que cuenta. La unidad de la narración estaría centrada en una historia de vida o en un episodio de la vida del narrador; en muchos casos el narrador es un iletrado, analfabeto o no, pero en todo caso nunca un escritor profesional (1990: 173). Al mismo tiempo insisten en la forma de trascripción del mismo, a través de otra persona (periodista, escritor, activista) y por medio de un registro magnético. Otro de los puntos que subrayan ambos autores es la importancia del «yo» en la narración como el representante de una colectividad; sin embargo, este «yo» que niega las cualidades del autor en su versión tradicional y canónica, no se diluye en la narración absorbido por una voz plural sino que mantiene su característica como individualidad «en su experiencia deshumanizante» (Ibíd.: 174).

Beverley y Zimmermann insisten en que un testimonio borra toda huella del «héroe» descrito por Lukács en su clásico análisis de la novela moderna[7]. No obstante, la importancia de los testimoniantes dentro de sus propias comunidades, como seres que dejaron el anonimato a propósito de sus testimonios para convertirse en representativos de sus espacios de origen, niega esta última afirmación. Por el contrario, como se verá en el desarrollo del presente trabajo, la importancia de la construcción de un sujeto «heroico» es vital en la textualización de un testimonio, pero no como un ser que lucha contra su mundo sino como representante de un mundo que lucha contra la injusticia de la subalternidad. En todo caso,

---

Menchú, de Domitila Barrios de Chungara, de Omar Cabezas, entre otros) coincidió con los temas que los académicos estadounidenses investigaban en ese momento: lo no canónico, el debate sobre el subalterno, el discurso del otro, la oralidad y la literariedad, la autoría dual, los márgenes, el discurso de las minorías, la escritura tercermundista, la literatura después del Boom Latinoamericano, entre otros, y por este motivo decidieron adscribirle su entusiasmo. Pensaban, entonces, que el testimonio más que ningún otro género llevaba en sí la huella de lo «real tercermundista» (1996: 7-11). Por lo tanto, el testimonio pasó al primer plano en las distintas investigaciones académicas y más adelante, en plena era Reagan, se convirtió en el género de los oprimidos que despierta el malestar de los investigadores más conservadores y que protagoniza, en Stanford University, la famosa guerra cultural (para mayor información ver Pratt 2001). Pero Gugelberger sostiene que hoy el testimonio se ha «institucionalizado» y por lo tanto ha dejado de ser atractivo como «lo real» (Ibíd.: 12), esto es, según el concepto lacaniano al que alude, lo que se resiste a la simbolización. Asimismo Beverley considera que el momento del testimonio ya pasó, pues el género pierde su sentido en una sociedad globalizada (1996b: 280-82). Considero que esta mirada del género testimonio solo lo toma en cuenta como otra ficha más en los avances y retrocesos de los profesores de izquierda de las universidades estadounidenses, dejando al margen las críticas o el reposicionamiento del testimonio en el llamado Tercer Mundo; esto es, donde se produce y donde produce sus efectos. Este reposicionamiento queda claro con la importancia de los testimonios en las Comisiones de la Verdad de Argentina, Sudáfrica y el Perú. En este punto adscribo la propuesta de Denegri, quien sostiene que el testimonio ha sido «usado y desechado» por la academia estadounidense (2000: 41). Los académicos han obviado, no solo otras lecturas, otros análisis y otras interpretaciones que vienen de América Latina, sino incluso a los propios sujetos productores del discurso testimonial y sus realidades que siguen generando narrativas paradigmáticas.

[7] «La psicología del héroe de la novela es el campo de la actividad de lo demoníaco. La vida biológica y social se inclina muy profundamente a fijarse en su propia inmanencia: los hombres aspiran simplemente a vivir y las estructuras sociales a permanecer intactas [...] los hombres, captados por el poder del demonio [van a] elevarse a veces por encima de ellos mismos —de una manera infundada e infundable— y de renunciar a los fundamentos psicológicos y sociológicos de su propia existencia» (Lukács 1966: 86-87).

lo más resaltante de los análisis de ambos autores es que definen al testimonio como una forma de contra-literatura o anti-literatura, una especie de forma post-ficcional de literatura, con significantes repercusiones culturales e ideológicas.

Uno de los puntos más importantes, y que es fundamental para este trabajo, es entender que el testimonio ha permitido escuchar la voz silenciada del subalterno. Si bien este punto es muy debatible, autores como John Beverley en «The Margin at the Center» sostienen que el testimonio es una forma de vehicular la voz de los subalternos –niños, mujeres, indígenas, locos, criminales, proletarios[8]–, sujetos antes nunca representados por su propia voz; por lo mismo, la connotación legal o bíblica del testimonio es fundamental, pues lo que se pretende remarcar es la importancia histórica y personal de comunicar sus problemas de represión, pobreza, subalternidad, injusticia o lucha por la vida (1996a: 25). Se trataría de una forma de textualizar el eslogan de las feministas: lo personal es político (Gugelberger 1996: 26).

El sentido democrático del testimonio radicaría en su apelación a un sujeto no excepcional aunque sí representativo, como protagonista del mismo: cualquier vida tendría un valor representativo, por lo tanto todo testimonio evoca en una voz la presencia de la huella de otras voces, de otras vidas y de otras experiencias similares. A su vez, el carácter confesional del mismo, su capacidad de apelar no solo a la racionalidad sino también a la emotividad, permite a los lectores una sensación de cercanía, de efecto de realidad, mucho más rico que un texto documental (Beverley 1996a: 27-29). Para Beverley, a diferencia de Miguel Barnet, el testimonio no es otra forma de novela, puesto que no apela a una ficcionalidad sino a un carácter autobiográfico. Se trataría de una «intimidad pública» que trasgrede las esferas de lo público y lo privado.

Podemos sostener, entonces, que un testimonio es una forma discursiva construida sobre una base de «veracidad» en tanto narra hechos que han sido vividos por el o la testimoniante; escapa de la ficcionalidad pero no de la literariedad; y este punto es relevante en la medida que el testimonio ha sido calificado como el «género literario» latinoamericano por excelencia (Beverley, Zimmerman, Duchesne)[9]. Puesto que no escapa de la literariedad queda claro que el testimonio no es solo un registro de hechos que «verdaderamente»

---

[8]   En este punto Gayatri Spivak difiere de Beverley en la caracterización de un subalterno. Para ella un hombre perteneciente al proletariado es un oprimido pero no un subalterno. «En términos poscoloniales, todo aquel que tiene limitado su acceso a la cultura imperialista y al espacio de la diferencia [es un subalterno]. Pero no se podría decir solamente que los oprimidos son subalternos, la clase trabajadora (británica) son oprimidos, pero no son subalternos (Leon de Kock. Entrevista con Gayatri Chakravorty Spivak, 1). Beverley cita a Spivak y su famoso artículo «¿Puede hablar el subalterno?» para polemizar en torno a la representatividad del testimonio y a la autoridad de la academia norteamericana como lectores del mismo, precisamente, en términos de colonialidad del saber (Beverley 2004: 7-18).

[9]   «To my mind, *I, Rigoberta Menchú*, is the most interesting work of *literature* produced in Latin America in the last fifteen years» (Beverley 1996b: 271).

ocurrieron, sino que es un registro de una memoria personal y colectiva que, por cierto, organiza y jerarquiza estos mismos hechos desde una posición discursiva ideologizada y conflictiva. Se trata, por lo tanto, de una auto-representación, es decir, de la construcción textual de una subjetividad que, no obstante, muchas veces es organizada en un diálogo o, como sostiene Duchesne, «en una técnica de producción discursiva no-monológica y no-autorial» (1992: 64).

Por otro lado, todo testimonio se organiza desde un *horizonte de recepción*[10], es decir, desde la certeza de que existen uno o varios «escuchas» que recibirán el mensaje y que lo decodificarán. En la medida que estos escuchas poseen cierto poder para el o la testimoniante, es decir, que pueden después de recibir el testimonio inflingir cierto cambio en la realidad, las o los testimoniantes organizarán su discurso de diversas maneras. Esto es lo que sucede en el caso del testimonio de Giorgina Gamboa: ella es consciente de que su testimonio será una denuncia ante una instancia que por única vez en la historia del Perú recupera la voz «no oficial» —esto es, ni militar, ni clerical, ni judicial— de los años de la violencia. Asimismo sabe que es la oportunidad para dejar en claro que ella es una de las miles de afectadas por los llamados «excesos» de los policías y militares durante la intervención en zona de guerra, y que debe recibir una reparación del Estado. Se trata, por supuesto, de una lucha por lo que Jean Franco denomina el «poder interpretativo»:

> Desde el momento en que el hablante se instala en una cadena semántica ya preconstituida, anuncia su intención y entra en un diálogo con otros textos [o discursos] abierta o implícitamente. Tales intervenciones son siempre específicas y concretas y la palabra siempre demarca relaciones no duales sino un trío de relaciones —hablante, escuchante y los antecesores cuya presencia todavía marca el género. La importancia de estas reflexiones para cualquier grupo denominado marginal es inmenso— *en primer lugar porque elimina la noción maniquea de la víctima* y porque nos ofrece la posibilidad de entender cómo la acentuación de ciertos términos nos remite a *la posición del autor o la autora en la lucha por el poder interpretativo* (1992: 110), [énfasis mío].

Lo imprescindible en el análisis de un testimonio considerando precisamente esta lucha por el poder de la interpretación es tener en cuenta las condiciones de producción del mismo: la localización simbólica del testimoniante y del testimonialista (generalmente un «otro» ilustrado que recoge el texto oral y lo codifica de forma escrita), el contexto donde construye su testimonio, tanto histórico como simbólico, así como las características del horizonte de recepción. Asimismo, la transcripción del testimonio no es un quehacer superfluo. Muy por el

---

[10] Según la llamada estética de la recepción, «horizonte de recepción» deviene del concepto horizonte de expectativas aplicado a un texto. Se refiere a la recepción como elemento de concretización de sentido condicionado por el destinatario. Un receptor sólo puede convertir en significado actual el significado potencial de una obra en la medida que introduce su comprensión previa del mundo, esto es, sus expectativas concretas procedentes del horizonte de sus intereses. El productor del texto orientará previamente la actualización del significado teniendo en consideración, asimismo, estas expectativas (Jauss 1987: 77-78).

contrario, la propia actividad de recoger el testimonio, estructurarlo y transcribirlo respetando o no los usos lingüísticos del testimoniante, sus tiempos y modos gramaticales, así como sus silencios, configura el texto final y le otorga significación. Por eso es imprescindible leer las marcas de las tensiones entre testimonialistas y testimoniantes.

Esta relación se puede dar en forma heteróloga; es decir, que el testimonio se estructura según «el oído occidental» y por lo tanto la relación de alteridad se traduce conforme el deseo de Occidente de leer estos productos en la medida en que sus productores «no entienden la importancia de su propio decir»; o dentro de lo que Clifford Geertz califica de «ventriloquía etnográfica», una suerte de comunicación de intereses por encima de las diferencias (Sklodowska 1993). Hay muchos elementos y detalles en el testimonio que permiten diferenciar un testimonio heterólogo de uno ventrílocuo: en primer lugar habría que considerar la estructuración del mismo, si responde a la jerarquización del testimoniante o del testimonialista.

Por otro lado, el testimonio propone una relación activa entre lector y texto. Hay muchas maneras de leer un testimonio y muchas preguntas que surgen de la propia propuesta de leerlo:

> ¿No será una curiosa morbosidad lo que nos lleva a querer enterarnos de las intimidades del prójimo? ¿No nos estamos aprovechando de la fragilidad de una persona para inmiscuirnos en aquello que no nos corresponde? ¿No será que el deseo que nos impulsa a saber de las desgracias ajenas es el de desarrollar un sentimiento de piedad que nos persuada de ser almas bellas? [...] ¿Y qué pasa con los que sí leemos y oímos testimonios? ¿Somos sádicos o masoquistas? ¿Éticos magnánimos o hipócritas falsarios? (Portocarrero 2003: 11).

Las preguntas apuntan a sostener que la lectura de un testimonio no puede terminar, simplemente, en cierta lástima hacia el testimoniante, sino que apela a involucrarnos en la historia que se cuenta con una actitud que comprometa al sujeto lector por entero, en tanto que al testimonio nos aproximamos racional y emotivamente: «Entonces hay que atravesar la vergüenza y la culpa. No hay otra manera de llegar al otro» (Ibíd.: 12). Lo que nos plantea el testimonio es básicamente una narrativa de las otredades que nos interpela. Por eso mismo, como sostiene Beverley, romantizar a las víctimas del testimonio es continuar con una narrativa de la redención a través del sufrimiento y, por lo tanto, con una lógica colonial o imperialista de dominación (1996b: 274). Ante los testimonios y su interpelación el lector debe escapar de la lógica falsaria de la romantización o de la victimización del testimoniante, aun más si los propios protagonistas de los testimonios niegan abiertamente la victimización en la medida que es una forma de autoconmiseración que no permite para sí mismos el poder de la interpretación. Ese es el motivo principal por el cual algunas dirigentas de las diferentes asociaciones de familiares de desaparecidos, como es el caso de Angélica Mendoza de Ascarza, presidenta de la Asociación Nacional de Familiares de Detenidos, Secuestrados y Desaparecidos del Perú, Anfasep, se autodenominan «afectados» y no «víctimas» de la violencia que es la nomenclatura que en todo momento usa la CVR[11]. Esta diferencia deja en claro la lógica de muchos de los testimoniantes al marcar su posibilidad de agencia.

Finalmente podríamos entonces plantear una definición de testimonio según la cual se trataría de un relato no-ficcional narrado en primera persona, desde un «yo protagonista» articulado como representativo de una comunidad o de un grupo social, sobre hechos relativos a la historia de vida o de algunos episodios de la vida de ese protagonista que además forman parte de un momento histórico difícil, conflictivo y denso para su propia colectividad. Este «yo protagonista» está organizado desde una narración oral (la mayoría de las veces) y su oratura[12] es recogida por un transcriptor que la convierte en escritura, la edita y la publica. La peculiaridad del testimonio latinoamericano contemporáneo es que sus protagonistas son subalternos, en el sentido gramsciano del término y, por lo tanto, el testimonio irrumpe con una voz generalmente no escuchada en la institución literaria de América Latina. Por todo lo señalado, una lectura profunda de un testimonio como el que analizamos implica también una adhesión o rechazo, pero en todo caso desde una lógica horizontal en las coordenadas de la indignación más que de la conmiseración.

EL TESTIMONIO DE GIORGINA GAMBOA

Cuando nos referimos a los testimonios recogidos en las audiencias de la CVR no estamos hablando solo de testimonios «literarios» (como los testimonios de Rigoberta Menchú o Domitila Barrios de Chúngara), sino de testimonios paralegales que van a conformar un relato nacional en la medida que estas historias se han recopilado con el fin de plantear una política de la memoria. Por eso la CVR sostiene que:

> La oportunidad de rendir testimonio frente al país es un acto de dignificación y sanación para las víctimas que aparecen en la audiencia pública y para aquellas personas que pueden identificarse con los casos presentados [...]. La Comisión busca que las víctimas enriquezcan la investigación con su verdad personal, con su interpretación de los hechos y sus esperanzas de justicia, de reparación y prevención. Asimismo, el país se solidariza y reconoce la dignidad de las víctimas tanto tiempo negada (CVR s.f.: 2).

Al margen de esta fundamental consideración política, estos testimonios llevan en sí también muchas de las características planteadas en el debate sobre el testimonio como géne-

---

11 Hay muchas otras instituciones que siguen usando la autodefinición de «víctimas de la violencia» como es el caso de la Asociación de Familiares Víctimas del Terrorismo (Afavit).

12 Siguiendo los lineamientos que utiliza Francesca Denegri para hablar de sus características y sus problemas (2000: 22-29), podríamos ensayar la siguiente definición de oratura: el complejo sistema de articulación de signos, sonidos y gestos corporales que organizan la narración en su oralidad.

ro literario. Para empezar, estas son historias narradas *voluntariamente* por los testimoniantes y no bajo el imperativo de la ley como en el caso de los testimonios legales en el marco de los procesos de administración de justicia, pues la CVR nunca tuvo funciones jurisdiccionales. No se trata, por lo tanto, simplemente de documentos, confesiones, testimonios de parte, instructivas, pruebas judiciales o alegatos. Estos testimonios son, fundamentalmente, narrativas de identidad nacional. Uno de los objetivos que los testimoniantes buscaban con la narración de sus historias ha sido la reparación tanto civil como pecuniaria y, por supuesto, que sus casos se conviertan posteriormente en casos judicializables. Pero otro de los objetivos de los testimoniantes, no menos importante, ha sido, desde un primer momento, convertir sus testimonios en registros de lo que aconteció durante «los años de la violencia» para incorporar su propia historia a la historia general del Perú acallada durante esos mismos años por los mismos representantes del Estado.

Los testimonios narrados en las audiencias públicas fueron primero relatados a integrantes de las sedes regionales de la CVR. Luego, tras un proceso en el área de sistematización de información de la sede en Lima para completar la carpeta de cada testimoniante, algunos de ellos son presentados en audiencias públicas que se realizan en las diversas áreas del país (CVR 2001). Hay que tener en cuenta, por tanto, que estos testimonios fueron primero relatados *in extenso* ante estos espacios administrativos. En el caso de los testimonios de las audiencias públicas de la CVR[13] se ha mantenido el orden textual tal y cual fue relatado, respetando inclusive las marcas de oralidad del mismo, como los giros específicos de un castellano andino o castellano quechuizado[14]. No obstante, podría afirmar que la estructura del relato no es solo producto del testimonialista, en la medida que formaba parte de una *performance* mayor en la cual la presencia de los comisionados es cardinal y el escenario donde es recogido un punto de inflexión fundamental.

Al momento de dar su testimonio no lo hacen solo ante un auditorio oficial compuesto por los once comisionados y por cientos de personas, sino también ante las cámaras de la televisión en un programa de cobertura nacional. Por esto mismo, por esta forma teatral de narración del testimonio, considero el relato ante este auditorio como una *performance* según el concepto que propone Paul Zumthor dentro de su análisis de las narraciones orales, esto es, como la acción compleja por la que un mensaje es simultáneamente trans-

---

[13] Se llevaron a cabo 20 audiencias: audiencias con víctimas, 8; audiencias temáticas, 5; asambleas públicas, 7; en Huanta, Huamanga, Huancayo, Huancavelica, Lima, Tingo María, Abancay, Trujillo, Chumbivilcas, Cusco, Cajatambo, Pucallpa, Tarapoto, Huánuco, Chungui. Los asistentes directos fueron 9.500 personas y los testimoniantes 422 en 318 casos. Fuente: Informe sobre las actividades realizadas por la Comisión de la Verdad y Reconciliación y convocatoria al país. Balance de la CVR. Página oficial de la CVR. Revisado el 12 de agosto de 2007. http://www.cverdad.org.pe/lacomision/balance/index.php

[14] El castellano andino o hablado por un sujeto bilingüe mantiene ciertas estructuras gramaticales quechuas así como traslada fonemas del quechua al castellano. De esta manera se ha evitado «blanquear el lenguaje» (Denegri 2000: 18), es decir, otorgarle una homogeneidad lingüística que limpie las opacidades y resistencias del hablante bilingüe.

mitido y percibido aquí y ahora (1991: 33). Esto significa que tanto locutor como destinatarios, así como las circunstancias de la comunicación, se encuentran concretamente confrontados:

> El conocimiento al que doy forma al hablar y que por la vía del oído hacéis vuestro se inscribe en un modelo al que se remite: ese conocimiento es reconocimiento. Tiende a proporcionarse unas justificaciones habituales, se desarrolla sobre una trama de creencias y costumbres mentales interiorizadas que constituyen la mitología del grupo, cualquiera que sea. De este modo, el discurso de comunicación representa lo contrario del discurso científico descrito por J. Lyotard. Lleno de fuertes connotaciones, unido a todos los juegos del lenguaje cuya combinación forma el vínculo social, extrae su validez y su fuerza persuasiva menos de lo que informa que del testimonio que constituye, de manera que el criterio de verdad se oculta en beneficio de otro mucho más impreciso: la comunicación es memoria, flexible, maleable, nómada y (gracias a la presencia de los cuerpos) globalizante (Zumthor 1991: 35).

La importancia de la *performance* como circunstancia de la comunicación es fundamental para tener en consideración en el caso del análisis de este testimonio, puesto que no ha sido narrado a un testimonialista sino *actuado* en medio de un aparato formal que representa al Estado. Esto es significativo para analizar las huellas de la *performance* en el texto[15]. La versión del testimonio de Giorgina Gamboa que analizo es el registro escrito de la segunda audiencia pública realizada en la ciudad de Huamanga, Ayacucho, el 8 de abril de 2002[16]. Este testimonio se encontraba, en julio del 2002, en la página web de la CVR; luego en septiembre fue retirado de la página sin explicación alguna y, posteriormente, en marzo de 2004, ha vuelto a formar parte de la página como «Caso N. 5» (antes era el Caso N.1).

Teniendo en consideración las huellas de la *performance* en el texto es importante mencionar que, a pesar del respeto de ese castellano andino, los transcriptores adscritos a la CVR que han copiado el testimonio, han considerado oportuno indicar entre paréntesis las diversas manifestaciones emocionales de la testimoniante. Por ejemplo, se han consignado las siguientes entradas entre paréntesis: [empieza a llorar mientras narra], [entre sollozos], [los sollozos se hacen más constantes]. Estos detalles del texto, que muy bien podrían pasar desapercibidos, dan una señal sobre lo que se ha querido resaltar en función de esta escucha: los elementos de sufrimiento y dolor se ven acrecentados con estas apostillas puesto que sabemos por ellas que la testimoniante se encuentra a medio camino entre la simbolización de su intolerable experiencia y la pura somatización impulsiva (el llanto). Con la

---

[15] No he visto la audiencia pública en que Giorgina Gamboa presentó su testimonio ni a sus registros visuales o auditivos, a excepción de un video de un minuto que se puede observar en la página web de la CVR y en que se constata pasajes de la audiencia, sobre todo, las escenas del llanto de Giorgina Gamboa.

[16] La versión completa puede revisarse en el anexo 1.

inclusión de estas apostillas se hace énfasis en lo que se ha denominado la presencia del otro como una invasión de los afectos[17].

La narración se encuentra estructurada para un «oído occidental» ya no solo desde la mano del testimonialista (y sus apuntes emocionales al texto), sino desde la organización de la testimoniante en tanto que su horizonte de recepción inmediato son los comisionados. El testimoniante o la testimoniante sabe que debe *modular su habla*, que debe *producir un efecto de sentido* en sus escuchas y, por lo tanto, lo que narre o calle estará organizado cumpliendo esa función. Por eso el testimonio de Giorgina Gamboa comienza así: «Bueno, muchísimas gracias por invitarme al acá a la Comisión y la Verdad y agradezco *su* Comisión de Verdad, y a la *periodistas* y al *Derechos Humanos*, agradezco que lo que me ha dado oportunidad para poder hablar mi tistimonio» (Gamboa 2002a: 1) [énfasis mío].

Giorgina habla para los comisionados, para los periodistas y para los «derechos humanos»: su testimonio está organizado con esta necesidad urgente de poner en relieve su búsqueda de justicia y la necesidad de que esta sea localizada en un espacio simbólico mucho más amplio que su comunidad: está consciente de que este testimonio va a ser divulgado por el periodismo y va a ser recibido por los «derechos humanos». No hay una exigencia en esta primera parte: se pide, se ruega, se agradece la oportunidad, se agradece al otro el «habla». Las coordenadas de su ciudadanía siguen siendo las del tutelaje, es decir, aquellas que organizan al sujeto básicamente como una persona con una reconocida incapacidad y que debe ser representada (Nugent 2002).

El asunto aquí es que el habla del comisionado o comisionada, en este caso, sigue manteniendo estas coordenadas.

> Bienvenida señora Giorgina y quiero agradecerle primero su fuerza para poder ayudarnos a todos los peruanos a conocer qué pasó en este país, para que podamos entender lo que muchas personas sufrieron como usted y *quiero pedirle mucha fortaleza* y que le vamos a escuchar su testimonio con mucha atención. *Usted puede empezar*, gracias (Gamboa 2002a: 1). [énfasis mío]

La posición discursiva de la comisionada es la de «autoridad» que permite el habla: «puede empezar», «quiero pedirle mucha fortaleza». La petición y la señal de «autorización» para el inicio no se han organizado desde una reciprocidad horizontal sino, precisamente, desde esa situación en la que el otro/la otra está subalternizado o, más específicamente, tutelado y protegido por este espacio de escucha.

---

[17] El testimonio es también una manera de concebir al otro o a la alteridad del otro como un suplemento que provee lo que se ha perdido en el uno (mismidad). La pasión tan cercana a lo real en el Tercer Mundo (otro) es lo que permite la omnipresencia de la simulación y privatización negada en el Primer Mundo. Según sostiene Alberto Medina, el problema es que la pasión se convierte en una mercancía intelectual y se integra al fetichismo mercantil: el sistema de producción de valores manejado por el mercado (2002: 10).

De alguna manera esta situación se preludia en el texto que sirve para difundir la propuesta de las audiencias públicas: «Las Audiencias públicas fortalecen la opinión pública nacional al *darle* voz a los sectores tradicionalmente excluidos» (CVR s.f.: 2) [énfasis mío]. Quizás un mejor fraseo de la idea hubiera sido incidir en que las audiencias son un *espacio de escucha* donde los sectores tradicionalmente marginados permiten un intercambio de ideas con los sectores estatales y con el gran público urbano. Esta situación cobrará otros matices e incluso se invertirá desde la posición de la testimoniante al final del testimonio, pero continuará organizada de la misma manera desde el receptor (o receptora) haciéndose extremadamente evidente al final del testimonio. Pero no adelantemos conclusiones.

En una época donde las corrientes posmodernas y la globalización han relativizado el concepto de verdad como eje central del pensamiento racional, paradójicamente, en muchos países en procesos post-dictatoriales se alza con urgencia la necesidad de establecer una verdad sobre los motivos y las condiciones sociales e históricas que posibilitaron al horror instalarse en la cotidianidad y en la historia. El cuestionado concepto de «verdad» que se impone como un elemento categórico de la cultura occidental durante el auge del positivismo, no es el mismo que se busca a partir de la urgencia de esta necesidad de organizar un relato del pasado. Con las Comisiones de la Verdad no se busca organizar un relato único y hegemónico que pueda incluir todos los relatos de los sujetos afectados por la violencia o que pretenda organizar la historia anterior desde una perspectiva nacional unívoca. Lo que pretenden estas comisiones es organizar las responsabilidades, aclarar situaciones concretas en torno a hechos perfectamente probados, incorporar a la narración de la historia nacional las historias personales acalladas por intereses políticos específicos durante los regímenes involucrados en la guerra sucia, en otras palabras, recuperar la fuerza de producción de los relatos históricos.

Por esto mismo, las críticas a la «verdad» que se organizan desde los estudios poscoloniales en la academia americana o europea tienen una fuerza movilizadora importante dentro de esas esferas pero, en el otro lado del mundo, podrían ser problemáticas si no reconocen la necesidad que tenemos los *sujetos post-dictatoriales* para producir un relato en torno a la «verdad» de nuestro pasado de horror y miseria moral. «La verdad no nos hará libres, pero sí lo hará el tomar el control de la producción de la verdad» nos dicen Antonio Negri y Michael Hardt reformulando la máxima cristiana (2000: 134).

Puesto que la declaración de un testimonio, en este como en otros contextos, es una lucha por el *poder de interpretación* y en la medida que, para plantear nuevas narrativas nacionales, se requiere del *control de la producción de la verdad*, es imprescindible entender que los testimonios son instrumentos políticos modulados por la voz de un subalterno. Precisamente, en su calidad de relato político –entendido como relato para resistir al poder– radica la fuerza del testimonio de Giorgina Gamboa.

LA VIOLACIÓN: CUERPO SOMETIDO, SUJETO BASURIZADO

Desde el espacio donde se producen y consolidan las exclusiones, debemos entender el proceso de basurización simbólica como una forma de deshumanizar al cuerpo del sujeto para que sea subsumido dentro de una lógica residual que asegure su instrumentalización (Castillo 1999: 239). Este marco permite entender, también, esa desafectación de los sectores urbanos y limeños de la población peruana ante la CVR y explicar por qué se sintieron tan apartados de la guerra interna que afectó concretamente también a las clases altas y medias urbanas. Además de la consabida distancia producida por el racismo criollo y por la indiferencia apuntalada por la resistencia a saber, conocer y abrir los ojos y los oídos —condensada en un narcisismo monologante—, el proceso de basurización simbólica que realizaron estas capas medias y urbanas a partir de su irracionalidad ante la irracionalidad de una violencia sin precedentes, logró construir un otro *basurizado* que era sin duda alguna el campesino pobre, ayacuchano o huancavelicano o de otras zonas de alta concentración de población indígena, con patrones culturales percibidos como ajenos y que debía convertirse en el chivo expiatorio de la sinrazón de la violencia política.

Junto a la idea de este otro *basurizado* funcional al miedo y a la indiferencia, se encuentra la construcción del estereotipo del terrorista, del subversivo o, más popularmente, del senderista. El estereotipo del senderista es también un producto directo de la basurización, pues organiza a un sujeto desde pocos elementos fundantes básicos y niega toda posibilidad de humanidad. La imagen que se difunde en el imaginario de las clases sociales altas, medias urbanas y algunos sectores de las clases populares en torno al senderista es la del «cholo resentido»: migrante campesino que baja a las ciudades buscando nuevas formas de ganarse la vida y estudia pero no puede surgir y, por lo tanto, destila su frustración contra la «gente decente». Se trata, sin duda alguna, de una caricatura que se puede percibir en el imaginario de distintos espacios sociales. Asimismo, se ha construido un estereotipo de la senderista como una mujer dura, cruel, quien da el tiro de gracia o quien lidera los comandos de aniquilamiento por tener «sangre fría». Según el estereotipo, este comportamiento de la senderista se basa, asimismo, en esa mezcla de información ideológica y resentimiento social aunado a la postergación tradicional de las mujeres: las senderistas «deben» demostrar que son tan iguales que los hombres y por eso asumen con más audacia los encargos más difíciles. En la construcción de este estereotipo se pone en juego la militarización de la mujer como una forma de asumir una conducta «varonil» supuestamente más cercana a la igualdad.

Del mismo modo, los propios sujetos que ejercieron la violencia, de uno y otro lado, construyeron una imagen del otro para poder anquilosarlo y arrinconarlo en una suerte de espacio monolítico y así evitar todo acercamiento emocional. Esta basurización «estratégica» que organiza un sujeto-vertedero para permitir el ejercicio de la violencia cobró características mucho más humillantes en el caso de las mujeres. Las mujeres fueron violadas y violentadas por el personal militar asentado en los pueblos andinos y amazónicos cuando, muchas veces sin motivo alguno, fueron acusadas de terroristas o colaboradoras de Sendero Luminoso. Por otro lado, los mismos miembros de Sendero Luminoso y del Movimiento Revolucionario Túpac Amaru secuestraron a muchas jóvenes bajo el pretexto de la militancia guerrillera, pero con la finalidad última de convertirlas en esclavas sexuales, es decir, según lo tipifica el derecho internacional, de recluirlas contra su voluntad con la finalidad de prestar servicios sexuales a personas determinadas que además se abrogaban el derecho de cederlas, venderlas, prestarlas o darlas en trueque[18].

Por ambos lados, tanto de parte de los subversivos como de las fuerzas represoras, las mujeres fueron sometidas, humilladas, doblegadas, oprimidas y avasalladas. ¿Cuál es el motivo de este procedimiento por ambos bandos? El cuerpo de la mujer, desde los primeros enfrentamientos humanos, ha sido motivo de caza, de pelea, de discusión pero, sobre todo, botín de guerra y ensañamiento con el enemigo. El cuerpo femenino es *basurizado,* dentro de este contexto de perversión moral, porque se le concibe como espacio donde se puede ejercer la degradación y el sometimiento. Este proceso de «basurización» permite ejercer el poder de convencer a la propia víctima de una cierta culpabilidad ante su propia situación, en otras palabras, a través de la basurización el discurso del violador y del torturador logra, en una trampa perversa, cobrar un efecto de verdad en la conciencia de la víctima.

Las mujeres en América Latina –con mayor incidencia en los sectores rurales– han incorporado a su cuerpo el discurso del poder masculino y de la opresión: *encarnan,* como lo ha señalado Foucault al referirse al somato-poder, un sistema de dominación no solo en prácticas represivas que vienen del exterior sino en formas de autocontrol vinculadas con la *ética mariana del sufrimiento*, es decir, con aquella *ética del sacrificio* del discurso cristiano que conlleva implícito un dolor y un padecimiento simbolizado en la imagen de la Virgen María (Zayra 1993: 53).

Por eso, al enfrentarse a situaciones de violencia, como las generadas por la guerra sucia y la subversión, las mujeres se encuentran en medio de múltiples coordenadas de dominación y sometimiento. Por un lado, ellas viven este tipo de suplicio como una práctica

---

[18] En las reuniones del Grupo Impulsor de la Audiencia de Género de la CVR durante el mes de julio y agosto de 2002, algunas representantes de ONG que han trabajado con mujeres afectadas por la violencia, como Liliana Panizo de la Asociación Pro Derechos Humanos (Aprodeh), por ejemplo, sostuvieron que esta práctica de la «esclavitud sexual» ha sido muy frecuente en las zonas rurales de Madre de Dios y otros departamentos de la selva peruana. Lo mismo afirma Isabel Coral en un video realizado por Patricia Wiesse del programa *Ideele Televisión* del Instituto de Defensa Legal: «según algunos testimonios muchas de ellas fueron usadas, además de para cumplir tareas domésticas, también eran utilizadas sexualmente no por uno, sino por varios…» (Comisión de la Verdad- CVR- Perú- Mujeres. Revisado el 12 de agosto de 2007. http://www.youtube.com/watch?v=4ChbZkOwQ24). Asimismo, esta práctica es considerada por el Informe Final de la CVR como uno de los crímenes más comunes realizados por el Movimiento Revolucionario Túpac Amaru y por Sendero Luminoso (cap. VI, sección cuarta, Los crímenes y violaciones de Derechos Humanos, acápite 1.5 Violencia sexual contra la mujer).

violenta muy emparentada con la violencia doméstica y, por otro lado, la violencia física es una de las formas más usuales de castigo en la cultura pública del tutelaje. Así, las violaciones sexuales se convierten en prácticas comunes en situaciones de conflicto bélico y el embarazo consecuente en un «castigo para toda la vida»:

> el castigo político en el Perú supuestamente «moderno» siguió conceptualizando al cuerpo como el espacio de erradicación del mal y, al parecer, castigar todavía continúa representando la perversa voluntad de someter al cuerpo a una situación de tortura y espectáculo (Vich 2002: 31).

Las mujeres son las que sufren las consecuencias de esta mentalidad en torno al castigo: sus cuerpos son depositarios del odio y del escarnio. Una forma clara de este escarnio fue el que ejerció el ministro del interior Teniente General José Gagliardi, en 1984, cuando Giorgina Gamboa, acompañada por los diputados Javier Diez Canseco y César Galindo Moreano, fue a reclamarle el uso de los servicios del hospital de policía para dar a luz. Diez Canseco (2003) recuerda así el encuentro:

> En el despacho, el ministro –un oficial general en retiro de las FFAA– escuchó atentamente nuestro relato, sentados en un extremo de la larga mesa. Ella lo miraba en silencio. Al terminar, el ministro se volteó y, sonriente, le espetó: «Dime, hija, ¿qué nombre le vas a poner a tu hijo? Si es hombre le pondrás Sinchi y si es mujer, ¿Sincha?»

Estas palabras casi no merecerían comentario alguno; la anécdota es patética pero condensa muy bien la forma como los oficiales, suboficiales y un sector amplio de la población durante los años de la violencia (1980-2000) construyeron, sobre la base del sexismo, el racismo y un humor chabacano, la condición del otro como motivo de escarnio y ridículo.

Si bien es cierto que los hombres también pueden ser humillados y violados, son las mujeres quienes específicamente pueden ser sometidas a través de este crimen. Muchas de las violaciones fueron acompañadas de una serie de imprecaciones. Como sostiene el ex comisionado Carlos Iván Degregori en un video sobre el tema realizado por el Instituto de Defensa Legal: «cuando eran maltratadas, torturadas o violadas, junto con el maltrato o la violación, iba el insulto racista: chola asquerosa, chola de mierda, india bruta...» (*Ideele Televisión*, video). A su vez es común que en el momento de la violación el victimario recrimine a la mujer, considere que está doblegando su voluntad con esa penetración forzada y, al mismo tiempo, contemple entre sus fantasías perversas la posibilidad de «hacerle un hijo» como una huella imperecedera de ese momento de victoria/humillación. En este acto con pretensiones de mantener una violencia continua y eterna más allá del hecho concreto, el cuerpo de la mujer se desconecta de su función vital para, paradójicamente, conectarse con su mandato social: procrear.

En el caso de Giorgina Gamboa, la violación se produce de una manera tan brutal que el recuerdo que emerge como su única reacción después de los hechos, luego de gritar y resistirse en un primer momento, es un sentimiento poderoso de corte con la vida.

> Yo estaba totalmente maltratada, esa, esa noche me violaron siete eran, siete, siete militares o sea los siete Sinchis entraron violarme. Uno salía, otro entraba, otro salía, uno entraba. Ya estaba totalmente muerta yo, ya no sentía que estaba normal (Gamboa 2002a: 2).

Posteriormente, cuando la trasladan a la Policía de Investigaciones (PIP) de Cangallo, su narración se centra obsesivamente en el hecho de que su ropa estaba ensangrentada y sucia, y ella mantenía la necesidad de estar limpia:

> yo estaba totalmente golpiada, sangrentada, mi ropas era totalmente bañada sangre, tanto golpeao, tanto maltratada, yo estaba con ropa total duro ya estaba sico mi ropa, lo que sangre, lo que caía, me golpiaba, me reventaba la nariz, salía, mi boca salía, tonces no había cómo cambiarme ropa, tonces ya después de quince días que estaba incomunicación y estaba allí en PEP, de ahí llegaron, no sé cómo le ha llegado, mi prima, me trajo ropa para cambiarme (Ibíd.: 3).

Anormalidad, suciedad y muerte: estos tres elementos son los que componen este primer cuadro de dolor y humillación que narra la testimoniante. Giorgina no sostiene que «estaba *como* muerta» sino que plantea la metáfora de forma directa: «estaba totalmente muerta». La violación sucesiva la «ensucia» y la «mata»: su cuerpo, por ese mismo sentimiento de impotencia, deja de pertenecer al sujeto de la narración y se convierte, por el asco de ese sujeto apartado de sí mismo, en un receptáculo inerte. Los sinchis «entran y salen» y ella narra estos actos como si se refiriera a otra persona o a un objeto alejado de su mismidad, casi como si hablara de las miles de casas vacías del ande ayacuchano; Gamboa plantea una relación de no pertenencia con su propio cuerpo.

La única manera de sobrevivir a esta herida de muerte es concibiendo una posibilidad de resurrección simbólica para poder incorporarse de una manera «limpia» y «saneada» a la vida (dejar atrás las ropas con sangre). En este relato que, no lo olvidemos, está instituido desde un ahora para hacer sostenibles y menos punzantes los hechos del pasado, esa única posibilidad está organizada desde el mandato social de la maternidad concebido dentro de la ideología mariana.

EL MANDATO SOCIAL: MATERNIDAD Y BASTARDÍA ORIGINARIA

La mujer, para poder trascender su propia condición de «mal encarnado» necesita equipararse al modelo de la madre paradigmática, esto es, la Virgen María y asumir de esta manera el mandato de la maternidad, precisamente a partir de incorporar para su identidad como mujer ciertas características del mito mariano: la sumisión, la humildad y, sobre todo, el sufrimiento. En el sufrimiento de la madre, tanto por sus dolores de parturienta como por sus lágrimas, el eterno femenino se delimita (Kristeva 1989: 223). El sufrimiento, a su vez, permite limpiar toda clase de impurezas que posee la mujer por el solo hecho de serlo: su cuerpo que ha sido humillado con la violación puede recuperarse para la vida con la maternidad.

El testimonio de Giorgina Gamboa hace eco de este mandato:

> ese producto, de eso, es mi hija. Tiene veinte años. Durante veinte años todo lo he soportado, tengo a mi hija acá [...] con mi hija, de ahí comencé trabajar y así unas, trabajaba entraba a casas trabajar, con bibe... con... hay veces es difícil, unos... unos, cuántas sufrimientos uno se pasa (2002a: 3).

Pero la vivencia del inicio de su maternidad es absolutamente conflictiva: ella imagina que del producto de ese embarazo forzado va a salir un monstruo y por esto mismo ella le pide al médico «que se lo saque». El médico le contesta que, como tiene cuatro meses de embarazo, practicarle un aborto es imposible así que debe continuar con el embarazo y que, además,

> la bebé ya está grande, normal, no tiene nada, me dice, ya pue, que está creciendo, que está grande. No puedes hacer nada [...] estaban bastante claro que me estaban apoyando, acompañando todo en el hospital, pero me hacía convencer. No, no tiene la culpa tu bebé, está normal, natural, no tiene nada (Ibíd.: 4).

En este proceso de deslizamiento de la responsabilidad hacia la madre, el médico, nuevamente, se erige como un representante de este modelo de tutela que organiza y decide lo que debe hacer el otro pero, además, resemantiza todo el hecho –la violación múltiple– desde esa sospecha de la condición femenina: el hijo no tiene la culpa, es obvio, pero la madre tampoco tendría por qué asumir un embarazo no deseado. Aquí una vez más se pone en funcionamiento el escándalo de que, en el Perú de la época de estos hechos pero también en el de hoy día, no exista la posibilidad legal de la interrupción del embarazo en el caso de una violación múltiple. Giorgina, en esta parte del relato, también hace eco de su condición de tutelada:

> dala a alguien adopción, quién sea que quiere puede llevársele, yo no voy a criar porque yo no sé cómo será, cómo nacerá, yo no quería ver nada, estaban bastante claro que me están apoyando, acompañando todo en el hospital, pero me hacía convencer. No, no tiene la culpa tu bebe, está normal, natural, no tiene nada. *Y así en mi ignorancia yo pensaba tantas cosas* (4). [énfasis mío]

Cuando Giorgina narra este momento tan difícil para ella, se auto-representa como una mujer «ignorante» en contraste con el médico o con su abogada que poseen el conocimiento. Ella «pensaba cosas» como una ignorante, pero cuando narra el momento previo a esa decisión forzada por el «tutor», en realidad lo que ella sentía era miedo, desconcierto y temor ante una situación insoportable. Pero la testimoniante, al mismo tiempo, tenía absoluta conciencia de que estaba siendo «apoyada» y «convencida» por este tutor. Asimismo entiende que está «traumada» por la violación múltiple y los sentimientos que expresa en su relato son claros para concebir este «trauma»:

> Yo estaba loca [...] cuando me dijo que ya estaba pasando... que ya sí, estaba en barriga, está cuatro meses en cárcel [...] quería matarme, quería tomarme algo, todo he intentaba tomar hasta tomaba puro limón cualquier cantidad, [...] quería morirme yo, yo pensaba que entre mí, ese producto, es cuántos, como un mostros será, cuántas tantas personas que me han abusado, yo pensaba que tenía mostro [...] Yo no quería vivir (Ibíd.: 3).

En este párrafo Giorgina deja en claro que, a través de este dolor, entiende perfectamente qué significa para ella el estado de gravidez. El testimonio no narra los hechos de manera unívoca respondiendo al mandato de la maternidad, todo lo contrario, en él se dan muchos elementos que dejan establecidos los sentimientos ambiguos y contrastados en torno a este hecho. A su vez, por la desesperación y, en su caso concreto, en un acto increíble de inocencia, Giorgina intenta abortar «tomando puro limón» pues temía el producto de ese embarazo: no se trataba de un hijo sino de un «monstruo», una *creatura*, el producto de una violencia sexual, política y, de alguna manera, «oficial» en su cuerpo núbil. No obstante, la voz autorizada del médico le dice que «es imposible abortar» por el estado avanzado del embarazo y ella se resigna. Pero no lo hace por completo: más adelante ella decide dar en adopción a la niña pero, a último momento, cuando estaba a punto de firmar los papeles delante del juez y aconsejada por su abogada, decide que «voy a criar como sea».

TENSIONES Y NEGOCIACIONES EN EL DISCURSO DE LA NACIÓN

El testimonio de Giorgina Gamboa, cuya proyección es la imagen de la hija que se encuentra a su lado, no termina en una reivindicación de su rol materno y la fuerza para sobrevivir. El testimonio termina con una identificación de su caso como «uno de tantos» similares a otros que han ocurrido incluso en su propia comunidad para exigir al Estado justicia.

> Quiero para todos, para honor de todas la personas, familiares abusadas, yo pido justicia. Culpables debe pagar, debe reconocer que lo que ha hecho, lo que el daño que nos hecho [...] yo no he sido única, yo que estaba violada, varias personas así tienen producto violación, tienen sus hijas, como mi hija, señoritas; qué le he pedido para ellas, nada, siquiera no hay nada justicia (Ibíd.: 5).

En la solicitud que hace Giorgina enfatiza que no se ha pedido anteriormente nada para esas «hijas» que son «señoritas», mujeres jóvenes, sin un espacio simbólico en sus propias comunidades. Giorgina, que en un primer momento pidió un «apellido» para su hija pero que luego, al decidir asumirla como una madre soltera, decidió no exigir ningún otro nombre salvo el que ella le podía dar, ahora reclama por el honor y la dignidad de esas «hijas del terror»:

> nunca podemos olvidar todo lo que nos hemos sufrido, maltrato, golpiado, todo a que nos hecho, no se puede uno borrar, tenemos sentimiento bien doro, unos vivimos nuestro cuerpo sabemos, porque una persona que no vive nuestro cuerpo no saben, ojalá que nos escucha (Ibíd.: 5).

Giorgina termina haciendo referencia a su propio cuerpo como elemento que ha soportado el dolor: su individualidad se confirma construyendo una subjetividad en torno a la exigencia de justicia. El cuerpo doliente es un signo en la medida que el cuerpo es la encarnación simbólica del sujeto.

Giorgina ha construido una «identidad testimonial» en este texto cerrándolo a partir de asumir ciertos elementos claros: su dolor es personal e intransferible, su cuerpo ha transitado por el dolor y en ese tránsito se ha construido como sujeto; esta subjetividad fue armándose de una serie de contradicciones heterogéneas y ambiguas en tanto se cuestionó desde un primer momento su maternidad; su maternidad, impuesta, se constituye en un elemento central de su relato de vida que, asimismo, está enmarcado dentro de un contexto de sufrimiento; el sufrimiento le ha permitido redimirse y, a partir de esta redención, así como de su identificación con otras mujeres en situación similar en su comunidad, ha logrado constituirse como representante con derecho a agencia[19]; esta agencia, a su vez, que se esconde bajo la clásica «treta del débil» al principio del testimonio, luego recobra su calidad de tal para asumir una noción no-tutelar de la ciudadanía exigiendo justicia.

Finalmente ella reconoce que su testimonio es una queja, pero, asimismo, enfatiza que se trata del relato de un daño y por eso no espera de sus interlocutores conmiseración ni misericordia, sino una reparación moral. No se trata de una voz solitaria, sino de una voz que se encuadra en el coro de voces que reclaman justicia. Como ha sostenido Ernesto de la Jara para comentar las audiencias de la CVR: «La persona más pobre, más sufrida, más violentada, a la hora de contar su historia lo hace con impecable dignidad. De igual a igual, con conciencia de sus derechos, de su condición de víctima, de la deuda que se sabe tenemos con ella. No pide sino exige, increpa, denuncia, acusa» (2002: 22).

Por otro lado, el cuerpo –que es el lugar donde se recrean los discursos de poder pero también donde se producen, entendiendo el poder como una realidad discontinua, desuni-

---

[19] «Agencia» es un anglicismo que deviene de *agency* y se refiere a la habilidad propia de un sujeto de actuar en el mundo en la medida que ha sido empoderado gracias a los diferentes marcos ideológicos con los cuales ha operado (Wolfreys *et al.* 2002: 5).

forme y heterogénea– está presente de una manera enfática en el final del testimonio. El cuerpo de la mujer es narrado y concebido también como *locus* o espacio simbólico donde el poder falogocéntrico y sus manifestaciones más perversas –la tortura, las violaciones, el castigo– se pueden desestructurar para abrir un canal de nuevas formas de expresión. Esto lo ha realizado Giorgina Gamboa en su intento por re-armar su historia: *ha podido asumir, con todas sus incongruencias y temores, a su propio cuerpo como artífice de su calidad de sujeto* y, a sí misma, como protagonista heroica de uno de los momentos más violentos de la nación peruana Su heroicidad no radica, como en los libros de historia tradicionales, en afrontar hechos bélicos en el campo de batalla, sino en reorganizar su propia vida después de ese intento de basurización simbólica durante la guerra sucia.

«Todos somos culpables» fue una idea-fuerza que circuló con mucha insistencia durante los años de terrorismo en el Perú como una manera de condensar cierta relativización de la catástrofe y de reproducir la sensación de que la guerra sucia era un «efecto del vertedero frente al cual no quedaba nada por hacer». Otra de las principales misiones de la CVR ha sido dejar esta lógica sin efecto, determinando con precisión las responsabilidades de todos los actores del conflicto ante hechos u omisiones, pero, además y sobre todas las cosas, cuestionar los procesos de legitimación de los discursos autoritarios que la utilizaban como bandera. Por eso mismo, la CVR no debió continuar con un posicionamiento discursivo que organiza la realidad del Estado a partir del tutelaje e insistir de manera tan fuerte en la calificación de víctimas de los afectados por la violencia. Es un pedido desmedido y planteado de manera contrafáctica a posteriori, pero que debe quedar expresado en este trabajo pues, al margen de la real y trascendental importancia de la CVR para organizar otra manera de entendernos entre peruanos, es necesario deconstruir la lógica del tutelaje para los casos de reparaciones.

Cuando la comisionada que cierra el testimonio de Giorgina Gamboa le agradece su presencia, así como al principio cuando le «pide» que empiece, deja sentir la huella de su autoridad y organiza sus palabras desde un sentimiento de compasión.

> [La voz emocionada de una comisionada] Gracias Giorgina, todos te hemos escuchado y creo que todo *el país te va a tener que pedir perdón, estás representando* lo que le ha pasado a muchas otras mujeres en este país, pero lo que más sorprende es cómo, a pesar de todo lo que has sufrido, el horror que has vivido nos puedes dar un ejemplo de que no pierdes la capacidad de amar y que *estás demostrando que el amor entre tú y tu hija puede ser mucho más grande y estar por encima de todo ese sufrimiento* y toda esa *cosa horrorosa* que seguramente nunca se va a olvidar, *pero que tiene que recordarse, pero sin dolor y vivir ese amor entre tú y tu hija*, muchísimas gracias por tu testimonio Giorgina. [énfasis mío, corchetes originales]

Si bien es cierto que la comisionada incorpora a Giorgina Gamboa como parte de la comunidad imaginaria que es la nación peruana, el énfasis está situado en el amor que Giorgina

Gamboa tuvo por su hija y que nos legó un ejemplo de supervivencia. Por supuesto, hasta aquí y leído de una manera superficial, el agradecimiento de la comisionada es una racional manera de vincular el dolor de Giorgina Gamboa con la situación de las otras mujeres violadas y del Perú desangrado por «esa cosa horrorosa». La comisionada ha planteado este final para tolerar lo intolerable de este testimonio. Pero en este proceso, así como los transcriptores al incluir entre corchetes las expresiones de llanto, han reorganizado la «verdad» teniendo en cuenta este arrebato afectivo en una lógica-racionalidad central que no es, necesariamente, la lógica-racionalidad de la testimoniante.

Si el objetivo de la CVR ha sido reintegrar a un proceso histórico nacional a quienes fueron excluidos o, peor aún, localizados como vertederos simbólicos en el proceso de violencia, es imprescindible evitar formas análogas de recepción de los testimonios. Aquí se vuelve a repetir una fórmula que Gonzalo Portocarrero atribuyó a la racionalidad de la CVR: «dame tu dolor y yo te doy mi compasión»[20]. Pero esta fórmula, una vez más, está organizada simbólicamente desde una racionalidad tutelar: con las palabras de la comisionada la testimoniante se ha convertido monolíticamente en una víctima. Su historia, leída desde esta significación social imaginaria que es el marianismo, se resemantiza solo como la virtud de una mujer que pudo emular a la *mater admirabilis* más allá de «esa cosa horrorosa» que fueron los años de la violenta guerra civil en el Perú.

Pero como ya sabemos, las víctimas no testimonian, las víctimas no tienen palabra: este testimonio se organiza en un primer momento como una «treta del débil» para luego, enfáticamente, exigir justicia. Giorgina Gamboa con su relato nos ha otorgado nuevas pistas sobre ciertos hechos y ha pedido, exigido, a la CVR una incorporación simbólica de ella y otras mujeres violadas, pero sobre todo de los hijos e hijas de estas mujeres que necesitan un espacio simbólico, a la historia del Perú. La fórmula lógica del propio relato y de la presencia de Giorgina Gamboa no está organizada desde las coordenadas de la compasión, ni de la conmiseración, sino del poder de la interpretación. Su fórmula es otra: *yo te doy mi historia/ dame tu indignación.* La indignación es un sentimiento opuesto al asco, a las formas de descrédito a través del ninguneo y del desprecio; por eso mismo, es un sentimiento con un revestimiento moral que conlleva en sí una cierta idea de restitución y de justicia distributiva.

Si el testimonio de Giorgina Gamboa cumple su cometido, es decir, nos interpela más allá de todas las diferencias, nos comprometerá a no permanecer como escuchas pasivos sino a participar de una actitud crítica en torno a la forma como las sociedades en América Latina han construido otredades a partir de la *basurización simbólica* de algunos de sus

---

[20]   En los debates previos al seminario «Batallas por la memoria» realizados en el Instituto Francés de Estudios Andinos – IFEA, Gonzalo Portocarrero propuso esta fórmula como interpretación de la lógica de interactuación de la CVR.

miembros. Este proceso viene organizándose desde la Conquista y se puede percibir a través del análisis de diversos textos, literarios y no literarios, que han consolidado los imaginarios excluyentes en torno al racismo, al centralismo y al sexismo: cabe remarcar acá que es precisamente nuestra marca como espacio nacional anteriormente colonizado que articula un proceso excluyente de construcción de otredades. Este proceso a través del asco y de la *basurización simbólica* cumple el papel político de acreditar ideológicamente acciones excluyentes, degradantes e incluso criminales, además de justificar la blandura moral de los actores sociales.

CAPÍTULO IV
EL DISCURSO DE LA GUERRA SUCIA Y LA JUSTIFICACIÓN DE LOS «EXCESOS»

Me avergüenza decirlo, pero no tenía idea de cuán graves habían sido las violaciones a los derechos humanos en este país. Durante los dos años y medio que participé de las audiencias de la Comisión de la Verdad en Sudáfrica no escuché nada que fuera remotamente tan espantoso como lo que he escuchado ahora.

Richard Lyester, miembro de la CV de Sudáfrica, luego de escuchar una audiencia pública en Huamanga, Ayacucho

Uno de los objetivos principales de este libro es poner en evidencia las lógicas autoritarias que se pusieron en juego en los discursos militares –tanto del Ejército como de los propios mandos senderistas y emerretistas– sobre los «años de la violencia» y que dejaron a su vez una secuela de destrucción y muerte. Como lo venimos señalando, desde 1980 hasta el año 2000, el Perú fue el campo de batalla de una guerra interna que cobró la cantidad de 69. 280 víctimas según la CVR (2003: 162). Los discursos autoritarios tuvieron un rol decisivo en la magnitud de este episodio de la historia del Perú, y por eso mismo es indispensable establecer cómo se estructuraron sus lógicas y, lo que es aun más complejo, sus gramáticas[1].

Para este trabajo lo verdaderamente importante es comprobar la relación entre discurso autoritario –la vehiculación del pensamiento autoritario transportado a una lógica coherente– y aquellas prácticas autoritarias, básicamente sexismo, racismo, exclusión, discriminación e imposición a través de las distintas formas de violencia como torturas y violaciones sexuales. Como lo hemos señalado en el capítulo anterior, estos discursos autoritarios cumplen el papel político de acreditar ideológicamente estas acciones mencionadas, a través de lo que hemos denominado basurización simbólica. La basurización simbólica es, pues, la forma como mantenemos al otro como una alteridad radical que no escuchamos, un espacio de descargo y descarga, cuerpo que debe ser evacuado del sistema de forma anónima para que todo siga funcionando. Se trata pues de darle coherencia a un discurso basurizador con una serie de lógicas y gramáticas, y para entenderlas es preciso primero dejar en claro qué entendemos por discurso.

---

[1] En este caso me refiero a las reglas y normas que son las bases fundamentales de los propios discursos autoritarios y la razón por la cual pueden operar de ese modo. De alguna manera nos referimos a la forma de entender la aplicación de los enunciados autoritarios a la propia interacción en la comunicación y, por supuesto, a los mecanismos psicológicos involucrados en este proceso.

Para Tzevan Todorov un discurso es «la contrapartida estructural del concepto 'uso del lenguaje' [...] La lengua produce las frases [...] que están articuladas entre sí y son dichas dentro de un cierto contexto socio-cultural; se transformarán en enunciados y la lengua en discurso»(1996: 21). Asimismo sostiene que un discurso siempre es múltiple, tanto en sus funciones como en sus formas, de tal manera que «cualquier propiedad verbal, facultativa en la lengua, puede volverse obligatoria a nivel del discurso» (Ibíd.: 22). Esto quiere decir que para una sociedad determinada existe una cierta codificación interna para clasificar las diferencias entre discursos: sus componentes lingüísticos como metalingüísticos, los tropos y figuras retóricas a los que echan mano y las referencias, todos estos elementos producen una cierta coherencia discursiva que distingue a unos de otros y que permite, además, revelar la forma como se han construido y organizado las ideas dentro de él. Los discursos son, a su vez, una de las formas de expresión de las significaciones sociales imaginarias en términos de Castoriadis, esto es, del imaginario simbólico, aquello que permite que una cultura o subcultura le dé sentido o no a una práctica, referencia o imagen determinada (Castoriadis 1994: 68 y ss), en otras palabras, lo que convierte a un discurso en instituyente de sentidos.

Pero la definición de Todorov es insuficiente para entender las implicancias políticas que hoy ha adquirido el término. Roland Barthes sostiene que tanto discurso y poder son términos que están imbricados: «el poder está presente en los mecanismos más sutiles del cambio social: no solamente desde el Estado, las clases, los grupos, sino sobre todo desde los modos, las opiniones comunes, los espectáculos, los juegos, los deportes, la información, las relaciones familiares y privadas, aun en los movimientos liberadores que tratan de hacerles frente: yo llamo discursos de poder a todos aquellos discursos que engendran la falta y la culpabilidad del receptor» (1978: 18).

La categoría discurso para Foucault pasó por diferentes conceptualizaciones desde sus primeros escritos hasta sus trabajos sobre el poder en sus últimos textos. Para Foucault el discurso ya no solo es la relación entre poder y enunciados instituyentes de sentido, sino que es una práctica en sí misma. Por eso la tarea de analizar un discurso no consiste en tratarlo como un conjunto de signos (de elementos significantes que envían a contenidos o representaciones), sino como prácticas que «forman sistemáticamente los objetos de que hablan. Es indudable que los discursos están formados por signos, pero lo que hacen es más que utilizar esos signos para indicar cosas. Es ese «más» lo que los vuelve irreductibles a la lengua y a la palabra. Es ese «más» lo que hay que revelar y describir» (Foucault 1985: 80). Y de esta manera pasamos a analizar la forma como estos discursos, precisamente en ese *plus*, dotan de sentido a una serie de prácticas autoritarias e incluso criminales.

EL DISCURSO DE LA GUERRA SUCIA[2] Y LA DOCTRINA DE LA SEGURIDAD NACIONAL

El discurso de la guerra sucia es una articulación de sentidos vehiculizados para organizar un razonamiento, una lógica y una gramática instituida por los militares y civiles que a su vez se constituye en una práctica para producir toda una suerte de actos delictivos, incluso asesinatos, con la finalidad de controlar políticamente las instituciones de una nación determinada en un momento de conflicto social alto, crisis política y, eventualmente, subversión armada. En América Latina, el discurso de la guerra sucia tiene una genealogía que se remonta a las primeras acciones de dictadores, tanto militares como civiles, para controlar a grupos alzados en armas o, incluso, solo aparentemente sospechosos de sedición. Este discurso se engendró en la mitad del siglo XX, en la Escuela de las Américas en los Estados Unidos, donde cadetes de las distintas armas y de toda la región viajaban para ser instruidos en nuevas formas de guerra no convencional. El conjunto de teorías e instrucciones prácticas sobre la mejor manera de plantear esta guerra llevó el apelativo de «doctrina de la seguridad nacional».

La Doctrina de la Seguridad Nacional es una teoría militar cuya aplicación supone la intervención constante y sistemática de las Fuerzas Armadas en la vida política. Al asumirse como los últimos garantes del orden constitucional, los militares se convierten en los árbitros de la situación y son los que deciden, unilateralmente, el momento más adecuado y las formas de su actuación. Por ello, en la lucha contra la guerrilla, y ante el grave peligro que la subversión supone para la Patria, cualquier método es válido, aunque se recurra a actuaciones ilegales. La norma será entonces la actuación de grupos paramilitares o parapoliciales, el secuestro, la tortura, el asesinato y la desaparición de personas, en definitiva, el terrorismo de Estado y la violación sistemática de los derechos humanos. Desde mediados de la década de los 60, en los países del Cono Sur (Argentina, Brasil, Chile, Paraguay y Uruguay), los militares comenzaron a elaborar doctrinas que justificaran sus continuas intervenciones en la política interna y la creciente participación en la represión de los movimientos populares (movimiento sindical y estudiantil, partidos de izquierda, etc.). Los argumentos que justificaban la guerra interna no conformaban un cuerpo de doctrina orgánicamente estructurado, sino un vago conjunto de ideas, que admitía las más diversas interpretaciones. Esto se conoció como Doctrina de la Seguridad Nacional, más fácil de identificar por sus efectos represivos que por sus definiciones teóricas. En ella se privilegia el concepto de guerra interna, que difiere del de guerra civil. La idea de guerra sucia, similar a la anterior, fue impuesta por los militares argentinos que gobernaron entre 1976 y 1983. Junto a ellos, hubo otros regímenes dictatoriales caracterizados por su dureza represiva, como el de Pinochet o el de los militares brasileños y uruguayos. El concepto de guerra interna ha sido muy ideologizado. De acuerdo con la definición del Estado Mayor brasileño, se trataría de un enfrentamiento que habría que librar contra un

---

2   Si bien es cierto que algunos autores difieren del término «guerra sucia» y prefieren utilizar el de simple «represión», pues consideran que el primero permite la hipótesis de «los dos demonios», esto es, subversivos y represión como dos caras de la misma guerra (ver, por ejemplo, Andersen 2000); para los fines de este trabajo, el término «guerra sucia» permite organizar mejor las diferentes manifestaciones salvajemente autoritarias que se narran en los testimonios analizados. Por otro lado, es un término que, de alguna manera, opera en el eje semántico de lo contaminante, lo impuro, lo asqueroso.

enemigo subversivo de inspiración marxista-leninista. La existencia de organizaciones subversivas fascistas o de extrema derecha no es tenida en cuenta en estas concepciones. La identificación del enemigo se convierte en algo subjetivo, y cualquier movimiento con algún componente reivindicativo puede ser identificado como comunista o subversivo (*Doctrina de seguridad militar.* 1-2).

Este largo párrafo es lo suficientemente claro para entender cómo se origina el discurso de la guerra sucia, cuáles son sus características, cómo se instituye, qué fines políticos buscaba y, sobre todo, qué consecuencias tuvo. Si bien es cierto que, en la década de 1990, la doctrina de seguridad militar difundida por la Escuela de las Américas fue trocada por la nueva estrategia de «conflicto de baja intensidad», que a su vez implicaba todo cierre de apoyo económico, en el caso peruano una «interpretación local de las implicancias políticas de la nueva doctrina» (CVR 2004: 286) desatiende uno de sus supuestos mandatos, esto es, el respeto a los derechos humanos. El propio informe de la CVR al analizar los manuales de contrainsurgencia desclasificados por el gobierno de Estados Unidos sostiene que esta nueva versión es, en realidad, solo una nueva versión de la antigua con ciertas variantes producto de la política de defensa de los derechos humanos del presidente Carter durante la década de 1970.

Pero el discurso de la guerra sucia no se limita a la «doctrina de la seguridad nacional», ella solo es la justificación de una precaria coherencia. El discurso de la guerra sucia buscaba definir un enfrentamiento interno sin las características de guerra convencional con la finalidad de saltar cualquier normativa internacional en relación con el trato de prisioneros en casos de guerra (la Convención de Ginebra, entre otras). En otras palabras, se buscaba la impunidad de los miembros de las fuerzas armadas que, dadas las circunstancias, debían emplear «métodos no convencionales» para extraer información a los prisioneros. Estos métodos incluían, en el caso peruano y según el informe de la CVR, la tortura, tratos crueles, inhumanos y degradantes, violación sexual, secuestros, desapariciones forzadas, ejecuciones arbitrarias, asesinatos, masacres y otros tipos de violaciones de derechos humanos (2003: Índice, 8). Además, como veremos más adelante, el discurso de la guerra sucia en el Perú cobra otras dimensiones moduladas por el racismo y el machismo.

Sin embargo es cierto que, en el Perú, esta manera de entender las formas de combatir a los grupos alzados en armas también se origina por la influencia directa de militares que tenían una relación con las Fuerzas Armadas argentinas, aquellas que iniciaron, con cierta lógica administrativa y gerencial, diversas formas sofisticadas de reprimir, torturar y desaparecer a quienes consideraban sediciosos. Se trata de militares como el General Luis Cisneros Vizquerra, apodado «el Gaucho» Cisneros porque había estudiado algunos años de su carrera en Buenos Aires, Comandante General de las Fuerzas Armadas durante los primeros años del Gobierno de Fernando Belaunde. En 1983 –precisamente el año en que se inició el control de la zona de emergencia por el Comando Político-Militar–, en una entrevista para la revista *Quehacer,* Cisneros sostuvo lo siguiente:

> Para que las Fuerzas policiales puedan tener éxito, tienen que comenzar a matar senderistas y no senderistas. Matan a 60 personas y a lo mejor entre ellos hay tres senderistas. Ésta es la única forma de ganar a la subversión [...]. Nosotros somos profesionales de la guerra y estamos preparados para matar. La guerra es así. Yo no le puedo decir a un soldado, al que se le ha preparado para matar: 'ahora no mates', ¿Y si mañana existe un problema, le vamos a decir, ahora sí mata? (Gonzáles 1983: 50).

Este párrafo es el más claro ejemplo del discurso de la guerra sucia aplicado a la realidad del conflicto armado interno: ensaya una lógica de la guerra y plantea claramente que si los militares han «aprendido a matar», entonces no se les puede pedir a los soldados que no lo hagan, ni exigirles que respeten los derechos humanos cuando están delante de posibles sospechosos. La propuesta 20 a 1 («de 60 personas a lo mejor hay 2 ó 3 senderistas») como medida de represión tampoco es nueva, pero sí la formulación de la misma como si se tratara de una necesidad administrativa y no se estuviera hablando de la muerte de seres humanos. Por otro lado, el término «a lo mejor» puesto en medio de las dos cifras, implica un fraseo típico de la cultura criolla para plantear una posibilidad remota, y deja constancia de la displicencia hacia la vida humana de ciertos sectores sociales. Por último, en el mismo párrafo, la dimensión del conflicto pareciese que no tiene la importancia de un futuro conflicto armado al que sí califica de «problema» –imaginamos una «guerra formal» con algún enemigo exterior– cuando a los soldados se les pediría «ahí que maten».

Esta misma idea, de forma mucho más exacta, la formula el mismo General Cisneros Vizquerra a otro medio de comunicación demostrando su molestia y fastidio frente a las exigencias sobre temas de derechos humanos que el Estado democrático requiere de los jefes político-militares de la zona:

> [...] no podemos entender cómo en una zona de guerra, una zona prácticamente extraterritorial, pretendamos mantener el estado de derecho. Le encargamos a la fuerza armada que *elimine a Sendero y cuando va a apretar el gatillo* aparece el Fiscal de la Nación para ver si al hombre lo vamos a matar de frente, y se presenta el abogado, el periodista [...]. Hay una inclinación a criticar todo lo que la fuerza armada hace en Ayacucho [...]. Da la impresión que se piensa que quienes deben ser eliminadas son las fuerzas del orden [...] hablamos de derechos humanos de manera unilateral. En la guerra no hay derechos humanos (CVR 2003: tomo III, 27). [énfasis mío]

No es pura coincidencia que estas declaraciones concurran con el pico más alto de la relación de muertos y desaparecidos a causa del conflicto armado interno según datos estadísticos de la CVR, que va de 1983 a 1984 (ver anexo 2). Solo en el año 1984 se produjo el 20% de las desapariciones perpetradas durante todo el conflicto. En 1983, en Ayacucho, durante el mandato del General Clemente Noel Moral como Jefe Político Militar, se originaron las muertes de los ocho periodistas en Ucchuracay, la masacre de Lucanamarca realizada por Sendero Luminoso, así como las matanzas de campesinos en Soccos, en Totos y en Chuschi llevadas a cabo por las fuerzas armadas y la desaparición de personas dentro del cuartel Los Cabitos de Ayacucho. Las declaraciones del General Cisneros Vizquerra no son comentarios lanzados a la prensa sin previsión alguna; se trata más bien de la confirmación de un discurso que se había organizado con el propósito de buscar la impunidad que, además, contó con el abono de la indiferencia de la opinión pública para llevarlo a la acción e incluso con el aliento de cierta prensa vinculada al segundo gobierno de Fernando Belaunde:

> La prensa favorable al gobierno alentaba ese enfoque. Por ejemplo, el comentarista político Manuel D'Ornellas consideró el descubrimiento de fosas comunes como un «verdadero regalo político para la extrema izquierda» y añadía que «la guerra que quisiéramos limpia, pero que es obviamente sucia, la declaró oficialmente el grupo que comanda Guzmán» (CVR 2003: 271).

Las declaraciones de uno de los más conocidos columnistas de opinión en un diario de circulación nacional como *Expreso* (25 de agosto de 1984) apelan a exacerbar los polos del conflicto, a demostrar que la desesperación por reprimir a un grupo subversivo de extrema izquierda podía admitir cualquier práctica que no sea limpia y, proponer una ambigüedad en torno a las pretensiones de la ciudadanía dejando en claro que, teniendo en cuenta la *Realpolitik*, lo conveniente es proceder aun sabiendo que la metodología producirá muerte y devastación. Durante el mismo año, la asociación Amnistía Internacional envió una serie de cartas al presidente Belaunde denunciando la ejecución sumaria de centenares de pobladores en la región andina. El presidente, ante las preguntas de la prensa sobre estas cartas, respondió que «Las cartas de Amnistía Internacional van al tacho de la basura [...]. Yo no las acepto» (CVR 2003: tomo II, 267). Como sugiere el Informe de la CVR, la impunidad se instaló en las esferas militares[3]. La lógica de que el asunto de los militares es «matar» y que para «eliminar a los senderistas apretando el gatillo» los había comisionado el gobierno a la zona «prácticamente extra territorial» donde no cabían ni los derechos humanos ni los fiscales y periodistas, organiza y fundamenta con mayor énfasis un discurso autoritario, violento, radical y necio y con el absoluto apoyo del gobierno y la prensa favora-

---

[3] Algunos militares, como el General Adrián Huamán Centeno, Jefe Político Militar de la zona desde diciembre de 1983 hasta agosto de 1984, consideraron otro enfoque para entender el problema del terrorismo:

> La solución no es militar, porque si fuera militar yo la resuelvo en minutos [...] si se tratara de matar, Ayacucho no existiría en media hora y Huancavelica tampoco [...]. Lo que pasa es que estamos hablando de seres humanos, de pueblos olvidados que han reclamado ciento sesenta años y nadie les ha hecho caso y ahora estamos cosechando ese resultado [...]. La solución para mí es corregir la situación que existe, por decir, que la cárcel no esté llena de inocentes sin juicio, que los jueces no cobren coimas [...]. Lima quiere ser el Perú (*La República*, 27 de agosto de 1984).

Los reclamos del General Adrián Huamán, centrados en la postergación, la pobreza de la zona y el centralismo, tampoco revirtieron en la práctica concreta: durante su gestión, como sostiene el Informe de la CVR, se siguieron cometiendo atropellos contra los derechos humanos en la zona y el año 1984 sumó un recrudecimiento de los atentados de parte de Sendero Luminoso. El General Huamán fue relevado a solo seis meses de asumir el cargo y la CVR no encontró que este relevo se haya producido por atentados contra los derechos humanos. Solo en 1989 se redacta un *Manual de Ejército Guerra No Convencional Contrasubversión ME 41-7* que incluye un análisis pormenorizado y detallado del PCP-SL y sus formas de funcionamiento, y un propósito de respeto a la autoridad civil y una búsqueda de apoyo concreto de la población (CVR 2003: 286).

ble. Desde estos inicios se fue instituyendo una manera de pensar: los «terrucos» debían ser desechados a cualquier costo.

EL «OTRO» COMO DESECHO

A pesar de las voces insulares de algunos militares en ejercicio como la del General Adrián Huamán Centeno (ver nota 3 de este capítulo) o como las del General Sinesio Jarama, quien proponía toda una estrategia político-ideológica basada en la democracia para ganar la «guerra moral» contra la subversión[4], la lógica discursiva que presentaba la propuesta oficial seguía siendo la lógica de la guerra sucia. Es necesario sumarle además el racismo que los soldados venidos de otros contextos –generalmente de la costa urbana– ejercían contra la población de las zonas andinas y selváticas, sobre todo contra aquellos hablantes quechuas monolingües. Esta mentalidad militar se vio reflejada en las relaciones entre los destacamentos militares y la población de las zonas de conflicto –el sur andino y la selva alta– que siempre fue de sospecha y desconfianza, sino de franco desprecio y de abuso indiscriminado. Este «desencuentro» se muestra, por ejemplo, en la película de Francisco Lombardi, *La boca del Lobo* (1988), en la cual los senderistas nunca aparecen en escena sino como sombras, como silencio acechante, como amenaza «vacía» de representación explícita. La gran ventaja de los militantes senderistas era la mimesis que podían establecer con la población, si es que incluso no formaban parte de esa población, y la falta de una «máscara» evidente que apoyara una cierta imagen reconocible. Es más, la imagen del senderista en los medios de comunicación es aquella de la cara oculta bajo el pasamontañas, aunque en realidad esta solo se tratara de una fantasía urbana para hablar de los rostros sin rostro porque, bajo la lupa del racismo, «todos los demás son iguales entre ellos»[5]. En la película de Lombardi podemos ver varias escenas que se refieren a estas formas de percibir la otredad del senderista: los soldados escuchan música criolla, extrañan la comida de la costa y sospechan de una población que no entienden y que puede esconder en otra lengua –concretamente el quechua– claves y coordinaciones subversivas. Precisamente el punto nodal de la película muestra el conflicto entre un teniente de la policía con fama de duro,

---

[4]   «Buscar una mayor y más auténtica democratización en la sociedad peruana con miras a que todos los sectores sociales tengan una mayor participación en la vida nacional, en la instrumentación de las decisiones que beneficien a los grandes grupos humanos y, por este medio, ir eliminando la marginación, la segregación racial e ir dando opción a la participación política más activa a la mayoría de la población...» (Jarama 1991: 71).

[5]   Según el Informe de la CVR, las fuerzas del orden seleccionaban a los posibles sospechosos según un «prototipo del senderista». Este prototipo, que luego se ha confirmado con los datos de las diferencias de género, edad y raza entre las víctimas, era más o menos el que narra el siguiente testimonio de un detenido y posteriormente absuelto: «los policías me dijeron que mis antecedentes eran ideales para ser miembro de Sendero Luminoso: era hijo de padres ayacuchanos, hablaba más o menos quechua, estudiaba en la UNMSM [Universidad de San Marcos] y vivía en el Callao [...] Finalmente, en Canto Grande, cuando fui asignado al pabellón de senderistas, esta vez ellos eran los que me decían: 'tú eres hijo de ayacuchanos, hablas un poco de quechua, estudias en la San Marcos y vives en el Callao, cumples con el prototipo, ¿por qué no te unes a nosotros?» (CVR 2004: 57).

pero a su vez con problemas disciplinarios en la institución, con una población a la que no termina de entender desde sus esquemáticos códigos para calificar a los «amigos» y a los «enemigos». Los pobladores son personas que no encajan en ninguno de sus estereotipos y que, por situarse en una zona de representación ambigua, terminan convertidos en carne de cañón de una masacre cuyo origen es el miedo a lo inclasificable. Para el teniente Iván Roca los pobladores estaban «fuera de un sistema clasificable» y, por lo mismo, podían ser considerados «excedentes».

Para el suboficial del Ejército Peruano, Jesús Sosa, uno de los miembros del grupo Colina, escuadrón paramilitar autor de diversas masacres como las de Barrios Altos y Cieneguilla, y él mismo autor de numerosas muertes desde que iniciara su trabajo en las zonas de emergencia (1983-1994), los senderistas prácticamente no eran personas sino «traidores a la patria» y, en relación con la población, lo que debía hacer el Ejército era atemorizarla aun más que los propios senderistas:

> El incidente convenció a Sosa, antes que al resto de sus compañeros, de que el Ejército no podía atraer a los campesinos por las buenas: deberían atemorizarlos aún más que Sendero Luminoso. Extrajo una segunda verdad: en el poblador más inocente podría haber un terrorista embozado [...]. Más tarde Jesús Sosa llegaría a otra conclusión: era preferible liquidar a los terroristas detenidos. Fue un razonamiento práctico y no un sentimiento de odio [...]. La policía, por más ejecuciones que hiciera por su cuenta, servía de puente para que los terroristas fueran a juicio. Solución: la vía extralegal. El Ejército tenía que reducir a su manera a la población terrorista (Uceda 2004: 66-67).

En este párrafo del libro *Muerte en el Pentagonito*, una crónica sobre los hechos más violentos dentro de las fuerzas armadas en los últimos veinte años, Ricardo Uceda deja constancia de los pensamientos que organizaban la actuación de su principal informante, Sosa, uno de los militares destacados para asesinar, torturar, desaparecer y masacrar a sospechosos de terrorismo. Todos estos actos respondían a una lógica instrumental: aquella que autoriza a todos los militares a matar en nombre de un bien superior. El mismo Uceda, en la introducción del libro, deja en claro que estas prácticas respondían a un discurso que había calado hondamente en las mentes de los militares destacados a los puestos de las zonas de emergencia:

> En lo fundamental pretendí reconstruir la intimidad de los procesos de eliminación extrajudicial de presuntos terroristas. En ese ámbito uno puede comprobar hasta qué punto estas acciones, usualmente atribuidas a desquiciados, *formaron parte del sentido común de los militares peruanos durante quince años*. No me refiero, desde luego, a las atrocidades cometidas de espaldas al comando [...], sino a las acciones frías y sistemáticas. Desde el ejecutor hasta el general que impartía la orden, todos creyeron estar cumpliendo su deber, y haciendo lo mejor que aconsejaban militarmente las circunstancias y lo que esperaban de ellos los presidentes. Los gobiernos, en mi opinión, no quisieron algo muy distinto (Ibíd.: 12). [énfasis mío]

No se trata, entonces, de acciones particulares producto de momentos de extrema tensión, argumento generalmente usado para calificar a esos hechos como «excesos» y exculpar a los militares o policías; más bien se trata de una suerte de *política* instaurada a través de un discurso militar coherente —al que hemos calificado a través de estas páginas como el discurso de la guerra sucia— que organiza una maquinaria simbólica que da razones concretas a las prácticas asesinas sistemáticas[6]. Esta maquinaria corre y funciona a través de toda una suerte de signos, evidentes o solapados, pero básicamente desde la permisibilidad de los comandos ante su propia incapacidad de controlar a la subversión. Por esto mismo, Jesús Sosa considera que el presidente Fernando Belaunde, al felicitar a la comunidad de Huaychao por ejecutar a siete senderistas, estaba enviando un mensaje claro a los militares de la zona: «así se defendía la democracia» (Ibíd.: 67). Precisamente, el grave problema que diferencia estos años de violencia política en el Perú en relación con acontecimientos similares vividos en países como Argentina, Chile o Guatemala, es que, en este caso, todos estos crímenes no alimentaron solamente la noción de «patria» sino la de «democracia». La defensa de la democracia se convierte en la razón de la tortura y el asesinato; estos no son delitos sino, por el contrario, pruebas de un sacrificio, tareas superiores que solo pueden ser llevadas a cabo por aquellos que deciden sacrificarse por la patria:

> Por otra parte y según la versión de Sosa, su rol en las ejecuciones se debía a una serie de atributos ajenos a la crueldad. Sobre todo, podía resistir la tensión que implicaba *matar a alguien y hacerse responsable de los enojosos aspectos administrativos* ¿Era por ello un hombre normal o simplemente mejor dotado para ciertas tareas militares? Una cosa era evidente: al actuar tuvo la protección psicológica del sistema de valores militares: disciplina absoluta para acatar la orden del comando de destruir a un enemigo de la patria. Cumplida con entereza, un mérito, una razón de orgullo.
>
> Al mismo tiempo, en su cabeza adecuaba sus acciones al sentimiento cristiano del que se sentía devoto. «Yo no creo que Dios apoye a estos terrucos de mierda» se decía, razonando seriamente. *Esto era lo fundamental: ¿era o no necesario matar senderistas?*Él no se escuchaba a sí mismo diciéndose que cumplía sus deberes militares, aunque ello fuera cierto. Sentía que asumía una responsabilidad superior. Era una responsabilidad para con los demás, una tarea sacrificada y peligrosa en la que sentía el apoyo no sólo del Ejército. También Dios lo ayudaba y le daba fuerzas y perdón (Ibíd.: 94). [énfasis mío]

La extensa cita demuestra que la construcción de la propia heroicidad, del sacrificio frente a una tarea onerosa como asesinar «por necesidad», se convierte en el espacio donde valores militares y valores cristianos se dan la mano para organizar mejor un discurso autoritario en el cual el «terruco» es apenas un resto.

---

[6] Según el Informe de la CVR, siguiendo la jurisprudencia internacional referida a crímenes contra la paz y la seguridad de la humanidad producida por los Tribunales Penales de la ex Yugoslavia y Ruanda, se consideran «prácticas sistemáticas» a aquellas que forman parte de un plan o política, conscientemente organizada, que siguen un patrón determinado, y que pueden o no utilizar recursos públicos (CVR 2004: 33).

Así como en los discursos nazis contra los judíos, en este discurso de la guerra sucia, el otro se convierte en alguien que, definitivamente, pierde su condición de ser humano o, en todo caso, adquiere la de *nuda vida* del derecho romano arcaico, institución que permitía dar muerte, sin cometer homicidio, a aquel que la portaba puesto que «era matable» o, como suelen decir algunos latinoamericanos, desechable (Agamben 1998: 18 y ss). Se trata pues de la inclusión del cuerpo en una política de lo biológico –la biopolítica a la que hace referencia Michel Foucault, esto es, como lo propone Agamben, la creciente implicancia de la vida natural del hombre en los mecanismos y los cálculos del poder (Ibíd.: 151)– pero, paradójicamente, a través de su exclusión. Los seres humanos calificados de *homo sacer* son aquellos que están incluidos por exclusión: sus cuerpos son solo «blancos» móviles que, en cualquier momento, pueden ser destajados de la existencia en función de la constitución de la democracia[7]. Por eso Agamben sostiene que «La pareja categorial fundamental de la política occidental no es la de amigo-enemigo sino la de nuda vida - existencia política, zoebios, exclusión-inclusión» (Ibíd.: 18). El teniente de *La Boca el Lobo* actúa de manera equívoca separando a los amigos de los enemigos y, finalmente, entra en la lógica de la *nuda vida* para descartar a aquellos que van a permitir que el sistema siga funcionando.

En el sistema de códigos militares, jerarquías rígidas y visión autoritaria de interrelación, la lógica de la *nuda vida* se impone como forma de instituir la otredad del supuesto terrorista[8] bajo las coordenadas de la basurización: el otro es «desechable» en tanto que *homo malus*, por lo mismo, se le asesina para que «esté fuera» y ese salir del sistema revierte en teatralidad para el propio sistema aun cuando esta puesta en escena implique una serie de actos delincuenciales como torturar o asesinar. El acto de matar al otro-terrorista reviste consecuencias directas para la consistencia política del grupo que encabeza la lucha contra la subversión. Asimismo, quien detenta la facultad de volver al «otro» nada, puro desecho, se erige a su vez en héroe del sistema que está defendiendo y «limpiando». Como sostiene Agamben, es imprescindible que este *homo sacer* «tenga desde el principio un carácter eminentemente político» (1998. 130) porque «sólo la nuda vida es eminentemente política» (Ibíd.: 138).

Así como a los judíos en los campos de concentración, en las laderas, cárceles y, sobre todo, puestos policiales y militares de todo el Perú, a los sospechosos de terrorismo se los

---

[7] La cita que recoge Agamben de Festo en su tratado «Sobre la significación de las palabras» es: «hombre sagrado (homo *sacer*) es, empero, aquél a quien el pueblo ha juzgado por un delito; no es lícito sacrificarle (inmolare), pero quien le mate, no será condenado por homicidio». En efecto, la ley tribunicia advierte que «si alguien mata a aquel que es sagrado por plebiscito, no será condenado homicida. De aquí viene que se suele llamar *homo sacer* a un hombre malo (homo malus) e impuro» (Agamben 1998: 94).

[8] Es importante señalar acá que las lógicas de la biopolítica operaban de manera mucho más densa en los discursos senderistas. Para los militantes de SL, la vida de un ser humano sólo cobra importancia en función de un proyecto mayor: la lucha armada. Por esto mismo, las prácticas de asesinato y exterminio, así como de sacrificio de los propios militantes, son entendidas como hitos necesarios en una serie de estrategias político-militares en función de este horizonte.

mataba como «a piojos, esto es, como nuda vida. La dimensión en que el exterminio tuvo lugar no es la religión ni el derecho, sino la biopolítica» (Ibíd.: 147). La crueldad asociada a un «razonamiento práctico», como lo llama Jesús Sosa, es aplicable asimismo a aquellos miles de hombres, mujeres y niños que fueron asesinados de manera impune por las fuerzas armadas, sobre todo, en las zonas más pobres del Perú (Ayacucho, Junín, Huánuco, Huancavelica, Apurímac y San Martín son las zonas de mayor incidencia de muertos y, a su vez, conforman el quintal de menos recursos en todo el país) y en las zonas donde las diferencias culturales eran más notorias. Por eso mismo, el 75% de muertos y desaparecidos tenían como idioma materno el quechua o alguna otra lengua nativa. Como sostiene el Informe de la CVR, «Existió una evidente relación entre exclusión social e intensidad de la violencia» (2004: 22) y «en vez de proteger a la población ayacuchana del senderismo que la sojuzgaba, se actuó como si se pretendiera proteger al Perú de esa población» (Ibíd.: 44).

El «otro» *desecho*, el «otro» *nuda vida*, el *homo sacer* andino y quechuahablante, el «terruco» en buena cuenta, es el cuerpo racializado e impregnado de mandatos políticos (destruirlo es salvar a la nación), sobre el cual se debe operar una extracción para organizar la democracia en su versión militarizada; en tanto que son los militares quienes detentan la calidad de protectores del orden establecido y el Ejército el rol de institución tutelar de la nación (Hurtado 2003: 6) aunque, en los hechos concretos, se dedicaran sobre todo al «trabajo sucio». Pero al mismo tiempo opera otra lógica: como es imposible saber con certeza quién es quién entre los senderistas y los campesinos ayacuchanos, lo que se debe hacer es subir el rango de muertes para evitar el equívoco. En esta lógica se han invertido los valores: el error no consiste en matar a seres humanos inocentes sino en no matar a los suficientes terroristas. El 20 a 1 que propone el General Cisneros Vizquerra es asumido como un imperativo para los suboficiales que no «odian» ni muestran afectos, sino que simplemente operan una acción contrasubversiva.

EL TESTIMONIO DE UN TORTURADOR: LA HISTORIA DE «EL BRUJO»

El testimonio catalogado con el número 100169 en el archivo de la CVR pertenece al suboficial de tercera[9] y enfermero militar apodado «el Brujo». A pesar de que al inicio del testimonio el informante sostiene no tener un alias, en la misma narración recuerda que durante el año 1989 cuando lo destacaron al batallón antisubversivo Coronel Pablo Arguedas en Tingo María, Huánuco, lo llamaban «el Brujo» debido a su oficio de enfermero; luego su seudónimo fue «Lagarto» y más adelante, cuando sirvió en la zona de Tocache,

---

9   La jerarquía militar del Ejército Peruano está divida en oficiales, suboficiales y tropa. De acuerdo con sus méritos, el escalafón viene desde suboficiales de tercera hasta suboficiales de primera, luego pueden ascender a técnico jefe, técnico superior y técnico supervisor, «una suerte de mariscal de los suboficiales. Sin embargo, todo este recorrido nunca haría que un técnico fuera más que un oficial de la menor graduación en el Ejército» (Uceda 2004: 58).

«Gitano». En el testimonio se revela el nombre completo del suboficial de tercera y todas sus generales de ley; pero debido a que el testimonio está archivado en calidad de reservado por la cantidad de nombres propios que se mencionan ejecutando delitos, es obligatorio no consignar el nombre completo del testimoniante[10]. Asimismo, cuando las entrevistadoras le preguntan expresamente si daría su nombre para apoyar todas sus acusaciones, él sostiene que no (Testimonio 100169, 2002: 39).

El testimonio ha sido editado de una entrevista a profundidad realizada por dos de los miembros de la unidad de investigación de la CVR M. E. C., periodista, y N. R., responsable del equipo jurídico de la CVR, el día 3 de marzo de 2002. La entrevista está dividida en dos partes: una primera parte tiene comentarios de las testimonialistas y la segunda parte es supuestamente una trascripción exacta de la cinta que grabaron durante la entrevista. Para el testimonio se ha utilizado como base esta segunda parte, es decir, la trascripción de la cinta. No obstante, se ha encontrado información complementaria en la primera parte. La entrevista original tiene 88 páginas, la versión que he editado, solo 40. Para dar la fluidez de un testimonio he tratado de mantener la narración de los hechos casi completa, editando lo mínimo posible; entre corchetes van consignadas las palabras y oraciones que he incorporado. Con la misma finalidad se han extraído todas las preguntas cuyo contenido indispensable para el entendimiento del testimonio se inserta entre corchetes. Los subtítulos originales que dan cuenta de las acciones, lugares donde suceden y años se mantienen como en la entrevista y van en altas y en itálicas. Asimismo, hemos incorporado algunos otros subtítulos para facilitar la ubicación de los hechos en los fragmentos de la misma, que van en bajas y altas y en cursivas. Los textos que van entre paréntesis son las acotaciones de los transcriptores. Por eso los deícticos que se encuentran en el texto se refieren a esa interlocutora («señorita»). El lenguaje del suboficial, dado que proviene del departamento de Piura en la costa norte del Perú, es el de un hablante español monolingüe y, por lo tanto, no tiene rasgos del español andino como en el caso del testimonio de Giorgina Gamboa.

Este testimonio es el relato de la historia autobiográfica de un soldado en el frente de batalla. No se inicia con la historia de «el Brujo» ingresando a la carrera militar como suboficial sino con su ingreso a las prácticas de la guerra sucia: el «bautizo» antes de entrar a combate. El bautizo que protagonizó «el Brujo» al llegar al cuartel Los Cabitos consistió en matar a un senderista:

---

[10] Este testimonio me fue proporcionado por una persona cercana a la CVR de manera completa. Posteriormente cuando lo solicité oficialmente a los responsables del archivo de la CVR, esto es, la Defensoría del Pueblo, me entregaron algunas páginas que son, básicamente, las que han sido analizadas en este trabajo. La situación de *testimonio reservado* implica la imposibilidad de anexar el testimonio original y completo al presente libro. He utilizado este testimonio para el análisis porque considero que tiene un carácter paradigmático en la medida que narra muchas de las acciones que otros miembros de las Fuerzas Armadas no solo se niegan a reconocer, sino que han ocultado sistemáticamente. Por eso mismo, he editado el testimonio con la finalidad de mantener en reserva todos los nombres que aparecen en él.

> Nos dieron instrucción del armamento, tirar granada y ahí nos dijeron que iba a empezar el bautizo, que consistía en cada uno matar un terrorista con puñal. Y lo hicimos porque la tropa estaba viendo. A los terroristas los ponían en fila y a nosotros también nos ponían en fila. Uno iba corriendo y gritábamos y le hundíamos el arma. [...]. Todos estaban con venda. Inclusive, recuerdo que había un capitán que agarró un clavo y le clavó en el oído a uno de ellos. Eso delante de todos. Fue previo al bautizo. Le metió un clavazo, convulsionó y murió. Lo arrastraron y se lo llevaron. Era una forma de incentivarlos a que hablaran más rápido... (Testimonio 100169, 2002: 2).

Posteriormente, el Brujo va narrando hechos y acciones, todos ellos vinculados con estas prácticas de entrenamiento hacia la tortura: el *modus operandi* que finalmente desarrolló para interrogar a los detenidos en la zona del Alto Huallaga. Queda clara en esta narración la pedagogía de la tortura que se desarrolla con este ritual de iniciación y prueba de fuego llamado «bautizo»: es el capitán —al parecer el infame torturador Telmo Hurtado, según datos y coincidencias en las fechas— quien realiza una acción ejemplar tanto para los posibles subversivos como para los propios militares. Nótese, además, el término equívoco usado por el testimoniante «incentivarlos a que hablen más rápido», cuando en realidad está «incentivando» a sus propios soldados para que delincan mejor.

El testimonio está organizado a partir de una cronología concreta, que va desde el inicio del trabajo del Brujo en la zona de conflicto de la guerra interna, es decir, los «frentes» de Ayacucho, Alto Huallaga y Ucayali, pasando por su estadía en Lima en las oficinas del Servicio de Inteligencia Nacional (SIN), y luego de vuelta a Tingo María y otras ciudades del frente nor-oriental, desde el año 1984 hasta 1992. Posteriormente también narra su participación en el conflicto con el Ecuador en la Cordillera del Cóndor durante el año 1995. El testimonio y la cronología histórica terminan con la revelación de la falsedad de la toma de la Cueva de los Tallos por parte del Ejército Peruano.

Este testimonio narrado voluntariamente por el testimoniante cuenta, con una serie de detalles, los diferentes momentos de la guerra sucia establecida entre los diversos actores del conflicto en los diferentes frentes. La decisión de narrar el testimonio, según el testimoniante, se debe a una necesidad de «descargar la conciencia»:

> Espero que lo que le estoy contando usted lo sepa apreciar. Y si esto le hablo es porque no puedo, pues... [lloroso]. [A mí me sirve conversarlo] Hace tiempo quería contarlo [voz quebrada]. Yo le decía a mi mujer hace años: «chola, cómo no hay algo que pueda saber todo esto»... [solloza], porque yo le puedo decir que la experiencia, la plata que se consiguió, bueno ya, no todo es felicidad. Tengo un cargo de conciencia... [...] Yo estuve en tratamiento psicológico, es una ayuda que me daban, más o menos, nos preguntan qué problemas has tenido. Yo pienso que contando una vez me voy a tranquilizar porque estuve tranquilo bastante tiempo, he vuelto acá y he vuelto con esto. No puedo dormir así que ya quiero dormir tranquilo. Si quiere preguntarme otra cosa (Testimonio 100169, 2002: 26).

El testimoniante incluso llora para dejar en claro que su confesión a la CVR es sincera y, sostiene además, que no puede dormir por el cargo de conciencia antes los varios crímenes que ha cometido durante los años de estar en los diversos frentes. Pero, a pesar de estos pasajes, hay otros motivos por los cuales un suboficial del Ejército podría narrar una historia como la referida, especialmente, por la cantidad de nombres propios de los otros suboficiales y oficiales, así como detalles geográficos y administrativos que consigna. Precisamente de la lectura y análisis de todo el testimonio también queda en claro una vocación implícita por denunciar a los altos oficiales, sobre todo a aquellos que se beneficiaron de las acciones ilícitas que el propio testimoniante protagonizó. El testimoniante, debido a sus diversos tratos con el narcotráfico, a las relaciones dudosas de extorsión y latrocinio que establece con los oficiales y suboficiales, se ve envuelto en conflictos que tampoco sabe o quiere narrar con precisión. Lo que sí queda claro es que se enfrenta a la autoridad de sus superiores, motivo por el cual pretende escapar a Lima, pero es capturado y castigado con «días de rigor», por los altos mandos de Tingo María. Incluso, estando bajo este castigo, intenta escaparse del calabozo para llamar por teléfono y es sorprendido por el oficial, a quien se le enfrenta rastrillando su arma de reglamento. Todos los pasajes en los cuales narra estas historias, en las cuales queda entendido que él tenía tratos con los narcotraficantes y que estuvo a punto de escapar a Lima con veinticinco mil dólares, son narrados de una manera muy confusa.

No obstante, a lo largo de todo el testimonio, la principal percepción que se puede tener de la relación entre el testimoniate y los oficiales es de queja frente a los supuestos abusos de los oficiales («mire lo abusivos que eran... Ya era marzo y no venía el relevo», Testimonio 100169, 2002: 24), pero también de odio, de un cierto desprecio invadido de aspereza y envidia, por la posibilidad que tuvieron los oficiales que estaban envueltos en los mismos actos delictivos de verse bien librados finalmente. Una muestra de estas relaciones tensas se encuentra en el pasaje citado a continuación. En él podemos apreciar la lógica de pagar unos favores con otros o que «los favores de hoy día se verán beneficiados con futuros favores», y quedó claro, además, el resentimiento que, al momento de narrar la historia aflora, precisamente porque no se confirmaron los acuerdos de favores recíprocos. El pasaje es el siguiente:

> Le dije al capitán, al jurídico, se apellidaba, ahorita me recuerdo porque después lo volví a ver, en el 93 lo volví a ver, G., el capitán G., está de comandante ese miserable, está trabajando en la cuadra dos, en el Consejo Supremo de Justicia Militar está trabajando, está de fiscal. Me dice: «Vamos a arreglar, tú eres técnico, tú sabes que el comandante va a llegar a ser general, algún día te puede servir. Tú no le tiras dedo[11] y él tampoco te tira dedo. Yo voy a arreglar esto con el comandante, con C.» (Testimonio 100169, 2002: 25).

Los niveles de corrupción, tanto de los oficiales como de los suboficiales, así como la ruptura de la rígida jerarquía militar al encontrarse todos relacionados horizontalmente con

---

[11] Acusar.

los narcotraficantes de la zona con la finalidad de verse beneficiados por igual, permitieron una serie de actos ilícitos y que menguara considerablemente el respeto y el temor que sienten los subalternos por sus jefes militares inmediatos. No obstante, al verse enfrentados directamente, los oficiales siempre recurrieron a su escalafón y rango para, dentro de la administración oficial, sacar ventaja de su situación de dominio ante los que pretendían insurreccionarse, sobre todo porque siempre fueron los oficiales quienes manejaron los presupuestos y quienes administraron las órdenes aunque no las ejecutaran.

Esto permitió que muchos suboficiales se sintieran «usados» por los altos mandos para realizar, literalmente, el trabajo sucio: «¿Quiénes cavaban? Los suboficiales. Esto, como comprobaría Jesús Sosa después, era moneda corriente en las ejecuciones. Muy contados oficiales daban una mano, cavando o disparando, en estas horas culminantes. Había una cuestión de rangos, y no era del caso que los oficiales hicieran un trabajo manual» (Uceda 2004: 75). En este desprecio del subalterno por el superior que no asume la responsabilidad frente a los actos que les exigían cumplir como parte de las tareas contra-subversivas coinciden Jesús Sosa y el Brujo. Este desprecio «hacia arriba» que se pone en juego paralelamente al asco «hacia abajo» –sobre todo hacia la tropa, como se repite reiterativamente en este relato– configura una razón política para hablar o contar una versión de la verdad. Este testimonio, entonces, responde a una de las causas por las cuales se han dado y se seguirán dando testimonios, aun cuando se trata de la voz de un asesino. Me refiero a la denuncia contra la percepción de abusos. Sumada a la propia confesión de mala conciencia, una de las percepciones que se deduce del testimonio, no es solo la necesidad de «hablar», sino de responsabilizar concretamente, con nombres y apellidos, a muchos oficiales que, inclusive ahora, siguen en carrera militar y hasta han llegado a ser generales. En este, como en otros casos, el testimonialista quiere construir para sí mismo una imagen de víctima, no se trata únicamente de «mala conciencia», existe también la necesidad de incluirse en una narrativa grupal.

De todas las historias y pasajes que conforman este testimonio, para efectos de este análisis, se ha escogido solo el pasaje referido a la violación, asesinato y posterior desaparición de una sospechosa de terrorismo apodada «la Gringa» en la zona de Aucayacu, Alto Huallaga, Frente Nor-oriental, en diciembre de 1991. El pasaje de este texto, en mi versión, figura desde la página 18 hasta la página 21 y las referencias a las páginas señaladas en esta investigación son esas, aunque para una mejor comprensión del mismo lo consigno completo en el anexo correspondiente (ver anexo 3).

Se ha escogido este pasaje porque es una versión contrapuesta del testimonio de Giorgina Gamboa analizado en el capítulo III. Esta otra versión, además, confirma algunos de los planteamientos que hemos señalado en él: la basurización del cuerpo de las mujeres y la utilización de los mismos como trofeos de guerra de parte de los soldados, así como la negociación a partir del uso de sus cuerpos que plantean las mujeres en relación con quienes poseen el poder concreto, sean estos jueces o doctores, o soldados en el frente. Se trata asimismo de un relato político: lo que está en juego no son solo los delitos que está tratando de menguar el Brujo con su versión de los mismos, sino, sobre todo, una «interpretación de la verdad» de una historia en la que el testimoniante organiza su identidad también como víctima, pero esta vez de los «malos oficiales». A diferencia del testimonio de Giorgina, que narra pocos hechos y cuyo énfasis más fuerte está en la forma como se organizan los sentimientos y afectos, el testimonio del Brujo no trasunta mucha afectividad, sino que insiste en la narratividad de los acontecimientos y en la descripción de los detalles sórdidos. Precisamente esta «falta de afecto» o de relación afectiva a partir de lo narrado es una manera de separarse a sí mismo como sujeto de sus actos de los actos que realiza, una manera de separar la acción de la conciencia de ese accionar. Esta separación demuestra, a su vez, la débil conciencia moral que tiene esta persona sobre el daño que provoca y sobre su culpabilidad en una serie de crímenes que comete: esta forma de entender sus crímenes es lo que Hanna Arendt ha llamado el «mal banal» (regresaremos sobre este punto). No obstante, la culpa se desliza por los pliegues del mismo, a partir de la «mirada del otro», en el caso concreto, la mirada de alguna de las dos testimonialistas, pues «no me vea mal» (Testimonio 100169, 2002: 20) es una de las frases que repite a lo largo de la narración de esta historia.

LA HISTORIA DE LA VIOLACIÓN, TORTURAS Y MUERTE DE LA GRINGA

Cuando el Brujo es destacado a la zona de Tingo María en el Alto Huallaga y, posteriormente, al poblado de Aucayacu, ambos lugares controlados por una coalición entre Sendero Luminoso y el narcotráfico, empieza a entrar con mucha mayor convicción en la lógica perversa de la guerra sucia, y no solo tortura y asesina con la finalidad de conseguir información, sino que «vende» información a los familiares de los desaparecidos o detenidos, posteriormente traiciona a sus propios compañeros e incluso llega a hacer tratos directos con el narcotráfico para escoltar aviones que llevan y sacan droga de la zona. Asimismo, negocia la liberación de terroristas que se habían convertido en capos de las mafias de la droga a cambio de fuertes sumas de dinero.

Por estos y otros motivos, este testimonio es uno de los más siniestros que se hayan narrado sobre las diversas guerras sucias, no solo por los acontecimientos que cuenta, sino por la lógica de su discurso que se pone en evidencia a lo largo de todo el relato. Las prácticas de «pichanear» o violar a las mujeres grupalmente, los cupos que cobran a las chicas que no tienen documento de identidad («si era hombre pagaba, si era mujer pagaba con su cuerpo», Testimonio 100169, 2002: 26), la forma de llevar a cabo las torturas, siempre en medio de juergas con la presencia, incluso, de prostitutas de la zona; las torturas psicológicas a los detenidos a quienes se les amenazaba con cortarles el pene o, si eran mujeres, con matar a sus hijos, o si eran niños con la muerte de sus propias madres[12]; el desprecio racista que evidencia cuando habla de las «cholitas» que les regalaban a la tropa o, incluso, cuando se refiere despectivamente a esa misma tropa: todos estos acontecimientos están insertos en una lógica que es la de considerarse uno mismo indispensable y despreciar a los demás, considerándolos intercambiables, en el caso de la tropa o de sus propios compañeros, o francamente desechables en el caso de los prisioneros. Los prisioneros, en tanto tienen información, son solo «cuerpos potencialmente habladores» y sobre ellos se aplican las diversas posibilidades de la anatomía política de la que hablaba Foucault.

El testimonio está narrado por una voz que intenta difuminar sus acciones a través de una pretendida distancia contando la historia desde una especie de limbo discursivo. Pero no lo logra. En los detalles se filtra, así como el temor ante los ojos incriminadores, una mezcla de «moral del achorado[13]», código de supervivencia basado en una moral laxa y sin escrúpulos (Neira 1987: 26), con una suerte de conducta *pendeja*, es decir, una insistencia en provocar daño al otro por el solo goce de hacerlo (ver en capítulo siguiente el concepto de Ubilluz, «sistema pendejo»). Ambos, achoramiento y pendejada, sueldan las costuras de una historia que pretende construirse desde un espacio donde la responsabilidad moral no tiene cabida.

Siempre según la versión del Brujo, la historia de la Gringa, una senderista que fungía de profesora en un colegio de Aucayacu, departamento de Huánuco, empieza con el ataque de un puesto del Ejército que produjo la muerte de cuatro soldados. Al día siguiente, los otros soldados rastrillan la zona y una de las vendedoras del mercado acusa a la Gringa de ser una de las autoras. Los soldados, entre ellos el Brujo, la toman prisionera y luego de una serie de interrogatorios infructuosos pensaban dejarla ir, aunque:

> «A esta hora no podemos dejarla ir porque había toque de queda, mañana temprano la vamos a soltar, pero tiene que ser cariñosa con nosotros». Ella miró y dijo: «¿cuántos son?». «Somos cuatro». Dijo, «no con la tropa». «No, con la tropa no» (le aseguraron). Éramos cuatro, el Capitán U. no quiso entrar. Le dijimos para que pase él primero. Dijo que no. No le gustaba esa chica. «Entonces vamos a pasar nosotros tres», éramos tres suboficiales. Ya aceptó ella. Nosotros le dijimos: «Ya no te hacemos nada, y mañana temprano te soltamos». Ella dijo «ya, qué importa».

---

[12] «Nosotros les decíamos que si no hablaban les íbamos a matar a sus padres: '¿tú quieres que tu papá muera? No, entonces habla, si tú hablas no lo matamos a tu papá o a tu mamá. De repente quieres que muera tu mamá'. El chiquito: 'no, a mi mamá no, voy hablar' y hablaban los niños. Después a las señoras igualito. Llamábamos uno por uno. El capitán se ponía guantes y todos entraban desnudos. Hombres. Todavía a mujeres no torturábamos allí, más adelante hemos torturado puras mujeres. Se hizo traer un machete. Le agarraba el pene, le jalaba y le ponía en la mesa: '¿Vas a hablar?'. Así, jalándole el pene y el machete. 'Ya, voy hablar pero no vaya a cortar' (pedía el campesino). 'Habla y si tú hablas y me conviene y me convences de lo que estás hablando, no te lo corto, o si no te lo corto'. A dos le cortamos. No recuerdo los nombres. [A esas personas] Los matamos. En el mismo río los matamos. Todos hablaban, señorita, con esa tortura» (Testimonio 100169, 2002: 33).

[13] El *achorado* es el sujeto criollo desafiante o insolente. Proviene de «choro» o ladrón.

En este párrafo el testimoniante quiere expresamente dejar constancia de que ella aceptó la propuesta de requerimientos sexuales, es decir, negoció su cuerpo frente a la posibilidad del encierro o la muerte. Y la respuesta que él quiere poner en sus labios, o que escuchó de sus labios, es aquella que le da tan poca importancia al cuerpo de una mujer como él mismo lo hace: «Ya, qué importa».

Luego el testimoniante narra que no pudieron cumplir con «pasar por ella» porque el capitán U. llegó a las 4 de la mañana para decirles que ella había sido, efectivamente, una de las autoras del ataque al puesto del Ejército de Aucayacu y por lo tanto: «No le hagan nada porque es una terrucaza. A ella no le hagan nada» (Testimonio 100169, 2002: 19). Como mujer su cuerpo no valía nada, pero su vida valía algo: un requerimiento sexual; en cambio, como terruca, como senderista, como mando militar del frente del Alto Huallaga, su cuerpo sexualizado se convirtió en tabú, aunque su vida no valía nada pues de inmediato procedieron a torturarla. Extraña paradoja.

> Entonces, a las 2 de la mañana nos pasan la voz de que la GRINGA era terrucaza. Nosotros estábamos mareados. Y yo dije: «¡Ah, conche tu madre, así que tú eres la GRINGA!». «No mentira», dijo ella, «si yo quiero estar con ustedes». Entonces yo la saqué. Fue primera vez en mi vida que participé en una tortura. Yo fui el que la torturó.

El Brujo sostiene que antes nunca había torturado, pero, por la forma como narra la estrategia de tortura, parece un experto:

> Le dije: «No seas tonta, yo conozco una persona que te conoce y él te va a tirar dedo. Te voy a confrontar con él, así es que tú me dices la verdad y no te va a pasar nada». Ella reclamaba que tenía dos hijos y que su esposo la estaba esperando. Y yo le decía: «dime quiénes son los que han participado contigo. Canjéate», le decía. «Quiénes han participado contigo, dónde está el armamento». Estaba amarrada, todavía estaba amarrada. Sentada en la silla y los pies amarrados a la silla. Desnuda, totalmente desnuda. Porque yo leí que en la tortura lo peor que se le puede hacer a una persona, es desnudarla. Eso lo leí […]. En una obra que tenía, de los Montoneros, de Argentina. Yo lo encontré en la biblioteca de nosotros. Ahí decía que la mejor forma de interrogar a un detenido era teniéndolo desnudo (Testimonio 100169, 2002: 19).

La tortura ha sido una práctica constante durante los años de la violencia en todos los departamentos del Perú, pero con principal incidencia en Ayacucho (31,83%), Apurímac (13,51%) y Huánuco (9,56%), sitios que se caracterizan por su alta concentración de población campesina y quechuahablante (CVR 2003: tomo VI, 225). Si bien es cierto que la mayor cantidad de torturados durante el conflicto fueron hombres, generalmente las torturas a mujeres fueron acompañadas de violaciones sexuales y tratos infamantes. Asimismo, como señala el Informe de la CVR, la tortura de parte de los miembros de las Fuerzas Armadas fue una práctica sistemática sostenida con la finalidad de conseguir información de los detenidos; muchas veces, se llevaba a cabo siguiendo una serie de pautas: «De los testimonios recogidos por la CVR se puede inferir que existió una capacitación de las personas que materializaban la tortura y que a medida del tiempo esta se fue perfeccionando» (Ibíd.: 239). Es el caso del Brujo que, a pesar de sostener que se trataba de «la primera vez», tenía un conocimiento para, en primer lugar, humillar y someter a la detenida desnudándola como lo aconsejaba el libro argentino sobre los montoneros y, posteriormente, plantearle la solución: la delación inmediata y su posible canje por otro detenido que la estaba incriminando.

Hasta este momento, el Brujo no cuenta cómo torturaba a la Gringa, sino que simplemente plantea el problema y luego, de inmediato, narra que ella delata y señala el lugar donde se encontraba el armamento. Se trata de la fase denominada «ablandamiento de la víctima». Los soldados salen hacia la casa señalada pero no encuentran nada, excepto huellas de balas. Entonces el Brujo se molesta:

> Ahí es cuando la comencé a torturar. Le dije: «conche tu madre, te has demorado tanto tiempo, desde las 2 hasta las 4, has dado tiempo para que lleven el armamento, así que no has querido colaborar». «No. Además, yo he participado obligada, yo no he dirigido la toma. Cuando yo vine a comprar, ahí llevaron, yo he sido de la masa, no he sido de los combatientes». A las 5 de la mañana la traje a M. Le pasé la voz al capitán. Todos salimos. [A esa hora] Ya la habíamos torturado. Le puse electricidad. Mojaba el piso, le echábamos agua y en el suelo le poníamos electricidad. Un solo polo nomás para que no se electrocute. [Quedó inconsciente] La hacía cantar a la tía, como sus pies estaban en el suelo se echa agua a la silla y con un sólo polo nomás se pone electricidad en el suelo. Y no hablaba. Y después, ya a la segunda me dicen: «¿Qué te parece si con un alicate...? la parte más débil de una mujer son los senos». Quisieron ponerle alicate en los pezones... y justo cuando íbamos a usar el alicate, dijo que iba a hablar. Entonces le dijimos: «ya no, ya nos está cojudeando ésta. Vamos a cortarle los senos».

Por los hechos narrados, el suboficial de tercera sabía perfectamente cómo torturar y la forma de aplicar la corriente eléctrica, por eso es inverosímil que solo hubiera podido conocer estas técnicas de un libro. Según el Informe de la CVR, la práctica de torturar con picana era bastante usual entre los miembros de las fuerzas armadas:

> Se aplicaban descargas eléctricas en partes sensibles del cuerpo en el caso de las mujeres generalmente en los pezones y los genitales y en el caso de los hombres en los dedos, las encías, la lengua, el pene y el ano. Para aumentar la intensidad de la tortura se arrojaba agua a las víctimas. Sus efectos médicos incluyen dolores agudos, quemaduras, traumatismos múltiples y convulsiones (CVR 2003: tomo IV, 246).

Por otro lado, ha quedado demostrado que corrían toda una suerte de manuales de instrucciones de tortura como, por ejemplo, el famoso documento secreto titulado *Manual de equipos básicos* publicado por la Dirección Nacional contra el Terrorismo - DINTE el año 1991, con conclusiones como «el mejor terrorista es el terrorista muerto» (Uceda 2004: 293). Asimismo, los suboficiales como Sosa consideraban a la tortura como un «método de trabajo. La entiendes a la vez como un reto y una labor desagradable» (Ibíd.: 86). La tortura, entonces, juega el papel perverso de convertirse en un reto para estos soldados que, asumen, una suerte de rol heroico en la guerra anti-subversiva.

> Una testimoniante indica que utilizaron un arma para hacerle la «ruleta rusa»: la acostaron sobre un escritorio y le abrieron las piernas. Como oponía resistencia se raspó la pierna; la tocaban entre las piernas para introducirle el arma, le decían «ah, no quieres conmigo vas a ver, a ti no te toco porque estás sangrando, me das asco». Agrega la declarante que el haber manchado su ropa interior debido a la menstruación la salvó de una posible violación de los efectivos: «Me salvó que ellos puedan introducir su miembro viril, violarme, pero con su arma sí, no puedo determinar si fue arma larga o corta. Me han golpeado con sus puños en la vagina. (...) Le pusieron su ropa, los efectivos le jalaban el pelo y la golpeaban, al mismo tiempo que le decían que debía firmar. «Yo he sido golpeada en la vagina, he sido vejada con sus armas» (CVR 2003: tomo VI, 309).

Paradójicamente, el asco que dice sentir el oficial por la declarante, en tanto que se encontraba menstruando, la «salva» de la violación propiamente dicha, pero no de que los soldados la vejen con sus armas. Nunca ha sido más evidente esta relación fálica: el arma es el símbolo de la masculinidad y también del abuso que ejerce esta masculinidad. La mujer, entonces, se convierte en el objeto del mal radical como sostiene Kristeva «[Las mujeres] aparentemente situadas en posición de objetos pasivos, no por ello son menos percibidas como poderes solapados, 'intrigantes maléficas' de las que sus dominadores deben protegerse [...]. Este otro sexo, el femenino, se va tornando sinónimo de un mal radical que debe ser suprimido» (1989: 95) con el símbolo fálico del abuso del varón: las armas.

En la medida que el prisionero o prisionera no son sino «cuerpos potencialmente habladores», apenas cumplen con su papel pasan a no tener función alguna; entonces se convierten en mierda, como lo sostiene Kristeva, «porque su yo ha sido expulsado» aun cuando todavía no son cadáveres propiamente dichos. El cuerpo del prisionero después de la tortura no tiene fuerza alguna: ni física para resistir a los minutos de silencio atroz, ni simbólica para oponer un mínimo de sentido ante la nada que se abre como camino absoluto: esos cuerpos quedan a expensas de la voluntad de sus torturadores y dueños. Se trata del *homo sacer*: no producen ningún interdicto ante la posibilidad de su asesinato. Es más: deben morir. Siempre habrá una orden de «desaparecerlos» que llegue, por algún conducto administrativo, desde una región remota: «la orden de matarla vino de Tingo María. [Nos dijeron] Que le sacáramos más información y que la desapareciéramos» (Testimonio 100169, 2002: 21). Por eso mismo, cuando ya no es posible conseguir más información o cuando se dan cuenta de que «el que más resiste es el militante probado» (Uceda 2004: 86) y, por lo tanto, será imposible sacarle una delación, se debe pasar de inmediato al trámite «desagradable» de asesinar al interrogado. Pero, además, para estos soldados de los cuatro frentes anti-subversivos, los terroristas «cumplían con su sueño: morir por la revolución». Usando precisamente las coordenadas de este sarcasmo, los soldados destinados a la ciudad de Totos, Ayacucho, la rebautizan como la Isla de la Fantasía, como la serie televisiva de la década de 1980, en la que un sueño podía convertirse en una pesadilla (Ibíd.: 82).

Después de que le colocan electricidad en los senos y en la vagina, de que le cortan el pelo para humillarla, y de que la Gringa «confiesa» asumiendo su responsabilidad como dirigente del ataque a Aucayacu, se convierte en un «cuerpo sin sentido», en una vida sin potencialidad, en un cadáver en vida. La mujer deja de ser la atractiva cajamarquina rubia, motivo por el cual la apodan «la Gringa», para ser apenas un cuerpo tan magullado y maltratado que, ni siquiera, era recinto para calmar la brutalidad sexual de los suboficiales y «abusar de ella».

Entonces, siguiendo las normas de los manuales antisubversivos, debe ser asesinada para que se convierta en «la buena terrorista». Pero la situación de asesinar a los interrogados «ya no es un reto» para el testimoniante. A diferencia de Jesús Sosa que se convierte en un experto en ejecuciones («A los veinticuatro años, en menos de dos meses, había desarrollado destrezas indispensables para que estas operaciones fueran rápidas y discretas», Ibíd.: 93), el Brujo prefiere no hacer este trabajo «más sucio» y no lo asume personalmente sino que, junto con los otros suboficiales allí reunidos, conminan al de menor graduación a matar a la Gringa:

> Agarramos y le dimos cuenta al capitán. Yo hice un parte, un informe, dando cuenta de lo que le estoy contando. Y el capitán dijo: «Voy a consultar con TINGO MARÍA». Como lo ha reconocido M., esta GRINGA no debe pasar de hoy día. El matarife allí era JUNIOR, era la persona que tenía que matar. Entonces le pasamos la voz. Ya estaba bien maltratada, ya no argumentaba nada, ni para llevarla a abusar con ella. Ya estaba suelta la boca, no tenía dientes, toda magullada. Le habíamos cortado el pelo y JUNIOR dijo: «a las 12 la mato». Era suboficial, comunicante. Nosotros siempre le comprábamos ron, porque él trabajaba con dos soldados. Ellos se encargaban de cortarle la cabeza, los brazos y los pies […]. Él no quería hacerlo, pero como era el de menor rango lo obligábamos a hacerlo. Ese día nosotros hemos comenzado a tomar, era cumpleaños de Nacho, entonces habíamos comprado torta y estábamos allí festejando, cada uno estaba con su pareja. Y JUNIOR me dijo a mí: «Mi técnico, qué le parece si primero la dejo sangrando», porque él primero la degollaba, «…para que no ensucie la camioneta» (Testimonio 100169, 2002: 20).

La «desagradable» situación de asesinarla se convierte en una suerte de fragmento de la fiesta: mientras unos cantan el «feliz cumpleaños» para uno de los suboficiales, y todos toman alcohol y abrazan a sus parejas, la Gringa agoniza en otro de los recintos de la base del Ejército de Aucayacu y se prepara un método para que, además, su muerte no dejé las marcas «desagradables» de la sangre en la camioneta del Ejército cuando vayan a desembarazarse de su cadáver. Asimismo, la muerte se va a realizar a la hora usual de festejar al cumpleañero, doce de la noche, como parte del ritual y de la cotidianidad del frente nororiental del Alto Huallaga. Cuando ya está todo premeditado, sin embargo, se encuentran con una sorpresa:

Entonces, le dije a G.: vamos de una vez a descuartizarla y a botarla» [...] Cuando llegamos nosotros al baño de tropa, la tropa la estaba violando. [Estaba] Muerta. Sabe por qué le digo, porque era alta, gringa, simpática. Pero ya estaba mal, ya no servía para satisfacer. La tropa la estaba violando. [Estaba degollada], claro. La tenían hacía atrás en la mesa, la habían tapado el pecho y la estaban violando. [La tropa] Era grande, de 12 ó 14. Con un palo los boté: «¡salvajes, está muerta!». «Está calientita, mi técnico», decían. Dejamos a los dos soldaditos que estaban con nosotros, a ellos les requintamos y dijeron: «pero si son los más bravos». Bueno, le cortamos la cabeza y las manos y la tiramos al río (Testimonio 100169, 2002: 21).

Como ya se comentó en el primer capítulo, al glosar el texto de Kristeva, el asco que estas palabras pueden producir al lector se ha perdido completamente. «Caliente» que es la señal de vida del cuerpo humano, se convierte en la excusa que encuentran los soldados para tener un encuentro carnal con el cadáver de la prisionera. Como ya señalamos, este calificativo de «caliente» se usa en el Perú cuando algo está listo para ser usado o para ser «devorado» (por ejemplo, en la frase tradicional «sale caliente»). Por otro lado, «está calientita» tiene una directa connotación sexual: las mujeres están «calientitas» cuando se encuentran excitadas o listas para el coito. En este caso, pues, el adjetivo «calientita» en diminutivo, además, expresa todo un universo de símbolos que relacionan al cuerpo sin vida con la sexualidad mercantilizada en su máxima expresión. Aun cuando el cadáver es considerado un desecho, una mierda, como lo sostiene Kristeva, aquí incluso ese asco que podía producir cierto rechazo y temor, y que a veces se confunde con horror, ha perdido completamente su poder de expulsar a los soldados-buitres. Estos, a su vez, por esa percepción no solo jerárquica, sino francamente racista contra la misma tropa del Ejército, provocan «asco» en el Brujo, quien los recrimina por estar profanando el cadáver.

En este relato, el testimoniante construye una valoración moral sobre sí mismo que pasa por dos instancias previas de separación: tachar a los oficiales de abusivos y a la tropa de «salvajes». Pero, ¿tiene o no tiene conciencia moral de lo que está realizando? Si bien es cierto que sabe que su actuación está en contra de ciertos principios, por lo menos el cristiano de «no matar», sostiene sus acciones sobre una lábil conciencia de su accionar. A diferencia de Jesús Sosa, quien actúa completamente convencido de que es necesario matar terroristas, el Brujo no parece estar convencido de nada: sus acciones son una serie de actos concadenados por simple burocracia militar que le exige torturar, de la misma manera como también las circunstancias le exigen sobrevivir coimeando a narcotraficantes.

EL BRUJO Y EL «MAL BANAL»

Hanna Arendt, en su libro sobre el juicio al oficial nazi Adolf Eichmann, se pregunta «¿cuánto tiempo necesita una persona normal para vencer la innata repugnancia hacia el delito, y qué ocurre exactamente a tal persona cuando se encuentra en este caso...?» (2001: 143).

La cuestión aquí, en realidad, implicaría: ¿qué significa ser una persona normal en el Perú de la década de 1980? Aparentemente, un alemán «normal» de principios del siglo XX, que creía en la ley y el orden, e incluso estaba convencido de su interpretación del imperativo categórico kantiano (Ibíd.: 206 y ss), dejó de tener la conciencia moral que podía distinguir el bien del mal para, llevado por toda la estructura de pensamiento nazi, justificar la muerte de los judíos en un proceso industrial y, es más, terminar convencido del acierto de la llamada «solución final». Arendt sostiene que este «hombre vulgar», esta especie de hombre sin atributos, ciudadano ejemplar, un verdadero mediocre, fue incapaz de pensar en un criterio moral que diferencia al bien del mal y siguió simplemente la ley del *Führer*.

En el Perú de las décadas de 1980 y 1990, un hombre que ingresa al Ejército como suboficial de segunda, un migrante norteño, un soldado que no tiene un criterio moral formado sino que actúa de acuerdo con su conveniencia, de acuerdo con ciertas pautas de la cultura criolla mezcladas con una lógica de la supervivencia, además del sexismo y el racismo imperantes, es a su vez una «persona normal» pues, si a la comunidad de militares peruanos la caracteriza una cultura específica para proceder, esta sería precisamente la *cultura criolla* que se ha formado de la construcción de la nación a espaldas de las grandes mayorías excluidas. La cultura criolla, a su vez, organiza una moral pre-urbana, de un invidivualismo exhibicionista y de una práctica populista expansiva. Esta moral criolla expresa una forma cultural que muestra los desequilibrios y contradicciones del proceso de la tradición a la modernidad. Sería, en resumidas cuentas, una suerte de moral de la sobrevivencia; por eso se explica hoy en día este criollismo supérstite del *achoramiento*. La característica que uniría a las distintas maneras de ser criollo, desde el señorial que asiste a los festivales de caballos de paso hasta el *achorado* que maltrata y viola a las mujeres, sería la búsqueda de una identidad nacional sobre valores de transacción: el uso del humor, a veces en plan de picardía y, posteriormente, el uso de esta picardía pero en plan perversamente trasgresor; el individualismo y hedonismo; la imposición de su autoridad en detrimento de los otros nacionales, sobre todo del serrano o del indígena; los sentimientos encontrados expresados básicamente a través de la queja, la percepción de la mujer como uso para el sexo y la explotación de una visión de la sexualidad masculina como «irrefrenable». Si la modernidad a la que pertenece Eichmann exigiera la autenticidad, la honestidad entre la praxis y las ideas, entre la praxis y las palabras, la cultura criolla, que es una cultura de las mediaciones, exigiría que estas mediaciones permitan la coexistencia sin conflictos, aunque francamente hipócrita, del abuso y las ideas de igualdad (Portocarrero 1994: 29 y ss). En ese sentido, Eichmann cumple órdenes a cabalidad cuando envía a los judíos a los campos de exterminio; en cambio, el Brujo simplemente actúa de acuerdo con una gama de patrones de supervivencia y explotación, de autoritarismo y mediación.

Uno de estos patrones es su actuación en relación con la sexualidad: en todo momento, durante la narración de su testimonio, da como supuesto y normal un trato hacia las mujeres de una violencia machista y denigratoria. Eso se ejemplifica cuando en diversos pasajes utiliza la idea de «regalar las mujeres a la tropa»:

Corrían la misma suerte. Se le regalaba a la tropa. Antes de matarla nosotros se la regalábamos. Ellos lo conocían como «pichana». Ellos decían «¡ya, a pichanear!» Pichana significa «barrer». Y hacerla pasar a la mujer por todos los soldados le decíamos «pichana». [Eso era conocido] Por el jefe de patrulla. [...] Era el comandante, jefe de toda la base. Pero eso se hacía en la patrulla, no se hacía en el puesto de comando. En las patrullas nosotros agarrábamos mujeres, todo mayormente las «pichaneaban». [Ellas] NO [sobrevivían] [...] [En los casos en que las mujeres pasaban por «pichana»] Las matábamos. [El jefe] no ordenaba sino consentía. Venía el soldado y le decía: «Mi capitán, pichana». Y él consentía. El soldado sabía que tenía esa posibilidad de poder hacer eso con las detenidas. También se utilizó la violación para torturar. Eso vi en el 93 (Testimonio 100169, 2002: 9-10).

Más adelante también narra la historia de un suboficial, «promoción» del propio testimoniante, que, harto de las exigencias de su «enamorada», la regala a la tropa: se pone de acuerdo con otro suboficial y la obligan a tener relaciones con los soldados que están bajo su mando. El testimoniante narra «Y veo un tumulto que estaban haciendo cola [...] la saqué, la llevé a mi cuarto, la bañé y le di cuenta al capitán que era mi compadre» (Ibíd.: 10).

En el relato, una vez más, él organiza su identidad dentro de un accionar heroico y modélico diferenciado de los otros, tanto de los suboficiales como de la tropa. No obstante, el recorrido del testimonio incluye una serie de marcas, de valoraciones en relación con la actuación de las mujeres, que deja en claro la idea que él tenía del uso del cuerpo de la mujer en tales circunstancias, pues consideraba la sexualidad de los hombres en combate irrefrenable y, por lo tanto, si bien no es lícito violar a las mujeres, si lo es chantajearlas para obligarlas a tener que «vender su cuerpo» solo para pasar el peaje de una carretera (Ibíd.: 26). Pero, como la sexualidad de la tropa es aun más salvaje, sí es permisible darle «las cholitas» a la tropa: «las cholitas que teníamos que darle a la tropa, tenían que pasar por la tropa porque la tropa reclamaba, porque todas las mujeres que iban por ahí se iban a prostituir, quieran o no quieran, trabajaban en cantinas y de todas maneras tenían que llegar a eso, a la prostitución...» (Ibíd.: 26). Como «de todas maneras» tenían que llegar a eso, entonces sus cuerpos no tenían la menor importancia y, por lo tanto, su actividad de sexualidad comercial podía iniciarse con un acto forzado. Así pues, las «cholitas», es decir, el rango más bajo de las mujeres, en tanto que aquí se está refiriendo a un estereotipo de la campesina, de la mujer sin mayor contacto con la urbe, en su mayoría indígenas, «deben» ser para la tropa porque, a su vez, son «cholitos». Es así como se refiere a la tropa a lo largo del testimonio: en diminutivo, de forma absolutamente despreciativa, y considerándolos por demás salvajes y brutos. Entonces, las mujeres que venían de la ciudad y pasaban por el Alto Huallaga sin documentos podían ser chantajeadas y obligadas a prostituirse, pero aquellas que no representan siquiera una sombra liminal de humanidad, ni mucho menos un objeto del deseo de los oficiales o suboficiales, esto es, las «cholitas», eran dejadas a la tropa para que «pasen por ellas» porque estaban reclamando, exigiendo, también su cuota de goce gratuito.

La prostitución forzada, a cambio de dinero o bienes o alguna ventaja de cualquier índole, es, según el Informe de la CVR, uno de los delitos de violencia sexual que más se practicó durante los años de la guerra interna. La prostitución forzada consiste en «la coacción que ejerce un tercero en una persona para obligarla a dedicarse a la prostitución» (CVR 2003: tomo VI, 264). Para la CVR, siguiendo las pautas de los Tribunales de Ruanda, cualquier violación sexual sistemática y generalizada constituye un crimen de lesa humanidad (Ibíd.: 265). Asimismo, en este contexto, se ha considerado a este tipo de violencia sexual como una forma de tortura. Es coherente la actuación del Brujo en este contexto: sus rupturas con toda sombra de legalidad, ya ni siquiera con los derechos humanos, se equipara con esta vulgarización de la sexualidad a pesar de su asombro, su «asco», ante «la salvaje» profanación del cadáver de la Gringa.

En el libro mencionado, Arendt introduce el concepto del «mal banal», es decir, aquel mal que se realiza sin conciencia moral, que estaría representado por Eichmann, frente al «mal radical», esto es, el mal que invierte los valores morales, representado por Hitler. Lo que sostiene Arendt es que el mal banal se produce cuando una persona pre-reflexiva actúa causando daño pero sin conciencia expresa de que está infringiendo una norma moral, es decir, el mal banal se concreta cuando el mal ha perdido aquello que lo caracteriza como tal y se produce por la incapacidad de reflexión de quien lo acomete (2001: 434 y ss). Como sostiene el mismo presidente de la CVR en el Perú, Salomón Lerner, el mal se banalizó, se trivializó, y las personas percibieron este mal desde una posición absolutamente indiferente que fomentó su reproducción y las consecuencias de sus prácticas: «También se puede ser indiferente encerrándose en las ocupaciones de cada día, poniendo lo otro en un rinconcito. Hanna Arendt, una filósofa, lo expresa bien al decir 'se banalizó el mal'. Se dio por sentado como una cosa que formaba parte del día a día leer en los diarios que había enfrentamientos, que se había matado a campesinos» (Lerner 2002: 6-7).

El Brujo, en este testimonio, organiza la historia de sus crímenes y de los crímenes de los otros como si se tratara de un relato de hazañas de héroes de historietas; a su vez, no conserva un hilo narrativo causal entre unas acciones y otras, y deja en un limbo de confusión sus propios delitos cuando está totalmente consciente de que son hechos ilícitos (como toda su relación con el narcotráfico). Esta forma de narrar la historia marca, de alguna manera, una característica única en la construcción de sí mismo como personaje: además de la banalidad del mal en el cual actúa, describe y narra, los valores a los que se sujeta no son los de la obediencia según las normas militares, puesto que las infringe todas las veces que puede. Su actuación se rige por la máxima del sujeto criollo: utilizar las normas, las situaciones, a las demás personas, en provecho propio, sin una conciencia clara de su actuación excepto por una cuestión fundamental: los soldados rasos, las «cholitas», los terrucos y todos aquellos que pertenecen a un estamento que no tiene ningún valor para su proceder, pueden ser −en el caso de los soldados− y deben ser −en el caso de las «cholitas» o los terrucos− desechados. La lógica de la basurización simbólica cobra nuevamente consistencia, bajo formas perversas, y articula las acciones de hombres con poder y armas. El Brujo no es una pieza más de la maquinaria: simboliza de alguna manera el tipo de lubricidad que la maquinaria del biopoder requiere para consolidarse desde lejos, sobre las voluntades, los pensamientos y mentalidades. Quienes están detrás de esta forma de razonamiento, a fin de cuentas, no son solo estos suboficiales «diestros» en llevar a cabo los fines de la «razón del Estado» y que deben dejar cuenta de sus acciones en documentos administrativos desde sitios como Aucayacu o Totos; quienes son más responsables de estos actos son aquellos que sostienen y fundamentan un discurso, una «razón de Estado» que autoriza, consciente e inconscientemente, todas estas prácticas autoritarias y violentas.

CAPÍTULO V
UN BRILLO DE PUTREFACCIÓN:
CORRUPCIÓN Y VLADIVIDEOS

La corrupción, como la forma de uso indebido del poder público para beneficio privado o de intereses de un grupo reducido en perjuicio de los intereses de la nación (Kahhat 2005: 334-6), muestra una aparente prosperidad, un florecimiento ilusorio, una actividad viva y especulativa que siembra, a su paso, un brillo de putrefacción (Kolnai 1929: 318). Esta forma de actividad desmedida fue la característica de los últimos días de funcionamiento del organismo que centralizó la corrupción en el Perú durante los años del gobierno de Alberto Fujimori, el Servicio de Inteligencia Nacional–SIN, y precisamente en esos días el brillo metafórico se convirtió en llamarada real: de una de las oficinas del SIN se alzaron lenguas de fuego debido a un incendio provocado. En su ansiedad de huir sin dejar rastro, el asesor Vladimiro Montesinos había emitido la directiva 01-98-/SIN/03.05, en la que se ordena que «todos los documentos [del SIN] sean carbonizados y las cenizas esparcidas» (Jochamowitz 2002: 124). Se debían quemar documentos, discos duros, archivos y demás huellas de la inmensa red de corrupción que él había demorado diez años en organizar y perfeccionar. Los diligentes oficiales y oficinistas de la institución no dudaron en cumplir las órdenes a cabalidad, pero las incineraciones de cintas de audio y video cobraron dimensiones dantescas y se salieron de control de tal manera «que el fuego alcanzó una oficina alfombrada de siete por siete metros y no habían podido salvar nada» (Ibíd.: 124). De ese fuego, provocado por las cintas de video, tampoco se pudo salvar el propio gobierno. Fue precisamente el video de Alberto Kouri, congresista tránsfuga, el que destapó la olla de grillos de la corrupción política organizada por Vladimiro Montesinos y alentada por Alberto Fujimori con la finalidad de mantenerse veinte años en el gobierno. El 14 de septiembre de 2000, un video difundido por la señal de cable de uno de los pocos canales independientes, Canal N, en el cual se veía a Kouri recibiendo quince mil dólares a cambio de pasarse a las filas del partido de gobierno, logró lo imposible, como lo sostiene el propio Montesinos en audiencia reservada ante el Congreso de la República del día 21 de diciembre de 2001. La caída de Alberto Kouri produciría la caída completa del régimen más corrupto de la historia del Perú:

> [...] la caída de Kouri desencadena lo que desencadenó y si no se produce la caída de Kouri no se hubiera desencadenado lo que se desencadenó (sic); entonces, obviamente yo era consciente de los escenarios políticos y por eso [...] yo hablo con él [Fujimori] y le digo

«bueno, ¿cuál es su definición?, ¿seguimos para adelante o no seguimos para adelante?» Me dice: «seguimos para adelante». Seguimos para adelante ¿qué significa? (Congreso de la República 2001: 47).

No pudieron seguir adelante porque la evidencia fue saliendo poco a poco de la oscuridad y deshaciendo la pátina ligeramente brillante de la putrefacción.

LA ALTA TOLERANCIA A LA CORRUPCIÓN EN EL PERÚ CONTEMPORÁNEO

Nunca antes en la historia peruana se instaló, desde los más altos niveles gubernamentales, una maquinaria de corrupción tan grande y a su vez tan efectiva: una red a la que pertenecían no solo jueces, ministros de Estado, congresistas y demás personajes cercanos al gobierno, sino también empresarios, dueños de los medios de comunicación, una gran cantidad de periodistas así como actores, futbolistas y hasta exitosas conductoras de televisión. No se hubiera podido llegar a conocer las dimensiones de esta red de corrupción, de las formas usadas para ser cada vez más eficaces y de la metodología cuasi-empresarial corruptora, si el artífice de este mega-proyecto no hubiera decidido grabar en cintas de video sobornos, cohechos, tráfico de influencias y demás actos ilícitos como una forma de dejar evidencia de la entrega de dinero y los arreglos de componendas en beneficio de un proyecto concreto: la re-elección de Alberto Fujimori. Estos cientos de cintas de video, que mostraban una sala con muebles austeros, de cuero marrón, por la cual pasaron desde los más importantes banqueros nacionales –como Dionisio Romero, dueño del Banco de Crédito– hasta embajadores o empresarios extranjeros –como Andrónico Luksic Craig, cabeza visible del grupo chileno Luksic y administradores en el Perú de la fábrica Luchetti– para pedir favores a cambio de otros favores o, directamente, para recibir ingentes sumas de dinero, son ahora el archivo más grande de sobornos a gran escala de la historia.

¿Cómo fue posible que una red de esas dimensiones pudiera controlar con tal perfección a tantas personas de tan diferente condición? La respuesta a esta pregunta ha llevado a que numerosos investigadores, sociólogos, politicólogos y demás científicos sociales analicen diversos aspectos de este proceso en un sinnúmero de libros que hoy conforman una verdadera biblioteca sobre Vladimiro Montesinos y la corrupción del llamado fujimorato[1]. Asimis-

---

[1] Algunos de estos libros, que no se consignan en la bibliografía del presente trabajo, son los siguientes: Sally Bowen, *El espía imperfecto: la telaraña siniestra de Vladimiro Montesinos* y *El expediente Fujimori: 1990-2000*; Guillermo Gonzáles Arica, *Auge y caída de la dictadura Fujimori-Montesinos: crónicas en defensa de la democracia y los derechos humanos*; Luis Alfonso Morey, *El regreso del chino: el nuevo fenómeno Fujimori*; Henry Pease, *La autocracia fujimorista: del Estado intervencionista al Estado mafioso* y *Así se destruyó el estado de Derecho*; Philip Maurice, *La alianza perversa: drogas, corrupción y militares durante la administración de Fujimori*; Evaristo Castillo, *La conjura de los corruptos*; Manuel Dammert, *El estado mafioso: el poder imagocrático en las sociedades globalizadas*; Martín Nizama, *La década dantesca en el Perú: visión de un psiquiatra*; Francisco Loayza, *Montesinos: el rostro oscuro del poder en el Perú*; Christián Guzmán, *Las razones de la corrupción: a propósito de un vladi-video*; John Mc Millan, *How to Subvert Democracy: Montesinos in Peru*, además de decenas de artículos académicos a profundidad, cientos de artículos periodísticos y algunos videos documentales.

mo, esta pregunta latente ha sido la clave para que, desde el mismo gobierno de transición del presidente Valentín Paniagua, en abril de 2001, se instituyera en el Perú una organización estatal para frenar la corrupción de los organismos del Estado, la Comisión Nacional Anticorrupción, que forma parte del Plan Nacional Anticorrupción[2].

Luego de la caída de Vladimiro Montesinos se han incriminado a 1.453 personas en 147 procesos por delitos de corrupción, y una de las pruebas de la realización de estos delitos son los ahora denominados «vladi-videos». Para entender la forma como fue montada esta maquinaria de corrupción por Vadimiro Montesinos es preciso tener en consideración que en el Perú la tolerancia a la corrupción es muy alta:

> Desde muy antiguo, los peruanos somos tolerantes ante una amplia variedad de actos corruptos, por los cuales la autoridad se beneficia de bienes y recursos públicos. Esa costumbre no empezó con Alberto Fujimori sino que tiene hondas raíces en nuestra historia. Esa tolerancia es una forma de la complacencia ante una práctica habitual de los gobernantes, quienes frecuentemente consideran la hacienda pública como dominio personal. La posibilidad de que a uno mismo o a algún pariente o amigo le toque participar de la condición de autoridad provoca esa complacencia, que solamente es una forma del deseo. Los peruanos gozamos de una normalidad muy singular, expresada en la máxima «que robe pero que haga» (Zapata 2003: 1).

El Índice de Percepción de Corrupción en el Perú es cada vez más bajo, esto significa que la tolerancia a los actos de corrupción se ha convertido incluso en parte del sentido común, mentalidad inculturada profundamente en el imaginario criollo. La máxima señalada, una suerte de beneficio por mal menor, es decir, un ejercicio de la administración pública eficiente a cambio de que el corrupto pueda «ganarse alguito», se repite consistentemente cuando se formula la pregunta abierta al hombre y mujer de la calle en sondeos de opinión de épocas electorales. Asimismo, según la ONG Proética, oficina local de Transparency International, al año 2003 el porcentaje de tolerancia moderada a la corrupción era de 72% y el de rechazo definitivo de 24%[3]. Estos son indicadores de una cultura que se organiza éticamente en torno a mediaciones y conciliaciones con todo tipo de actos inmorales e ilegales y cuyo origen, sin duda, deviene de una serie de hábitos jurídicos y cívicos que se iniciaron con el Virreinato y las dificultades para mantener en orden una administración colonial tan amplia y lejana[4]. En nuestros días existen muchos autores que han reflexionado, desde la ética y la política, sobre el funcionamiento de esta tolerancia a la

---

[2]   El gobierno crea la Comisión Nacional de Lucha contra la Corrupción y Promoción de la Ética y Transparencia en la Gestión Pública por medio del Decreto Supremo N° 120-2001-PCM del 17 de noviembre del año 2001, dependiente de la Presidencia del Consejo de Ministros, la cual fue presidida por Martín Belaunde.

[3]   Índice de Percepción de Corrupción 2004. www.transparency.org/tilac/indices/ indices_percepcion/2004/ipc2004_peru.ppt

[4]   Un documento que analiza la *performance* de instauración del poder colonial en la «cabeza del rey» a partir de una representación ritual presidida por la imagen del rey es el de Alejandra Osorio, *El rey en Lima. El simulacro real y el ejercicio del poder en la Lima del diecisiete.* Lima: IEP, 2004.

corrupción y la cultura criolla, pero son pocos los que se han preguntado cómo funciona la estructura moral del trasgresor de las normatividades para poder organizar sus actos a partir de una razón de Estado mafiosa.

«ÉTICAS» PERUANAS: LA MORAL DEL *ACHORADO*, EL MAL CRIOLLO Y EL SISTEMA *PENDEJO*

Los tres autores que vamos a revisar a continuación plantean, desde marcos teóricos diversos, tres formas de entender la mentalidad de la tolerancia a la corrupción en el Perú y la inclusión en la vida cotidiana de las diversas formas de caer en ella. Se trata de la propuesta de la moral del «achorado» que plantea Hugo Neira, el análisis de la «ética» de Vladimiro Montesinos de Gonzalo Portocarrero a partir de su propuesta de «mal criollo» y, por último, el concepto «sistema pendejo» desarrollado por Juan Carlos Ubilluz en un análisis comparativo entre el «imperativo sadeano» –¡goza!– y las acciones perversas del mismo Montesinos. Creo que estas tres propuestas permiten entender el marco social donde se desarrolló la corrupción generalizada de Montesinos y, para este trabajo, son pertinentes en tanto sirven para sostener mi hipótesis principal: que en el Perú de los últimos años se ha perdido el asco moral como forma de consolidar las relaciones internas de cohesión de una sociedad y se ha implantado un trastrocamiento de valores que, a su vez, anestesia a los peruanos que escurridamente se entregan a los hedores de la corrupción.

En un especial publicado en 1987 en la revista *Socialismo y Participación* en torno a varios debates sobre el concepto durkheimiano de anomia social, Hugo Neira, en un artículo bastante pesimista –según calificación de Catalina Romero en los comentarios posteriores–, sostiene lo siguiente:

> Ciertamente hay que considerar que los procesos de cambio brutal, como el que afecta desde hace decenios al Perú, de la emigración y la urbanidad masiva, traen consigo procesos imprevisibles, turbulentos. En este magma desordenado del cambio social espontáneo hay indudablemente vida, pero también puede haber autodestrucción y anulamiento. La emigración produce –un ejemplo, entre otros– un comerciante informal, saludable, pero también el «achorado», que es el emigrante que ha perdido los criterios de sanción social de la aldea andina para reemplazarlos por *una moral laxa y sin escrúpulos orientada al éxito individual* en el cual no hay sonrojo por el rápido enriquecimiento ilícito o la trasgresión de las normas si ello produce ganancias y, en algunos casos, prestigio [...]. A los viejos vicios republicanos del caos administrativo, la prebenda pública y el hábito de la negligencia, se suman nuevas conductas anormativas, esta vez a escala gigantesca y popular. [...] El andino que para sobrevivir en la gran ciudad tiene que 'ponerse mosca' llegará con el tiempo a internalizar el tácito de que para el ascenso social todo vale y que la verdadera regla consiste en que no hay ninguna (1987: 3-4). [énfasis mío]

El *achorado*, entonces, es el hijo de la migración de las décadas de 1950 y 1960 y producto de las lógicas de supervivencia a este cambio social «brutal» en la sociedad urbana peruana. El adjetivo achorado viene de «choro», que en replana peruana significa ratero más que ladrón, es decir, el que realiza pequeños hurtos. Según el Diccionario de Peruanismos de Juan Álvarez Vita, achorado es «la persona alegre y que imita las actitudes de los maleantes» (1990: 35), básicamente una persona «ordinaria, vulgar y desafiante» (Ibíd.: 35). El término es utilizado bastante antes por Aníbal Quijano, el teórico de los procesos de «cholificación» en el país, para referirse precisamente a ese migrante marginal e individualista que, presionado por la reducción del mercado de trabajo, la informalidad y la necesidad, se ve impelido a realizar actos socialmente condenables. Quijano finalmente termina diciendo: «El achoramiento, así, es fruto del deseo (de comer)». Y en este sentido la supervivencia sería la razón para romper con todo pacto social.

Precisamente este tipo de rupturas sociales es lo que recoge Eloy Jáuregui en una crónica descriptiva de una de las avenidas más importantes –y más provincianas– de la capital: la avenida Abancay. En esta avenida, plagada de vehículos de transporte público y vendedores ambulantes, también aparece el achorado y el achoramiento como formas urbanas de acción:

> Uno no nace achorado, se hace. El poder es achorado y aquí, señores y señoras, sobrevivimos gracias al achoramiento. El proceso redime al pobre e intoxica levemente al rico, que los hay. La justicia es achorada y la equidad es su culpa. La educación no sentimental se achora y achora al alumnado. El soporte tradición-identidad –nuestro pasado glorioso en los textos y crónicas- es el bolsón de resistencia. No obstante, carcomidas las normas, las (buenas) costumbres, deben su existencia a las nuevas formas de la urdimbre social (2003: 2).

Lo achorado se encuentra en todos los niveles de la vida social y no solo en los espacios de los migrantes andinos cholificados sin quererlo y adecuados a una *moral laxa y sin escrúpulos orientada al éxito personal*. Según Jáuregui, el achoramiento es una forma de salir adelante y atraviesa a la justicia, la educación y las normas sociales: es más, el poder es achorado, ergo, para empoderarse es necesario achorarse. El achorado sería aquel que no le hace ascos a nada y el achoramiento, una fórmula para sobrevivir de forma desafiante en una sociedad sin escrúpulos. Neira, sin generalizar como Jáuregui, y planteando un análisis focalizado en la moral del achorado, organiza su punto de vista sobre una serie de formas anómicas de actuar de parte de los achorados, que se sustentarían en una especie de *habitus* de supervivencia peruana, que consiste en la impronta de una *hybris* criolla desatada por el relajo moral y ético (Ibíd.: 4).

Estas formas de actuar denegando socialmente el imperativo categórico kantiano se han instaurado en una racionalidad achorada. No obstante, el contexto donde se ejecutaría este imperativo tampoco es el de la modernidad. En una sociedad heterogénea –viviendo en las tensiones y los intersticios entre posmodernidad y premodernidad– solo un tonto cumple con las reglas que no reflejan utilidad social alguna, pues provienen de códigos y condiciones ajenas a una realidad mucho más cruda que la diseñada por los legisladores y operadores de justicia. Pero esta «alegalidad» más adelante cobra otros visos: se convierte simplemente en la adaptación a una sociedad anormativa. Por supuesto, para que esta moral prospere se necesitó de unas condiciones previas. Neira propone que esta moral surge de los «migrantes andinos» al contacto con este nuevo lugar (Lima) con normas viejas. Sin embargo, no se trata simplemente del cambio de un migrante andino que debe adaptarse a la urbe salvaje, sino más bien de unas condiciones anteriores de una urbe demasiado modosa: esa «blandura moral» de la cultura criolla supérstite. La blandura moral permite que se vaya organizando una nueva forma moral cuyo valor máximo es la supervivencia y cuya estrategia prioritaria es «hacer lo que sea» para seguir adelante.

En 1990 con el gobierno de Alberto Fujimori llega la liberalización económica y su correlato cultural y simbólico, se produce la importación de bienes y servicios, llegan los canales por cable, de los escaparates surge la «fiesta del equipamiento del hogar» –el término es de Efraín Gonzales de Olarte–, es decir, la posibilidad de adquirir a sola firma microondas, cocinas, carros; así como la feria de las franquicias (desde Burger King hasta McDonalds). Pero también llegan las nuevas ideas y los nuevos valores simbólicos. Junto con las franquicias y los restaurantes de vidrios inmensos se importan con mayor intensidad una serie de ideas-fuerza: acaparar más rápido y con menor costo; pensar en uno mismo como un *self-made-man* o *self-made-woman* que se hace solo/a y se organiza solo (los demás siempre están a su servicio); afrontar la vida como si se tratara de un negocio aplicando reingeniería donde se pueda; asumir que la realidad es simplemente la que nos enseñan los medios de comunicación, sobre todo, la televisión (aunque esta percepción viene de mucho antes, en esta década cobra una fuerza inusitada). Precisamente estos «valores» se engranan de manera perfecta con la *moral del achorado* y la fortifican otorgándole una validez que proviene de un discurso internacional con prestigio simbólico.

Si las migraciones y el traslado de valores andinos a las urbes –como la solidaridad dentro de las redes familiares y la reciprocidad– logran cristalizar la *cultura chicha*, la *cultura combi*[5] nace precisamente de este encuentro entre el lado más blando de la cultura criolla enfrentado a los nuevos actores migrantes y supervivientes cruzado con los antivalores del neoliberalismo reciclados desde su versión tercermundista. La lógica del capitalismo y la ética clientelista del neoliberalismo se rompen detrás de un escudo de anti-solidaridad con el otro. Aun cuando sea cliente, el otro está para ser «abusado» por el más «vivo». Dentro de

---

[5] Combi: se refiere a las «camionetas rurales» que sirven para el transporte urbano de pasajeros y que proliferaron luego de la apertura económica en casi todas las principales ciudades del Perú con permisos de ruta de procedencia dudosa. Además del chofer siempre trabaja un cobrador (denominado «campana») que suele pararse en la puerta de la combi aun cuando ella esté en movimiento. El cobrador también funge de «publicista» de la combi y, con la camioneta llena de pasajeros, suele gritar a voz en cuello: «al fondo hay sitio». Se trata de una lógica perversa, pues tanto cliente como «campana» saben que no hay sitio para un pasajero más pero, igualmente, continúan con su intercambio.

esta lógica, quien respeta las normas, se detiene en los semáforos o se queja por el abuso es «cojudo», esto es, un tonto reincidente que no entiende las reglas de la vida: un perdedor. La razón cínica se instala en perfecta conjugación con la razón achorada. Por eso, la única salida del abuso es revertirlo desde la sinrazón del humor sarcástico. Pero quien no tiene la *cancha*[6], ni la *concha*, ni el escenario adecuado, simplemente debe rumiar su frustración creando el clima de la resignación o el resentimiento. Esto produjo toda una secuela de formas de achoramiento que van desde el *alpinchismo*[7] (versión privada, derrotada y arrinconada) hasta el *transfuguismo*[8] (versión pública, canchera y cínica).

En conclusión, durante los años de gobierno de Alberto Fujimori, la ética fue concebida como un sobrecosto. Asimismo, por los años del momento más alto del fujimorismo, los diversos personajes del gobierno hablaban de medidas económicas como si se tratara de simples planteamientos técnicos y no políticos; es más, el término «político» estuvo muy desgastado y era considerado incómodo, inútil y sucio. Lo técnico debía imponerse sobre lo político porque lo técnico era neutro[9]. Lo político, en su acepción más filosa, era simplemente ignorado y ni siquiera postergado, y lo ético se nombraba para poder colocarlo en un discurso de segundo orden. Pero si en tiempos de carestía y terror los patrones morales se «ablandaron y aligeraron», luego en tiempos de estabilidad no cambió el patrón de comportamiento moral y se siguió manteniendo una holgura bastante cómoda: esa indiferencia que produce el bienestar. Como ya mencionamos, «que robe pero que haga» es la máxima que condensa la falacia y que supone, de entrada, una situación de desventaja ética por el simple hecho de que el Perú es una sociedad periférica, local y pobre. La máxima «que robe pero que haga» es la simbología de una moral laxa orientada al éxito y al pragmatismo por encima de cualquier otro valor, y sería un reflejo de lo que Portocarrero denomina el «mal criollo».

En su libro *Rostros criollos del mal. Cultura y transgresión en la sociedad peruana*, Gonzalo Portocarrero propone una conceptualización diferente del mal que se realiza en el Perú a partir de situar al sujeto criollo en un contexto poscolonial, incapaz de configurar una

---

[6]   Cancha. En esta acepción se refiere a tener experiencia para maniobras sociales.

[7]   *Alpinchismo*. Este neologismo proviene de la usual frase popular, «me llega al pincho», que suele utilizarse para situarse fuera de la encrucijada de la realidad con un desdén por los sucesos que acontecen. Es similar, aunque más agresiva, a la frase «me importa un bledo».

[8]   *Transfuguismo*. Otro neologismo que viene de la palabra «tránsfuga» referido a los políticos que han cambiado de bancada en el parlamento debido a un soborno o a promesas de prebendas económicas.

[9]   En diversas entrevistas realizadas a funcionarios del Estado peruano durante el año 1999, desde la Directora del Indecopi, Beatriz Boza, pasando por el Ministro de Economía, Carlos Boloña, hasta el Defensor del Pueblo, Jorge Santistevan de Noriega, ellos mismos reclaman como parte de su perfil público la importancia del rol técnico de sus instituciones. Esta forma de remarcar lo técnico está en función de «sacarlo» de lo político. El propio Santistevan también sostiene que «los esfuerzos de la sociedad civil tienen que mostrar un grado de eficiencia, un grado de utilidad y sin duda tienen que mantenerse alejados de la política» (*Cuestión de Estado* n° 24, agosto 1999). Política *versus* eficiencia parece ser un dilema que marca el paso del Estado planificador central a la modernización de las instituciones estatales en función de la economía de mercado. Se entiende entonces que lo «técnico» es neutral y que la política es negativa. Este discurso es incoherente con la propia definición de «sociedad civil».

narratividad nacional inclusiva sino, por el contrario, aislada de la relación con los indígenas –los Otros nacionales– y enfocada en el deseo de integrarse plenamente a Occidente. «Un modo de ser en el que prima la identificación con lo más valorado sobre la admisión e integración de lo real de nuestra historia. No debe sorprender, entonces, que los rostros criollos del mal sean ante todo el cinismo y la culpa» (2004: 15). Portocarrero sostiene que, tomando en consideración algunos de los presupuestos de Arendt, Žižek, Rorty, Ricouer y Levinas, este mal criollo se sustentaría sobre los siguientes puntos: el racismo y su jerarquización llevan al desconocimiento de la humanidad del otro-diferente y, por lo tanto, la exclusión implica para los de arriba un goce, una vivencia de superioridad pero también una mala conciencia. En cambio, para los de abajo, implica una admiración mezclada de envidia y resentimiento; la falta de una sociedad competitiva; la debilidad de la ley y su consiguiente impedimento para pacificar y fijar límites; y el estrangulamiento del juicio crítico que producen las industrias culturales, sobre todo, la televisión y la prensa amarilla (Ibíd.: 39). Todas estas particularidades se vienen conformando desde la Colonia, puesto que en sus inicios el sujeto criollo nunca pudo tener una relación directa y explícita con el poder metropolitano del rey; asimismo, este poder prefirió «hacerse de la vista gorda y tener una fiscalización laxa» y creó un entrampamiento: «el sujeto criollo para someterse al poder que (injustamente) lo desprecia, tiene como aliciente una indulgencia que le abre posibilidades de goces ilícitos, pero que lo confirma en su ser despreciable. Es decir, se le exige que reconozca una autoridad injusta que debilita su agencia haciéndolo cómplice, estimulando su irresponsabilidad» (Ibíd.: 14). La vivencia de esta tensión permanente es lo que le permite hacer que los otros, los indígenas y negros, sean el objeto de su goce transgresor: niega el dentro de sí, se traiciona a sí mismo (Ibíd.: 15).

Esta forma de encarar la nacionalidad peruana, organizada desde una lógica colonial, ha perdurado a lo largo de toda la República y, en este deseo de ser occidental, ha continuado liberando su goce como un géiser pulsional y apuntando a los otros-no criollos como sus blancos. Como sostiene Portocarrero, todos los peruanos del mundo criollo han podido experimentar las tres estancias del mal criollo: ser víctimas, ser testigos, ser cómplices.

El mal criollo divide a las personas en dos: los sujetos, que serían los pendejos[10], los vivos, los criollos y los objetos, que serían aquellos de quien se debe sacar ventaja, a quien se debe abusar, que serían los lornas[11] o los llanamente cojudos[12]. La relación que se plantea entre unos y otros es de violencia social y el dilema implícito en la lógica que la convoca es «atrasar o ser atrasado. Entonces toda la vitalidad de los individuos se debe dirigir a sacar ventaja de los demás como sea posible» (Portocarrero 2004: 301). Por eso mismo, el peor interdicto social para un varón peruano, de todas las clases sociales urbanas, es ser

---

[10] Según Álvarez Vita, el pendejo es una persona viva, astuta, bribona, que actúa con malicia, de vida licenciosa (1990: 307).

[11] Es un tipo de pescado, pero en jerga criolla es el tonto útil.

[12] El cojudo es un idiota reincidente.

un «lorna», que implica, además, constituir una suerte de identidad afeminada y, por cierto, subalterna. Por otro lado, a diferencia del achorado, el pendejo no es necesariamente el hijo de la migración, el producto de la supervivencia, el émulo desafiante de los comportamientos delincuenciales; el pendejo es simplemente el que utiliza su malicia para sacar provecho de la debilidad del sistema, pero sobre todo de la debilidad de los demás.

El mal criollo, entonces, en términos de Arendt, estaría en la intersección de las coordenadas entre mal banal (Eichmannn) y mal radical (Hitler), puesto que parte de su configuración permite que haya una conciencia hueca sobre los daños que se infringen en los otros. Pero, por otro lado, también hay un trastrocamiento de valores completo. El mal criollo se inicia con la criollada, esto es, una versión básica y primitiva del daño maligno criollo, que aún conserva cierta característica de labilidad, de ingenio, pero que es rechazada por ser improvisada y poco seria (Portocarrero 2004: 189), para luego devenir en la «pendejada», esto es, en las trasgresiones de una norma considerada abusiva, ilegítima y corrupta; rechazo que a su vez se inscribiría en un goce, una excitación, una emoción que surge en ese intersticio entre el temor a ser atrapado y la esperanza de no serlo, para «finalmente resolverse en una vivencia de poder» (Ibíd.: 190). Por todas estas características, en el Perú funciona un «culto a la pendejada» (Ibíd.: 98) porque el más pendejo es el exitoso, el ganador.

LA RAZÓN DE ESTADO DE VLADIMIRO MONTESINOS

Cuando Montesinos huyó del Perú en el velero Karisma y fugó a Panamá, donde se hizo fotografiar y dio una entrevista, los comentarios de algunos jóvenes peruanos eran de admiración porque se escapó de la justicia peruana («la hizo»). Por lo menos esto narra el columnista de *El Comercio* Alberto Massa cuando comenta que escuchó a su hijo alabar a Montesinos, admirar su capacidad de hacer riqueza y su gusto por los relojes Rolex. Esto fue motivo para que Massa se autoflagele en público sosteniendo que, como padre, había fracasado.

La pendejada sería una forma de trasgresión social asentada en el goce sádico del daño al otro. Juan Carlos Ubilluz sostiene que del eje «criollada» como base de las transacciones sociales hemos pasado al eje «pendejada». La pendejada deja de lado el aspecto pícaro y se concentra en el aspecto sádico de la trasgresión. Ubilluz sostiene que esto solo ha sido posible con «la fuerza de avance de la globalización en el país, la fuerza transnacional del capitalismo tardío que desvincula al sujeto de sus lazos tradicionales y exacerba en él la voluntad de goce» (2006: 79). Es así, entonces, que el sujeto criollo contiene componentes contradictorios. Por un lado, «el 'ello' criollo del sujeto pendejo establece un pacto con el superyó capitalista a expensas del yo racional (yo civil, yo democrático...)» (Ibíd.: 79), pero, a diferencia del sujeto del primer mundo, en el Perú los ideales de placer (pasarla bien con los amigos sin hacer nada «en otras palabras, huevear» [Ibíd.: 80], por ejemplo) contrapesan los ideales del goce. Por lo tanto, «existe en el pendejo un utilitarismo del placer que se erige cual una defensa paradójica al kantianismo de su ética sádico-agresiva» (Ibíd.: 80).

Esta última acotación se podría interpretar como que la intensidad de la inercia utilitaria es tan fuerte en el sujeto pendejo que, de alguna manera, controla el imperativo sádico: dañar al otro. El daño si es que no se produce es más por liviandad moral que por la toma de una decisión radical y «ética». Esta sería la regla para la mayoría de sujetos criollos, para aquellos a los cuales se les puede aplicar, asimismo, las reglas del mal banal: no se trata de odio o de sadismo, sino simplemente de cierto espesor viscoso que no permite ni una decisión cabal sobre el bien, ni una opción transgresora sobre el mal.

Si sobre esta coordenada podría operar el suboficial de tercera apodado el Brujo y ese acto por el cual emplaza a sus soldados por haber violado el cadáver de la Gringa (ver capítulo anterior), también sobre ella operaron muchas de las personas que fueron a «hablar» con Montesinos. El acto de su propia corrupción no se organizaba sobre una aceptación lúcida de la transgresión en provecho propio, sino sobre un sentido común moral que preconizaba una suerte de falseamiento de la realidad para acomodarla sobre su propia sombra; una voz oculta pero muy potente establecía una lógica que se inculturaba en el sentido común: «todos los peruanos son corruptibles». Porque en la medida que «todo se compra, todo se vende[13]» se medía a todos con la misma vara para considerar los actos de corrupción como pecados veniales («él no ha cometido un crimen, sino un pecado» sostenía el líder del Partido Popular Cristiano Luis Bedoya Reyes para justificar a su hijo, Luis Bedoya de Vivanco, quien había recibido una fuerte coima de Vladimiro Montesinos). «Total por cinco lucas[14] me compro un diputado» reza un verso de la canción más celebrada del grupo de rock peruano Noséquién y los Nosécuántos, cuyo líder, Raúl Romero, muchos años después de componerla, fue a «hablar» con Montesinos y casi pactó once conciertos por un millón y medio de dólares. En una entrevista otorgada a la revista *Caretas*, Romero sostuvo la idea-fuerza de que los peruanos «considerábamos a Montesinos un tipo que se sacrificaba por el país. Y si se hablaba de [los crímenes de] La Cantuta, de Barrios Altos y de cierto control del Poder Judicial, a muchos de nosotros desgraciadamente nos parecía tolerable. Que me perdonen las víctimas, pero desde el punto de vista macropolítico nos parecía que era un precio a pagar»[15]. La referencia a un «nosotros» organiza una razón pendeja para colocarla como base de una serie de decisiones colectivas, pero en realidad se trata de hacer sentir, hacer pensar y hacer creer que «todos son corruptibles». Esta estrategia es una forma de

---

[13] Este fue el título de una telenovela popular durante la década de 1990.
[14] «Lucas» en replana peruana es nuevos soles.
[15] *Caretas* n° 1656, 8 de febrero de 2001, visitada el 18 de marzo de 2003. http://www.caretas.com.pe/2001/1656/articulos/romero.phtml

destrozar la cultura y de suavizar la culpa. Como sostiene Noam Chomsky, «una técnica estándar de formación de creencias es hacer algo para el interés propio y luego construir un marco del cual se deriva que eso es lo correcto» (2001: 2). No se trataría de un simple autoengaño, sino de realizar una operación de uniformización del resto sobre la base de la forma como se perciben los propios límites morales: creer que un acto personal es la prueba fehaciente de la instauración de una forma de ser es una operación arrogante y una conclusión falsa. En realidad, se trata de discursos normalizadores de lo aberrante y lo insano.

¿Vladimiro Montesinos operaba en esta lógica? Según Ubilluz sí, pero Portocarrero opina lo contrario. Montesinos sabía perfectamente lo que quería en la medida que trastocaba los valores completamente y no jugaba a permanecer en un estado pantanoso para justificar sus propios actos. Su razón ha sido el cinismo, pues él ejercía control total sobre sus actos y los actos a los cuales inducía a los demás. Para Portocarrero, Montesinos era el representante del mal radical, aquel que trastoca todo y se instaura como la ley. En cambio para Ubilluz:

> [...] en muchos de los videos, Montesinos no se muestra solamente como el Amo comprometido con la Nación sino como un individuo inescrupuloso que posiciona sus intereses sobre ella. Es decir, en ellos Montesinos aparece como el pendejo por excelencia, el hombre verdaderamente libre de toda ley e ideal, en breve, como el Amo absoluto. No obstante, como ya lo hemos visto, esta libertad es sólo aparente: el perverso se encuentra sometido a la voluntad de goce del Otro, sus actos le están dedicados a El. De allí el deseo de hacerlo gozar comunicándole los crímenes que ha cometido en su Nombre (2006: 89).

Ubilluz sostiene que Montesinos actuaba impelido por demostrar que realmente estaba a cargo: por eso mismo era imprescindible el error para que, a fin de cuentas, todo el extraordinario entramado quedara a la luz. Según Ubilluz, Montesinos actúa como un *voyeur* más que como el sádico; por lo mismo, su mandato no es solo goza sino «mira y goza», y «mírenme como el Ser-Supremo-en-Pendejada» (2006: 89-90). Hay una suerte de exhibicionismo y pedagogía pendeja en la obsesión de la grabación de todos los actos de corrupción cometidos, a gran escala, entre 1998 y 2000. Montesinos «quiere relatarnos cómo ha engañado», parafraseando a Bataille, Ubilluz sostiene que en este contexto, para el gozador sadeano, lo que importa es «que el crimen alcance la cima del crimen» (2006: 90).

Montesinos lo percibe así, sobre todo ahora que se encuentra en la cárcel y como reo en varios procesos[16]; él sabe que tiene la oportunidad histórica de teatralizar sus múltiples

---

[16] Al escribir estas líneas Vladmiro Montesinos enfrenta varios procesos. En la Base Naval de El Callao, bajo muy fuertes medidas de seguridad, se ha instalado un Juzgado Anticorrupción para evitar trasladarlo por las calles de Lima. Los juicios son públicos y Montesinos siempre está realizando diversas maniobras para llamar la atención de los medios de comunicación. Asimismo, Montesinos, como abogado, maneja un discurso legal que pone en juego ante los jueces, quienes, dentro del ritual hiperlegalista de la sociedad peruana, siguen llamándolo con el apelativo de «señor». En un careo del día 22 de julio de 2005 entre Matilde Pinchi Pinchi —colaboradora eficaz en los procesos judiciales más complejos contra la corrupción de la red montesinista—y el propio

formas de basurización-dominación del «otro» subalterno (los congresistas, los políticos, todos aquellos a los cuales vuelve «lornas»). En esta teatralización, él deja bien en claro quién tuvo el control desde el primer momento pero, además, explica el motivo por el cual podía corromper a los diputados con tanta facilidad. Él era un experto, un profesional de las manipulaciones, un *pendejo qua* ideal de goce (Ubilluz 2006: 90):

> Antes de entrar al tema de fondo, esto es a la explicación del acto material de la entrega de dinero a cada uno de los congresistas, yo quiero hacer a manera de marco de referencia introductorio el por qué es que yo ejecuto una operación de inteligencia que se llama «Reclutamiento de congresistas». O sea, ¿por qué se da ese hecho? Eso no es una ocurrencia mía o porque el señor Fujimori tenía la voluntad de tener una mayoría, ¿cuál era la razón? Cuando se produce el proceso electoral, el 8 de abril, es de conocimiento público, hay un primer resultado que arroja la ONPE donde se determina de que la Alianza Perú 2000 no había alcanzado mayoría parlamentaria. Esto es, no se tenía 61 congresistas. [parte testada]. Juan Carlos Miguel Mendoza del Solar, paisano mío, arequipeño, amigo de su padre. Bueno, era una persona sumamente fácil, un muchacho de 30 años, 32, para mí un hombre ya de más de 50 años *era muy fácil hacer una manipulación, para ello yo tenía muchas experiencias en las manipulaciones, o sea que lo llamé vino y en 10 minutos logré mi finalidad y le pagué 10 mil dólares*, me recibió 10 mil dólares... (Congreso de la República 2001: 4).

La corrupción es una estrategia con título ad hoc para poder llevar a cabo los planes políticos y los planes nacionales (volveremos sobre estas dos conceptualizaciones de la razón de Estado pendeja más adelante). Montesinos deja bien en claro, en audiencia reservada ante el Congreso de la República, que él es quien tenía el control total del entramado completo y este control no es solo el efecto de un mandato de Fujimori, sino, sobre todo, la pericia de un hombre como él para organizar una razón de Estado. Su modo de actuar, la manipulación, es lo que le permite corromper «en diez minutos» a un diputado en una operación extraordinariamente eficiente. Y esta acción tienen que conocerla los demás en su *performance* teatralizadora para que, incluso, los jueces y congresistas que lo escuchan sepan positivamente que él es el Gran Pendejo y que aun detrás de las rejas controla. Por supuesto, esta posición es una ficción pues, finalmente, él ya ha perdido el real control de todo poder político.

LA CORRUPCIÓN DE LOS MEDIOS DE COMUNICACIÓN Y LOS «VLADIVIDEOS»

Una de las metas de Vladimiro Montesinos fue cooptar a los medios de comunicación, específicamente a la televisión de señal abierta, para poder consolidar la reelección de Fujimori y el plan de permanecer en el gobierno durante 20 años. Por eso mismo, desde un primer momento, se planteó la posibilidad directa de pagar la fidelidad y el uso estratégico de la línea política de los canales y la censura de los periodistas opositores, con la coloca-

---

Montesinos, este le exige a aquella que no lo tutee: «Y no le permito que me tutee porque yo la trato de Ud. y aunque yo permanezca detenido no he perdido mi dignidad» (*El Comercio*, sábado 22 de julio de 2005, A2).

ción de más de 80 millones de soles de avisaje gubernamental en aquellos de mayor audiencia. Más adelante, durante el año 1998, Montesinos decide pagar dinero directamente. Al parecer necesitaba no solo una línea política favorable, sino deshacerse de aquellos periodistas que le eran absolutamente incómodos. El pago directo a los dueños de los canales no tiene la sofisticación de las negociaciones legales y judiciales que propone Montesinos a los empresarios que visitaron la sala del SIN (como los videos de Dionisio Romero o Andrónico Luksic). Como sostiene Zapata en la introducción a este capítulo de los vladivideos: «Por el contrario, en el caso de los propietarios de los medios de comunicación, el elemento dominante está constituido por los fajos de [dinero en] efectivo y las imborrables escenas de grandes señores guardando sobornos en maletines y bolsas» (2004: 291).

En efecto, las escenas más delirantemente plásticas de los videos de Montesinos son, quizás, las de la corrupción de José Francisco y José Enrique Crousillat[17]. El video del 26 de febrero de 1999 empieza con una toma de la sala del SIN en la cual están sentados padre e hijo Crousillat y Vladimiro Montesinos, con terno oscuro, frente a dos rumas de medio metro de billetes en dólares. Los tres hablan de temas banales (los relojes Rolex, las fotos que han querido tomarle a Montesinos) cuando empiezan a criticar a la revista *Caretas* y a algunos de sus periodistas de manera sumamente vulgar: «¡Puta madre, gordo cabrón es ése!» (por Enrique Zileri, su director) o «Ése [Fernando Vivas] es un miserable... Ése es un maricón» (Congreso de la República 2001: 367). De pronto, cambia la toma a una segunda cámara, los tres personajes se ríen a carcajadas, entonces Montesinos dice: «vamos metiendo» y empieza a guardar el dinero en un maletín. Ambos, padre e hijo, se miran mutuamente y asienten. En ese preciso momento, José Francisco, el hijo, empieza a interrogar a Montesinos sobre una supuesta información de pago a periodistas en planillas del Ministerio de Transporte y Comunicaciones, es decir, sobre otro acto de presunta corrupción menos veladamente oficial. Más adelante, asimismo, comentan sobre la forma como merman algunos dirigentes del club deportivo Alianza Lima, acondicionando espacios poco higiénicos para la sección de odontología del club. Los calificativos que usan son: «Enrique Crousillat: Son unos ladrones. Vladimiro Montesinos: Se roban todo. Enrique Crousillat: Se roban todo, son unos dirigentes de cuarta» (Ibíd.: 375). En esta escena hay dos conglomerados de sentido que no coinciden: por un lado las imágenes de los billetes puestos en rumas altas sobre una mesa de madera, el gesto de Montesinos de guardarlos él mismo en el maletín, los dos hombres fuertes de América Televisión sosteniendo una conversación esquizofrénica sobre la corrupción al menudeo de periodistas y dirigentes deportivos, irguiéndose en jueces morales del resto cuando, en primera plana, se encuentra la evidencia más contundente de su propia tachadura moral y de su crimen. Los pendejos convertidos en esclavos del Amo mayor, como podría decir Ubilluz, actúan como si su mal no inflingiera daño a nadie; por el contrario, beneficio a los intereses de la nación.

---

[17]   Al momento de la redacción de estas líneas tanto José Francisco como José Enrique Crousillat se encuentran detenidos en Lima y encausados en un proceso por delitos de peculado, corrupción de funcionarios y asociación ilícita para delinquir.

Otra escena de corrupción en la que se expresa claramente este cambio de estrategia de compra de publicidad a compra directa de empresarios mediante el pago de dólares en efectivo se explicita en el video en que Montesinos ofrece dinero a Eduardo Calmell del Solar, dueño del diario *Expreso*, y uno de los futuros accionistas de Cable Canal de Noticias - Canal 10; aunque, como se supo posteriormente, se trataba de una operación encubierta para tener un canal de televisión a total disposición de Vladimiro Montesinos. Esto es lo que Montesinos ofrece:

> Entonces, muy bien, ahora tenemos dos vías de apoyo recíproco para ese objetivo, ¿no? de ese objetivo de la continuidad, hablo de la re-elección del Presidente. Vamos a hablar claro, a calzón quitado, acá. Una es la forma clásica, intervención de la publicidad formal que te puede ofrecer Borobio [publicista asesor] y del avisaje, etc. Más, menos, que a veces se retrasa [...] Yo te ofrezco otra alternativa, paralela a ésa que no tiene nada que ver con el mensaje de Borobio, nada, ni el avisaje promocional. Hagamos un convenio de 12 meses, empecemos este mes de abril y terminemos en el mes de las elecciones. Entonces, tú me dices: «Hermano, mira, vamos a apoyar el tema de la reelección del Presidente en estos 12 meses o 15 meses y yo estimo que el apoyo económico es tanto»[18].

El planteamiento de la negociación ilícita se presenta con esta suerte de manipulación de Montesinos. No se trata solamente de establecer bien en claro («a calzón quitado») que se trata de un ilícito en función de un objetivo «que lo justifica» sino que, además, podemos notar en la forma de frasear de Montesinos que él, como instancia corruptora, desaparece y toma prestada la supuesta voz futura de quien, en realidad, lo está escuchando inmediatamente, para plantearle la coima como «un pedido» que el otro le hará: «Entonces, tú me dices, 'Hermano, mira [...] yo estimo que el apoyo económico es tanto...'» Más adelante, en una suerte de juego de simulaciones invertidas y cínicas, le dirá: «No queremos parametrarlos, simplemente que nos apoyen el contenido» (Ibíd.: 506). Esta forma de plantear la corrupción se trastoca de estrategia para continuar con la «democracia» y se reviste de un «acto de negocios», esto es, se trata de una manera de disfrazarse de vida para introducir lo que Kolnai denomina «esa sustancia pastosa, pulposa, cariada y viviente que se descompone» (1929: 317) substituyendo lo realmente vital por esa «corrosión de un carácter mortífero que imita la vida» (Ibíd.: 318).

En otros pasajes de los vladivideos, se puede observar a Vladimiro Montesinos como un «ejecutivo de la corrupción», un abogado diligente, efectivo, firme en sus propósitos y práctico en sus propuestas, analítico y, a su vez, dicharachero; una suerte de *yuppie* criollo, acucioso y veloz, pero al mismo tiempo relajado y distendido. Montesinos pretendía, sobre todo, dejar la imagen de un eficaz gerente que a su vez es un tradicional caballero arequipeño:

---

[18] *En la sala de la corrupción. Videos y audios de Vladimiro Montesinos (1998-2000).* Trascripción. Ed. Antonio Zapata. Lima: Biblioteca del Congreso, 2004. Tomos I-VI, p. 508.

Vladimiro Montesinos: Entonces, en este momento te entrego los 500, agarra tu malentincito de acá, y los otros 500 te los voy a entregar en los próximos días.
Eduardo Calmell del Solar: No te hagas problemas, ningún problema.
V.M.: Acá hay una *cuestión de caballeros.*
E.C.S.: Claro que sí, esto para que tú veas, pero la verdad que *basta con mi palabra.*
V.M.: Yo lo sé, yo lo sé. Por eso te digo que *simplemente es una cuestión de caballeros.*
E.C.S.: Y además va en orden, los 25 mil que... no te hagas problemas, por favor.
V.M. No, no, acá están. De todas maneras cuenta, hermano, porque plata es plata. [énfasis mío][19]

En esta conversación podemos encontrar lo que Kolnai describe como los momentos de brillo de la podredumbre o como se traduciría literalmente del inglés «un lustre de putrefacción y semejanza de prosperidad» («*a luster of putrescence and semblance of flourishing*» 2004a: 70). Ante la entrega de 500 mil dólares en efectivo, ambos personajes pretenden erigirse como sujetos actuantes en una transacción comercial absolutamente honorable. Por eso mismo, ambos insisten machaconamente en considerarse de manera mutua como «caballeros», cuya sola palabra basta para confiar y resguardar el arreglo. No obstante, saliéndose del rol que se plantean en esta puesta en escena, Montesinos le pide a Calmell del Solar que «cuente el dinero, porque plata es plata». Entonces, precisamente, emergiendo de las cloacas morales, y elevándose sobre ese aparente florecimiento, sobre toda esa actividad pseudo-comercial, sobre todo ese abigarramiento de modales, surge una vez más «la omnipotencia sorda del dios de la avaricia» («*the musty omnipotence of Mammon*», Ibíd.: 70).

EL VIDEO DE JULIO VERA ABAD Y LA RECONSTRUCCIÓN DEL PADRE

Aunque para esta investigación todos los llamados vladivideos referidos a «medios de comunicación» han sido leídos, visionados y algunos analizados –y muchos de ellos serán citados en el texto–, el video que hemos escogido como ejemplo para aplicar nuestras ideas sobre corrupción, asco y auto-basurización simbólica, es el de Julio Vera Abad, joven empresario limeño, hijo de Julio Vera Gutiérrez[20], dueño de Andina de Radiodifusión Canal 9 (video del 12 de octubre de 1998[21]). Al momento de la grabación de este video, la familia Vera se encontraba en un gran conflicto debido a que el padre había decidido separarse legalmente de la esposa, madre de «Julito»; los hermanos y él mismo estaban luchando judicialmente para obtener mayores acciones y el control total de la empresa. Julio Vera Abad, hijo, había logrado convertirse en el administrador y gerente del Canal 9 y tomaba

---

[19] Ibíd.: 557.
[20] En la trascripción del video se consigna erróneamente los apellidos maternos de padre e hijo: se señala que el padre es Julio Vera Abad, cuando se trata del apellido materno del hijo.
[21] Ibíd.: 315-343.

decisiones que se dirigían a apoyar de forma encubierta la reelección de Alberto Fujimori. Por su lado, el padre también había visitado a Vladimiro Montesinos sin llegar a ningún arreglo (video del 20 de enero de 1998[22]) o quizás solo fue para ser tanteado por Montesinos sobre la mejor manera de actuar y con qué lado de la familia –el verdadero lado del poder– traficar. A diferencia de los padre-hijo Crousillat que realizan todas las transacciones en perfecta armonía, los padre e hijo Vera no solo no se ven, sino que ambos, aunque el hijo con mayor énfasis que el padre, caen en el juego de Montesinos de confrontarlos: «Este intento de Montesinos por fragmentar a sus interlocutores es una de sus reglas [...] VMT busca exacerbar las diferencias entre los bandos de la familia Delgado Parker [...] VMT no quiere un frente de propietarios sino que divididos sean presa fácil del poder político» (Zapata 2004: 292). Este comentario se puede aplicar a la familia Vera. En el momento de la grabación del video, octubre de 1998, Julio Vera Abad está jugando un rol peligroso como gerente del Canal 9: por un lado acepta los comerciales del gobierno, pero mantiene a algunos periodistas independientes como Cecilia Valenzuela y Luis Iberico. Toda la propuesta de transacción entre Julio Vera Abad y Vladimiro Montesinos, coordinada previamente por el publicista y *broker* de la mafia Daniel Borobio, radica en «alinearse» con las propuestas políticas del gobierno y frenar a las pocas voces disidentes. Este es el tema central del video pero no es necesariamente el motivo por el cual se ha escogido esta «*performance* sádico-pasiva» de Julio Vera. En realidad, la forma como se está teatralizando la escena de la corrupción, del triunfo del «Ser-Supremo en Pendejada», es una buena muestra de esta construcción elaborada de un imperativo sadeano que, no solo es «goza», sino también conviértete en mierda, da asco y libérate de tu condición de «lorna» aceptando pasivamente tu condición de esclavo: bajo el brillo de la podredumbre nada huele a fétido.

El video empieza con la consabida toma de la sala del SIN con Julio Vera sentado y hojeando una revista. De pronto Vera coge su teléfono celular y llama a su madre:

> Mamá, hola me voy a demorar un poquito ... tengo una reunión ... porque tengo reuniones ... ya ... no ... se fueron ... correcto. A las nueve y media estaré por ahí... estoy con la conciencia ensamblada... me duele la cabeza... ¿Qué comeré? Una sopita, pues. ¿Hay sopa? ¿Sopa? No hay... No ... Ya ... Déjame, yo me caliento algo ... Comeré, pues, lo que quedó de lasagna ... Bueno, alguna cosa comeré ... No te preocupes ...[23].

Es sumamente interesante que el video se abra con esta conversación tan cotidiana: por un lado, la presencia de los elementos más cálidos de la relación materno-filial, preparar

---

22   *En la sala de la corrupción. Videos y audios de Vladimiro Montesinos (1998-2000)*. Tomos I - II. Capítulos I y II. Medios de Comunicación, CD-ROM 1-13, y Elecciones Municipales de 1998, CD-ROM 9 y 10. Biblioteca Anticorrupción. Lima: Fondo Editorial del Congreso de la República, 2004, pp. 295-314.

23   *En la sala de la corrupción. Videos y audios de Vladimiro Montesinos (1998-2000)*. Trascripción. Ed. Antonio Zapata. Lima: Biblioteca del Congreso, 2004. Tomos I-VI, p. 315.

alimentos para el hijo, se convierte aquí en un dato absurdo en el contexto, esto es, la antesala de la transacción ilícita de miles de dólares. La sola acepción en diminutivo de «sopa» coloca al interlocutor en franco ridículo. Pero, por otro lado, esta escena potencia la situación –que va a venir más adelante– de confrontación directa con el padre: la madre está presente aun cuando no solo se «fuera del encuadre» sino, posiblemente, ignorante de las transacciones ilícitas de su familia. Julio Vera además sostiene una frase misteriosa: «tengo la conciencia ensamblada» que, en este discurso, muy bien armoniza con aquello en lo que va a convertirse: una suerte de Orestes al revés, Julio Vera Abad impondrá la ley de la madre e intentará acabar simbólicamente con su padre a través del uso de recursos como la puesta en escena de un desprecio-piadoso:

> El señor BOROBIO GUEDES.- ¿Pero existe la posibilidad de una nueva ruptura comercial, digamos?
> El señor VERA.- No, no, no porque lo que hay es una ruptura sentimental, ¿no? afectiva.
> El señor MONTESINOS TORRES.- Claro, afectiva, afectiva.
> El señor VERA.- Inclusive por parte de él, que él tampoco hace los… Los hombres cuando metemos la pata, pues, deberíamos en algún momento dar una paso para atrás y…[24].

En realidad toda esta teatralización del «drama familiar» no tiene otro sentido que justificar, ante sí mismo y sus interlocutores, su accionar en contra del padre y a favor de recibir, además de dinero, los buenos oficios de Montesinos para mantenerse con el canal de televisión. En toda esta conversación, pese a los abruptos y comentarios evidentemente torpes de Borobio, Montesinos controla la situación «comprendiendo» la actitud del hijo que critica a su propio padre ante el pendejo más grande de la nación; Julio Vera A. se convierte a su vez en víctima de la pendejada del padre irresponsable que tiene dos familias y las oculta mutuamente:

> El señor VERA.- Y yo tenía 26 años en esa época; o sea, a los 26 años enterarte que tienes … Ya, pues, te juega un rato, pero dices a todo el mundo lo puede pasar, ¿no? […]
> El señor MONTESINOS TORRES.- Conoce a otra persona…
> J.V.A[25].- Y ha hecho cojudez y media.
> V.M.T. Bueno, es que también el problema de andar solo es fregado, pues.
> J.V.A. Muy fregado.
> V.M.T. Imagínate, solo y un hombre que está acostumbrado a tener cariños y cosquillitas y jóvenes …
> J.V.A.- Sí.
> El señor BOROBIO GUEDES.- Además con …
> J.V.A. Con billete […]
> V.M.T. No, pero si lo conozco. Sí, ¡carajo! un montón de veces hemos ido a reuniones. Me acuerdo una vez fuimos aquí por Villa, ¡carajo!, a una cuestión de caballos, él llevaba las costillas y esas cosas…

---

[24] Ibíd.: 316.
[25] Hemos corregido el apellido Gutiérrez consignado equivocadamente en esta trascripción para evitar confusiones.

J.V.A. Sí, y te digo que lo ocultaba tan bien que nosotros, pelotudos, ni cuenta nos dábamos; manejaba muy bien en su doble... Entonces, eso más la soledad, e indudablemente la soledad en Costa Rica...
D.B.G.- (?)
J.V.A. Pero lo que pasa es que viene acá y jodió a la familia, ¿no?
V.M.T. No, claro, el problema está en que te *introduce factores perturbantes porque genera nuevos herederos, nuevas obligaciones y los otros le reclaman derechos sobre la gente que está formando* (?) y que ya ha teniendo una trayectoria de 20, 25 años, como el caso tuyo, ¿no?, o un poco más. Y aparece un fulano que te reclama lo que te ha significado fajarte un montón de años, ¿no?
J.V.A. Eso nunca se ha dado porque en esa parte él se ha manejado bien.
VMT. Ya.
J.V.A. Pero lo que pasa viene acá y se mete... del 92 al 95, *en su soledad, el tipo constituye –el tipo es mi padre–*, constituye una relación afuera de gente que le gusta lo que le gustaba a él, pues, a mi padre no hay cosa que le gustaba más que lo alaben, ¿no? O sea, eso está muy bien, muy bien Julito, muy bien Julito, muy bien Julito. Y, claro, los de esta parte no somos de muy... no digo muy bien ni a mi mamá ni a mi hermana o ni mi hermano me dice a mí, o sea, no nos alabamos entre nosotros, somos pragmáticos y avanzamos[26]. [énfasis mío]

En este largo parágrafo Vladimiro Montesinos plantea el lazo afectivo para poder contraponer aun más a los dos Julios Vera; asimismo, se sitúa en el lado correcto de la familia, defendiendo a los hijos «legítimos» que lucharon por la fortuna familiar, contra esos «factores perturbantes» que son los hijos ilegítimos. Montesinos, por supuesto, apelando a lazos de solidaridad masculina, deja saber a Julio Vera A. que su padre era precisamente el «pendejo» que «traía a las costillas [mujeres]». Inmediatamente propone entre el padre del interpelado y sí mismo una historia de complicidades masculinas que pueden entenderse, pero no justificarse; simulando a su vez una entereza moral por encima de las debilidades (de faldas) de los demás hombres. Si bien ambos posicionan a Julio Vera Gutiérrez como un hombre a quien hay que despreciar pero, hidalgamente, perdonar por su debilidad «de faldas» dentro de la comunidad masculina, Montesinos se organiza frente a «Julio» como un superior profesional y moral. En este pacto «frente al otro padre» ambos hombres plantean una relación de compenetración y, más adelante, totalmente esclavizado por este amo-padre, Julio Vera A. asiente, con una sola frase, su filiación putativa: «Tengo 37 añitos». A lo que responde Montesinos: «estás pichón, todavía...»[27].

Julio Vera A., entonces, arropado por este «nuevo padre» decide separarse totalmente del suyo con esa referencia: «el tipo –el tipo es mi padre». En este proceso Montesinos cubre todas sus espaldas y propone un nuevo pacto entre el Amo y su esclavo: él se convertirá en el padre que ha perdido, que debe perder, y le dará no solo dinero –que además no se lo

---

[26] *En la sala de la corrupción. Videos y audios de Vladimiro Montesinos (1998-2000)*. Trascripción. Ed. Antonio Zapata. Lima: Biblioteca del Congreso, 2004. Tomos I-VI, p. 320.
[27] Ibíd.: 325.

entrega él sino Borobio– por este intercambio, sino, sobre todo, reglas para actuar. Desde este momento, los tres hombres empiezan directamente a poner sobre el tapete la regla del juego explícito y a calificar a los periodistas que quieren neutralizar: Cecilia Valenzuela es «una pulga», César Hildebrandt es «un miserable». En este momento, una vez más, Julio Vera A. reclama su nueva posición de hijo:

> V.M.T. Es un miserable, pues. Con tu viejo craneamos, pues, la acción esa ...
> J.V.A. Sí, pues, pero me abandonaron...
> V.M.T. Pero, qué, pues, *no es que te abandonamos sino que lamentablemente por qué no salió el asunto de la ... cuando hicimos la medida de (?) porque se metió la famosa Katty*, esa cojuda fue y, carajo, y antes de que salga el asunto voy al juez y presentamos el asunto, para acá, para allá, el juez se desconcertó, carajo, si ya teníamos la resolución, se la habíamos mandado a tu viejo y la cojuda dijo, hay que ponerle la coma para acá y fue a decirle a tu papá, don Julio, tal cosa, tu viejo me llamaba a mí y corregíamos la cuestión[28].

Ante el reclamo del nuevo hijo-siervo, Vladimiro Montesinos no sabe cómo reaccionar ni a quién culpabilizar. En este pedazo de diálogo se percibe, nuevamente, lo que Ubilluz denomina la torpeza de Montesinos: ese afán por que se sepa, por que se difundan sus arreglos y estrategias, termina cortando su posición de dominio. En todo este diálogo confuso solo se llega a entender con claridad un punto: los padres no han traicionado al hijo, sino que es culpa de la mujer, de Katty, esta deslealtad torpemente anunciada: la comunidad masculina sigue blindada, el error está puesto fuera de ella, en la mujer traidora, en la desleal, en la secretaria que pierde al patriarca. Pero esta «puesta en juego» de los reclamos del hijo-siervo convierte al otro en un interlocutor válido para, de una vez por todas, explicar el «proyecto político» y el «proyecto nacional» en la versión fujimontesinista. Para esto Montesinos utiliza la información de los costos de la guerra con el Ecuador y, posteriormente, suelta sus dos inéditas definiciones de ambos proyectos, definiciones que va a repetir continuamente en todos los videos: el objetivo político, que es el inmediato, y el objetivo nacional, ante el cual todo objetivo político debe subordinarse. Para entender mejor estas dos diferencias es preciso citar una definición de objetivo político:

> Obviamente el Presidente Fujimori sabía al detalle todos los pasos que se iban dando en este escenario con un objetivo político; o sea, el objetivo político era la reelección, dentro de este contexto que yo he explicado y obviamente dentro de ese contexto, como yo hablé en una oportunidad, *se tiene que saltar de la frontera porosa de la legalidad y se entra a la ilegalidad y se rompen las normas* (Congreso de la República 2001: 12). [énfasis mío]

El objetivo político también es una meta que justifica, por cierto, todo tipo de acciones, incluso las ilegales. Entonces Montesinos repite una frase que le gusta: «la frontera porosa de la legalidad» para darnos a entender que, en realidad, lo legítimo es entender que esta

---

[28] Ibidem.

frontera siempre será porosa y, por lo tanto, salvable. En el video citado de Eduardo Calmell del Solar, Montesinos explica que el objetivo nacional va más allá de los gobiernos y es permanente. El objetivo político siempre será conyuntural, pero a su vez se implementará para lograr consolidar el objetivo nacional. Un ejemplo que plantea es el boicot al referéndum nacional en función de mantener la paz con el Ecuador[29]. No obstante, Montesinos se muestra absolutamente cínico cuando habla de la libertad de prensa como uno de los más importantes objetivos nacionales, «la esencia de la civilización está en la libertad de expresión [...] pero en una auténtica libertad de prensa y no en un libertinaje»[30]. La razón cínica se instala completamente para justificar, incluso, las acciones que está realizando en nombre de los grandes objetivos nacionales como «la paz» o la «libertad de prensa bien entendida». Toda esta suerte de explicaciones contrarias a la esencia de lo que predica se organizan debido a que, a diferencia de Julio Vera Gutiérrez, Montesinos se presenta como un hombre que sigue reglas de juego profesional para cumplir los objetivos de una nación y, por lo tanto, se sacrifica por estas metas supranacionales. Esto solo puede calificarlo como un «profesional» o de la manipulación o del espionaje, o de la *Realpolitik*, pero sobre todo lo aparta muy lejos del sujeto criollo: «Bueno, pero [Andrade] es un limitado mental, intelectual; no va más allá de ALDA, y esas cosas y con esas criolladas no se maneja una nación con estos problemas y menos en la relación con Estados Unidos»[31]. En este comentario referido a la forma de actuar del ex Alcalde de Lima y opositor a Alberto Fujimori, Alberto Andrade Carmona, Montesinos lo sitúa como un inepto para manejar a una nación. Por cierto, él sería el sosias de Andrade: no se trata de un criollo, pícaro y hábil para gobernar un municipio, sino de un verdadero pendejo que, en claro diálogo horizontal con los Estados Unidos, puede manejar una nación con tantos problemas. Entonces, nos encontramos, como lo propone Portocarrero, ante el simulacro del cínico que siempre tendrá «una mentira en la cual atrincherarse, un reclamo de moralidad, de estar actuando en función de una meta superior» (2004: 59).

Finalmente, Julio Vera Abad asume su papel de hijo-esclavo, y abiertamente admite que cumplirá con los objetivos políticos para poder cumplir con el mandato del objetivo nacional. Entonces se le encarga la obvia misión: desembarcarse de dos periodistas que estorban a Alberto Fujimori y sus aspiraciones:

> J.V.A. La salida de Cecilia [Valenzuela] es totalmente anunciada.
> V.M.T. Sí, y ella además lo dijo, hay una racionalización, carajo...
> J.V.A. *Mañana me tiro a medio departamento de prensa*, con lo cual sale no solamente [Luis] Iberico sino la gente que está jodiendo.
> V.M.T. Claro, *tienes que botar a todos esos cojudos*.

---

[29] *En la sala de la corrupción. Videos y audios de Vladimiro Montesinos (1998-2000)*. Trascripción. Ed. Antonio Zapata. Lima: Biblioteca del Congreso, 2004. Tomos I-VI, p. 476.

[30] Ibíd.: 477.

[31] Ibíd.: 467.

J.V.A. Voy a traer gente de mi confianza para poder coordinar.
D.B.G. ¿Cómo se llama? Rubén Trujillo, ¿no?
J.V.A. Con Rubén Trujillo.
V.M.T. Mira, toda la coordinación la hacemos a través de Daniel, nada de Bresani, ni Bresani tiene por qué saber nada de esto […] nadie tiene por qué saber estas cosas, entre nosotros nomás y punto y conversamos, y además como nos reunimos acá, y aquí craneamos, aquí todos, y jódeme así hermano, y coordinamos la vaina.
D.B.G. Lo que podemos hacer -tal como lo hablamos- es cada 10 días hacemos una reunión de evaluación.
V.M.T. No, claro, *como que nos comemos un cebichito* y otra cosa y vamos.

Las máscaras caen y por fin se pone en vulgar evidencia lo que se estaba buscando desde un inicio: no solo censurar a los periodistas sino botarlos a la calle. Julio Vera Abad actúa como si él estuviera tomando una decisión y, para convencerse a sí mismo de la tarea que se le ha encargado, plantea su *performance* en las coordenadas del padre-patrón-patriarca aunque, en realidad, no sea sino un mal émulo del mismo: «mañana me *tiro* a medio departamento de prensa». Tirar es echar a la calle, pero en jerga peruana también implica tener relaciones sexuales y, en muchas ocasiones, de manera despectiva o violenta: una especie de violación. Es muy común escuchar a algunos varones –y también mujeres– referirse a una relación de dominio sobre el sexo del otro con esa referencia en reflexivo: «me la tiro/ me lo tiro». Montesinos, de la misma forma vulgar, protege la decisión de Julio Vera A. incidiendo en que los cojudos deben de «dejarse tirar» por los pendejos que son ellos: «tienes que botar a todos esos cojudos». Pero, además, lo convierten a la logia de la corrupción pues, de inmediato, marcan el tema de la fidelidad y del silencio: «nadie tiene por qué saber estas cosas», «aquí craneamos la vaina, y jódeme así, hermano».

En la sala de la corrupción se planea (cranea) toda acción que conlleve la realización de los objetivos políticos y los objetivos nacionales; pero en esta frase Montesinos comete un lapsus línguae y dice: «y jódeme así, hermano» en lugar de decir «hay que joder así», es decir, utilizar el verbo joder pero en relación a una forma de hacerlo, a una directiva. Joder es fregar, fastidiar, pero también es «tirar» en su acepción sexual. No se entendería la frase sin los gestos que realiza Montesinos: levanta las manos e indica un camino, una manera de hacer las cosas: «así». Pero el lapsus línguae está en el supuesto error de la persona del verbo: «y jódeme así» en realidad está referido a que o Montesinos o Vera Abad quieren que el otro «los joda» a ellos; entonces, podemos suponer que ahí, en este error minúsculo, asoma finalmente la fuerza pulsional del goce, el juego de seducción sadeano, en realidad se trataría de un «joderse mutuamente». Finalmente, antes de pasar a una larga conversación en la que explica las estrategias de la guerra con el Ecuador, Montesinos termina proponiendo, como si se tratara del vulgar sujeto criollo que detesta, conversar sobre esta táctica para cooptar a la prensa, «como que nos comemos un cebichito». Planteada la corrupción de esta manera, desarrollada la *performance* como si se tratara de un asunto de negocios ejecutivos de alto nivel, regresamos a la esfera de lo corriente, de lo doméstico, de la comida propuesta desde las primeras líneas del video: Julio Vera Abad regresará a la sala de la corrupción con la promesa que le ofrece Montesinos de comer, no solo «morder», sino incluso compartir «un cebichito» como si se tratara de una reunión cotidiana y familiar.

Portocarrero sostiene que Montesinos organiza una «ética», entendida esta como un sistema de máximas y principios que le dieron coherencia a su vida y que supone una renuncia a la calidad de sujeto para convertirse en una sustancia o materia dominada por la avidez de la búsqueda del goce (2004: 55). De las cuatro máximas que organizan esta «ética» nos interesa la cuarta que se refiere, según Portocarrero, a la lealtad del subordinado como forma de percibir y organizar la relación con los otros: «el subordinado es el rostro que debe de tener el prójimo» (Ibíd.: 85). A pesar de que, como el mismo Portocarrero también señala, Montesinos trata a todos sus contertulios de «hermanos», no hay una fraternidad, sino una asociación ilícita para delinquir. Esta asociación propone una serie de mediaciones entre unos y otros que juegan a las mascaradas, y una de ellas es esta relación de fraternidad-camaradería entre dos que se llaman hermanos para poder establecer una complicidad. Aquí la complicidad tiene consecuencias fuertes.

Muchas personas se han preguntado para qué Montesinos grababa los actos de corrupción. Descartada la hipótesis de los videos como fuente de chantaje a sus víctimas –en tanto que, como fuente de extorsión, estos videos implicaban el suicidio político del mismo extorsionador–, algunos sostienen que se trata de un tipo de registro para dejarle en claro a Alberto Fujimori a quién se entregaba dinero (Zapata 2004); otros plantean que se trataría, además, de una forma de llevar una cuenta de sus «hazañas» para los anales de una historia futura (Jochamowitz); otros, que sería una suerte de fruición por el gusto de engañar (Portocarrero), o una estrategia para perpetuarse en el poder, o lo que sería más evidente y útil para este análisis, en la medida que Montesinos es un «sádico de estructura», la grabación de sus actos de corrupción es una promesa eterna de más y más goce: «fue una suerte de Sade audiovisual que filmó miles de videos en los cuales se repiten una y otra vez los mismos actos de corrupción. Tanto en él, como en Sade, la repetición es el premio consuelo para la falta de eternidad» (Ubilluz 2006: 73).

Voy a agregar una nueva hipótesis que por cierto se agrega a las otras; considero que la grabación de los videos sería una forma de recuperar la máscara que encubre la podredumbre en la repetición, casi burocrática, de los actos de corrupción sobre una pantalla que, por otro lado, los desaloja de la realidad. Para Montesinos, igual que para el Roquetin de *La náusea*, la única forma de percibir la dimensión de la existencia es a través de este regusto por regresar sobre la podredumbre moral convertida, por su inversión inmoral, en una manifestación extraordinaria de la ley del pendejo, que en este caso sería la proyección de su propio narcisismo.

CAPÍTULO VI
EL «FEMINISMO SUCIO» DEL *TALK SHOW* LAURA Y EL POBRE COMO ABYECTO

El clásico y tradicional estereotipo de la feminista en América Latina está representado por mujeres masculinizadas, con fuerza y dominio, que hablan en voz alta y que suelen ser lesbianas. Este estereotipo se ha usado para desautorizar el discurso feminista que emerge cada vez con más fuerza desde las diversas instancias ciudadanas. El estereotipo se concentra en presentar a la feminista como la versión femenina del «macho», es decir, como la portadora de una propuesta excluyente de dominio femenino. Este estereotipo pretende representar al feminismo como un discurso caduco, en la medida que es exclusivo y no inclusivo, y asimismo organizar el imaginario en simples términos antagónicos para demonizar, en una cultura además conservadora y católica, a la mujer que pretende plantear reivindicaciones de género.

No obstante, dicho estereotipo ha sufrido variaciones, en la medida que el discurso feminista se ha *incarnado* en la sociedad a través de otros discursos reivindicatorios relacionados con las políticas gubernamentales reconocidas en las diversas conferencias sobre la mujer de las instancias internacionales. Ahora tenemos que existen otras versiones «blandas» de la caricatura que comentáramos líneas arriba; por ejemplo, la imagen de la mujer profesional, ilustrada, que tal vez incursiona en la política con buen pie, absolutamente eficiente, des-sexualizada o asexual, que viste los clásicos trajes sastres que denotan seriedad, cierta masculinidad aunque sofisticada y, sobre todo, disciplinada.

Esta fue la imagen que organizó los primeros programas de la «doctora» Laura Bozzo, abogada peruana, con una carrera televisiva paralela a su carrera política en la sombra. Bozzo empezó trabajando con el ex Alcalde de Lima, Ricardo Belmont, en el pequeño y comunitario Canal 11 de la televisión local limeña. Ahí destacó como la conductora de un programa sobre derechos de la mujer con el llamativo título «Las mujeres tienen la palabra»; más adelante, se presentaría en la plancha electoral de Belmont como regidora de Lima. A mediados de la década de 1990 Bozzo asumió la conducción de un programa de «casos de la vida real» en el que se presentaban –y se siguen presentando– el ciudadano y la ciudadana común, generalmente pobres o de los llamados «sectores C y D» limeños. El programa cobró inusitada audiencia desde el año 1996 cuando se transmitía por Panamericana Televisión, Canal 5, y convirtió a Laura Bozzo en la «abogada de los pobres» peruanos. Posteriormente, al cambiarse a la estación de televisión más importante del Perú, América Producciones, ella pasó a colaborar con el ex Presidente Alberto Fujimori y, sobre todo, con el ex-asesor de inteligencia y reo en la cárcel Vladimiro Montesinos. Por esta colaboración, Laura Bozzo estuvo con prisión domiciliaria en su oficina y *sets* de telelvisión en Lima, desde donde transmitía el programa *Laura* por la cadena Telemundo a los cincuenta estados de los Estados Unidos y a escala internacional. Luego de ser sobreseída en un juicio por corrupción fue sentenciada a cuatro años de prisión suspendida.

Mi hipótesis es que Laura Bozzo, asumiendo el rol de supra-defensora de las mujeres pobres y de sus hijos, insultando directamente a los «padres desnaturalizados» o a los «maridos machistas», no solo contribuye a fomentar los estereotipos masculinos y femeninos, sino que inclusive organiza la identidad de las mujeres pobres como seres abyectos que necesitan ser tutelados. Utilizando una terminología feminista y jurídica, Bozzo estructura su discurso como una defensa de la mujer, sustentándolo superficialmente sobre la base del requerimiento de justicia, pero erigiéndose a sí misma como la representación más alta y solvente de la justicia práctica –más allá de la justicia burocrática– que soluciona los problemas con catarsis de llanto y compasión en cada uno de sus programas. De esta manera, las mujeres que asisten a ellos solo pueden exigir «compasión» y no reivindicaciones concretas, perennizando el modelo de ciudadanía y tutelaje en el que se sustentan los estados latinoamericanos desde el siglo XIX.

Se trata de la puesta en escena de la «barbarie» modulada, posmodernamente, por una especie de feminismo autoritario al que denomino «feminismo sucio» tomando el adjetivo del calificativo que usa el canon literario de los Estados Unidos para denominar a un cierto tipo de cuentos y novelas, el «realismo sucio» (*dirty realism*). El feminismo sucio tendría dos discursos modélicos: el primero sería aquel que propone una supuesta «sustancia» femenina con mayor solvencia moral, solo por el hecho de ser organizado por una mujer, y que no tiene ninguna vocación democrática sino, por el contrario, autoritaria: se buscaría aprovechar la imagen de la mujer como matrona y organizadora de la familia, aunque debajo del ropaje no se halle sino a una mujer fálica a la manera de Bernarda Alba del drama de Lorca. Se trata de un discurso que proclama la reivindicación de la mujer como un ataque frontal al varón y que, en la experiencia mediática peruana, ha estado representado por diversos actores, sobre todo aquellas periodistas y congresistas vinculadas a Alberto Fujimori y apodadas como «las geishas»[1], pero, especialmente, por Laura Bozzo.

---

[1] Una de las congresistas que apoyaba a capa y espada a Alberto Fujimori, la lingüista Martha Hildebrandt, autora de un importante diccionario de peruanismos, sostuvo en un programa de televisión una respuesta equívoca sobre su vocación de mujer fuerte. Ante la pregunta de la periodista Rosa María Palacios sobre la vocación de «autoridad» que ella mantenía, Hildebrandt

La segunda versión del feminismo sucio estaría vinculada con acciones y discursos «fuertes» y mediáticos, como aquellos que reivindican las Guerrilla's Girls en sus puestas en escena y *performances* callejeras, se trataría de desempolvar el feminismo tradicional con un par de bofetadas estéticas que no serían otra cosa que una estrategia revulsiva. En el caso del Perú, este segundo modelo del «feminismo sucio» está en escena en la plástica local desde hace bastante tiempo, con propuestas como La Perra del Colectivo La Perrera, las In-Santas de Karen Bernedo o la propuesta de Peruvian Beauty de Susana Torres y Claudia Coca. Se trata de una propuesta que puede, desde otras posibilidades discursivas y utilizando los medios masivos u otros soportes electrónicos, asumir un proyecto reivindicativo y transgresor. En otras palabras, no debe descartarse de plano el uso de este discurso feminista mediático y «fuerte», sino solo en función de la modalización que objetiviza al otro basurizándolo, en lugar de permitirle habitar un espacio perturbador y construir, desde él, una subjetividad potencial y políticamente productiva. Bozzo, por el contrario, mediatiza las posibilidades de la filosofía de la igualdad y la reivindicación de la mujer a través de una serie de mecanismos autoritarios que convierten a su discurso en una versión femenina de la voluntad de poderío.

SUBCULTURAS FEMINISTAS EN AMÉRICA LATINA

Los feminismos en América Latina tienen una trayectoria larga que incluso podría vincularse con las tertulias organizadas por mujeres intelectuales durante el siglo XIX, como Juana Manuela Gorriti, por ejemplo, o con textos bastante cuestionadores para la época como la novela *Aves sin nido* de Clorinda Matto de Turner. Durante los primeros años del siglo XX, las mujeres empiezan a ocupar espacios importantes en la esfera pública, muchas veces, desde los roles de maestras o escritoras, como el caso concreto de Gabriela Mistral o de Alfonsina Storni. Más adelante, después de las revoluciones de la década de 1960 (cubana, estudiantil, sexual), el discurso feminista entra con mucha fuerza a América Latina a partir de las reflexiones y lecturas de las militantes de los distintos sectores de las izquierdas, quienes empiezan a cuestionar el rol de la mujer en la sociedad contemporánea y dentro de sus propios partidos políticos. La «cuestión de la mujer» cobra independencia de otras reivindicaciones y presenta una densidad y coherencia nunca tan visible. El año 1975 es declarado por las Naciones Unidas el «Año Internacional de la Mujer» y, a partir de esta fecha, «la mujer» se convierte en un importante tema de agenda social y política para los

---

respondió: «Ah, sí, yo soy autoritaria porque ejerzo autoridad…porque exijo a los demás que cumplan con su trabajo así como yo cumplo con el mío» (Programa Prensa Libre, transmitido el jueves 16 de junio de 2005). Extraño que una filóloga confunda autoridad con autoritarismo; en el *Diccionario de la Academia*, autoritarismo es la actitud de quien ejerce en exceso su autoridad (aunque la primera acepción es confusa pues sostiene que es un sistema fundado, primariamente, en el principio de autoridad). Es importante dejar constancia que inclusive una filóloga, que trabaja como congresista, no tiene una idea clara de las diferencias entre ejercer la autoridad democráticamente y ejercerla excediéndose, esto es, abusando de su jerarquía y posición.

gobiernos y los organismos internacionales. Por otro lado, a partir de los primeros años de la década de 1970, empiezan a introducirse en América Latina espacios femeninos de reflexión personal sobre el patriarcado y la dominación de la mujer. Estos espacios funcionan como «talleres» de capacitación o de autodeterminación y son la primera semilla de lo que más tarde fue el movimiento feminista.

Posteriormente a esta década, la «reivindicación de los derechos de las mujeres» sale del *hortus clausus* feminista para entrar a la esfera pública inclusive desde la presión que ejercen los diversos organismos internacionales y las agencias de financiamiento de ONG y proyectos de desarrollo. Por otro lado, a lo largo de la década de 1980, se introduce la categoría «género» en los proyectos de desarrollo, en los proyectos de investigación y en los marcos teóricos de los análisis en torno a la mujer y sus acciones. Para algunas feministas, la introducción del concepto «género» como categoría de análisis implicaba una especie de reformulación del término feminista en una propuesta «blanda» para poder ser implantada en las políticas públicas de los distintos estados.

Las diferentes culturas femeninas en América Latina plantean ciertas características vinculadas, sobre todo, con el tema del cuidado que debe desarrollar la mujer como reproductora de la especie humana. Desgraciadamente, ciertas categorías clásicas feministas, ya no puramente reivindicativas de igualdad y ciudadanía sino formativas de un *nuevo imaginario* para la mujer, *no* han calado en los amplios sectores populares, y lo que más bien ha surgido de las propias reivindicaciones de las mujeres es una suerte de economía moral vinculada directamente con el rol materno y las demandas antes mencionadas[2]. Estas subculturas femeninas se desarrollan en espacios nuevos que han surgido de la búsqueda de supervivencia y que han devenido en una suerte de espacios público-domésticos como son las reuniones de los clubes de madres, los comedores populares, las asambleas de los comités femeninos de autodefensa en sectores populares, las escuelas para madres de familia.

Como sostiene Marta Lamas, estas formas de «feminismo popular» surgieron a la luz de las financiaciones para resistir la pobreza desde las diferentes agencias internacionales y fueron, de alguna manera:

> [...] constituidos principalmente por feministas socialistas, mujeres cristianas y ex militantes de partidos de izquierda, que privilegiaron el trabajo con las bases del movimiento amplio de mujeres [...] El feminismo «popular» creció, tratando de no imponer una dirección a las acciones populares pero sí de introducir la reflexión feminista que empezó a sistematizarse desde los ámbitos académicos (2000: 2).

---

[2] En este punto se podría comparar el movimiento de mujeres en Italia, país del primer mundo pero con muchas regiones o bolsones tecermundistas y con una cultura cristiana fuertemente arraigada, y las luchas por la libertad de opción ante el aborto de este movimiento con las luchas similares del movimiento de mujeres en América Latina.

Si bien esta reflexión de Marta Lamas está situada e historizada en México, creo que es válida para los diversos movimientos feministas del resto de países de América Latina. La reflexión feminista, es cierto, se organizó desde diversos ámbitos de la llamada academia –o para decirlo en latinoamericano «de la universidad»– y de los distintos espacios de reflexión conjunta, que pasan por las diversas ONG feministas y sus numerosas publicaciones (el caso de La Morada de Chile y la editorial Cuarto Propio es uno de los más significativos), así como los encuentros feministas de América Latina y el Caribe. En estos espacios se empezó a organizar la cultura feminista para divulgarla al amplio movimiento de mujeres. Algunos de los conceptos y categorías puramente reivindicativos de esta cultura feminista sirven de base a un sentido común potente ante la postergación de la mujer y se asentaron en ciertos discursos aunque tal vez no en las prácticas, incluso a pesar de no ser reconocidos por los actores sociales como específicamente feministas: «El logro político del feminismo es precisamente este discurso, que impulsa la exigencia de derechos por parte de las mujeres comunes y corrientes. Saber que tienen derechos ha sido de lo más eficaz para combatir el sexismo» (Lamas 2000: 4).

Precisamente el tema de los derechos de las mujeres frente a situaciones de desigualdad así como frente a la violencia doméstica, junto con las dinámicas sociales que las mujeres organizaron para paliar las diversas crisis económicas, pudieron empoderar a muchas mujeres y permitirles la posibilidad de entender la importancia de ser agentes de sus propios destinos. Esta nueva manera de entender la agencia social, cruzada con reivindicaciones concretas en el ámbito de la ciudadanía, ha organizado nuevos sentidos simbólicos en la cultura y, de alguna manera, ha creado una subcultura feminista. Esta subcultura feminista ha sido manejada por mujeres letradas, jóvenes universitarias, profesionales liberales, lideresas de sectores barriales o campesinos vinculadas con procesos de capacitación en derechos y ciudadanía, pero *no* por los amplios sectores sociales que alimentan sus formaciones sociales imaginarias básicamente de los medios de comunicación como la televisión y los diarios populares. Es más, algunos de estos sectores ven al discurso feminista reivindicativo de derechos con cierta desconfianza, ya no debido al machismo latinoamericano, sino precisamente al uso y abuso de ciertas categorías feministas. Uno de los ejemplos más rotundos es el abuso del discurso reivindicativo de la igualdad que agita la animadora de televisión Laura Bozzo en sus diferentes programas. Ella configura la imagen más negativa de la mujer fuerte, profesional y letrada, que utiliza un discurso aparentemente feminista para organizar su propio nivel de autoritarismo dentro y fuera de su programa de televisión.

EL *TALK SHOW* LAURA Y LA CONFIGURACIÓN DEL POBRE COMO DESECHO ABYECTO

El tipo de discurso que utiliza Laura Bozzo en sus *reality shows* configura una autoridad para opinar feministamente sobre los derechos de las mujeres, pero siempre por encima de la propia capacidad de las mujeres que asisten como protagonistas de estos espectáculos para hablar por sí mismas. Desgraciadamente, esta figura, es decir, la de una «mujer autorizada para hablar por las demás puesto que tiene el lenguaje feminista y jurídico», ha sido también utilizada por algunas mujeres dedicadas a la política y ciertamente por algunas feministas funcionarias de Estados o asesoras de organismos internacionales para «hablar por la subalterna», reforzando la cultura de la subalternidad y haciendo lo que Gayatri Spivak califica como absolutamente negativo, es decir, acentuar la subalternidad como forma identitaria para poder plantear la posibilidad de expresión del subalterno solo a través de otras voces y representaciones[3]:

> Laura: ¿Por qué apoya Ud. a su hijo, señora?, ¿Ud. está loca?, ¿lo obliga a robar?[…] Que tu papá se equivoque, trate mal a tu mamá, no significa que tú te drogues. […] Ud. no tiene la capacidad de ser madre… olvídese, de acá la criatura no va a salir con Uds. Les voy a decir la verdad, Uds. dos no me interesan porque ya están grandes, me interesa la criatura […] Los llantos no me interesan… aquí se acabo. Ud. … o yo salgo de acá y le meto una demanda a la Fiscalía del Menor por exponer a un menor en peligro, con un delito que estipula cuatro años, o de acá al chico lo llevamos para un albergue. Porque Ud. no quiere que lo encontremos más adelante en la calle, muerto… ¿no? Entonces, ¿así quedamos? Bueno, hasta mañana, que Dios los bendigue[4].

El párrafo citado es un ejemplo bastante usual de las formas que utiliza Laura Bozzo para organizar su autoridad. En esta ocasión no se trata de un discurso reivindicativo de la mujer sino de otra opción que, aparentemente, todos tendríamos que apoyar: la defensa de un menor en peligro. El menor de edad que se presenta ante las cámaras sin ningún tipo de efecto visual para ocultar su verdadera identidad –en la medida que los programas son grabados en el Perú aunque transmitidos en los Estados Unidos no se exige esta obligación en la televisión– es organizado como una víctima del abuso de sus padres. Pero ellos están ahí para representar un papel: ellos tienen que ser «desautorizados» en público en tanto Laura Bozzo ejerce de autoridad inapelable. En este párrafo se demuestra el manejo del lenguaje jurídico («le meto una demanda en la Fiscalía del Menor por exposición de menor en peligro»), pero además también la manipulación y el chantaje sentimental («Porque Ud. no quiere que lo encontremos más adelante en la calle, muerto… ¿no?») y, con ambos, consolida su autoridad a través de su palabra y sus gestos. El toque final es la bendición: el detalle numinoso-cristiano más característico de la configuración del poder matriarcal en América Latina y el mundo católico coronando el autoritarismo desplegado en los segundos anteriores.

---

[3] Para un análisis sobre la forma como ciertos sectores del feminismo «opinan y hablan» por las otras subalternas en la construcción de políticas sobre violencia doméstica en Argentina, ver el artículo de Inés Hercovich 2002: 3-25.

[4] Programa *Quiero botar de mi casa a mi hijo pero su madre lo apoya* (martes 29 de abril de 2003, transmitido por la cadena Telemundo en los Estados Unidos).

El programa de Laura Bozzo, llamado primeramente *Laura en América* y ahora simplemente *Laura*, construye, contribuye y eterniza, desde esta dimensión de *feminismo sucio,* el estereotipo del «telepobre»: se trata de representar a los pobres en primera instancia como seres humanos que hacen cualquier cosa por sobrevivir, saltando toda valla moral y ética, pero además como personas volcadas en una sucesión de actos abyectos. Los títulos de los programas revelan la forma como se organizaba la imagen de los participantes: «Yo era racista, pero ese negro me está volviendo loca», «Le robé el marido a mi madre», «Mi suegra era alcahueta de mi marido», «Te dejo por otra que está embarazada», entre otros. Los pobres exhiben su fragilidad y entonces pueden «venderse»; asimismo, en contraposición a su estatura moral requieren de ser asistidos. Este tipo de programas plantean una versión en paralelo de la justificación del asistencialismo a través de una estrategia de basurización que es también funcional a los discursos asimiladores de las agencias internacionales.

EL PROGRAMA «HARÍA CUALQUIER COSA POR DINERO»

Eso fue lo que sucedió durante la emisión del sábado 27 de noviembre de 1999 del programa *Laura* a través de la cadena nacional peruana América Televisión. El programa de ese sábado se tituló «Haría cualquier cosa por dinero» y, además de lograr altos índices de audiencia y de basurización simbólica, cristalizó esta idea funcional de la abyección como condición *sine qua non* de los pobres. El tema del programa no fue original, sino que se inspiró en otro similar que la animadora cubana Cristina Saralegui había elaborado algunos meses antes en su *show* de Miami (Telemundo). Algún tiempo después, cuando Laura Bozzo fue criticada por un amplio sector de la opinión pública peruana, se defendió atacando el programa de Saralegui: «Yo he dicho que hubo excesos, pero a mí me da risa que se rasguen las vestiduras criticando mi programa cuando en otros se hacen cosas peores... en el de Cristina salió una anciana corriendo desnuda por las calles de Miami y dos personas embadurnándose en caca» (Garrido 2004: 56). La lógica de que «hay algo peor» ha sido utilizada innumerables veces por la conductora.

El programa empieza de la forma tradicional: con la presentación de la estrella que es la animadora. Por lo general, el programa se abría con la imagen de la animadora bajando una escalera desde la parte más alta del *set* con la finalidad de lograr el efecto de cierta superioridad que, finalmente, baja al llano. Esto lo explica con detalle su anterior productora, Cecilia Cebreros: «Laura baja con su tremendo tamaño, un metro setenta y cinco que se convierten en un metro ochenta con tacos, y se para enfrente de sus humildes panelistas, quienes, por supuesto, están sentados. Esa disposición no es gratuita. Eso le da poder. Es Dios. La idea es esta: yo bajo y te digo a ti que no sabes ni mierda...» (Robles 2004: 22). En el caso del programa analizado sucede exactamente lo mismo: ella baja con un vestido blanco humo o blanco plata, irónicamente blanco «sucio», y mientras lo va haciendo dice lo siguiente:

> L. Bozzo: «Muy buenas noches. Bienvenidos al programa. Un beso inmenso para todos y un aplauso fuerte para mi público. Bien. Hoy tenemos un programa realmente divertido. ¿Hasta dónde serías capaz de llegar –tú, sí, a ti te pregunto– por dinero?
> EL PÚBLICO APLAUDE. APARECE EL TÍTULO DEL PROGRAMA EN FORMA DE *BANNER* DE COLOR NARANJA EN LA PARTE INFERIOR DE LA PANTALLA: «HARÍA CUALQUIER COSA POR DINERO».
> L. Bozzo: Nuestros invitados el día de hoy están dispuestos a pasar las pruebas más *increíbles, audaces, asquerosas, repugnantes y divertidas* que ustedes se puedan imaginar. (PAUSA). Tenemos a un hombre que va a salir disfrazado de mujer a chaparse a todos los hombres en la calle. (PAUSA). Tenemos a una mujer que se va a meter desnuda en una pileta en un parque público. Tenemos a un hombre que se va a descolgar 17 pisos, y también tendremos a un hombre que saldrá en pañales, verdad, en triciclo, a la calle. (PAUSA). Tendremos también a mujeres que van a hacer una lucha acá en el barro. Y casos que nos van a dejar con la boca abierta. Pero no me hagan uh-uh-uh porque ustedes también pueden participar. Y el público de este programa, tal vez, puede hacer. A ver vamos a ver quién se atreve. A ver si tú que decías uh-uh-uh te atreves a hacer lo que nuestros invitados van a hacer por menos plata. No se muevan que regresamos con «Voy a hacer cualquier cosa por dinero» (Minuto 01-04). [subrayado mío]

De entrada, la conductora propone y marca la idea central del programa: no se trata solo de hacer cualquier cosa por dinero, sino de hacer cosas «increíbles, audaces, asquerosas, repugnantes y divertidas». Tiene que ponerse en juego el factor asco: la repugnancia y la náusea son imprescindibles para que «eso» que se hace por dinero sea «divertido».

En el programa suceden los siguientes hechos que se describen pormenorizadamente porque es imprescindible ver en este muestrario la voluntad de manejo político del proceso de basurización: un hombre come alpiste disfrazado de gallina; una chica se desnuda para que le pinten el cuerpo; un hombre disfrazado de mujer sale a las calles para besar a otros hombres; otro se disfraza de bebé para salir a la calle y pasear en un triciclo (luego tres hombres lo imitan en el *set*, entre ellos dos ancianos); cuatro mujeres se vendan los ojos para besar a un «hombre-lobo» y, posteriormente, cuando descubren su fealdad, la conductora las reta para que los besos sean «más largos» (siempre por dinero); dos mujeres se desvisten hasta permanecer en ropa interior para ser «bañadas» con una botella llena de sapos, luego les agregan una lagartija; una chica se baña en *topless* en las fuentes del Parque Salazar en el barrio residencial de Miraflores; dos chicas se introducen en una tina de barro y pelean; una señora le lame las axilas y los pies (previamente embarrados de *fugde*, yogur y miel) a un hombre que ha estado realizando ejercicios durante una hora; tres hombres comen gusanos vivos; una muchacha negra se deja cortar el pelo a coco; dos personas comen comida de perros y una pareja realiza un *striptease* (ver en el anexo 4 la transcripción del programa completo).

A todas estas personas se les pagó una cantidad de dinero que no sobrepasaba los cuarenta dólares, aunque la muchacha que se bañó desnuda en el Parque Salazar no quiso revelar la cantidad pagada. Luego de que todas estas personas realizaron dichas acciones, la conductora pidió un aplauso marcando, una vez más, la espectacularización de la denigración humana: el circo de la miseria en función de la abyección moral de quienes pueden «hacer cualquier cosa» por dinero. No obstante, quienes estuvieron en «escena» fueron personas con necesidades económicas apremiantes y las cantidades de dinero que se dispensaron fueron tan reducidas que solo personas en una situación económica desesperada –un 30% de la población que se encuentra por debajo de la línea de pobreza extrema– serían capaces de aceptar.

Una de las escenas más fuertes del programa y la que produjo el mayor rechazo de parte de una buena parte del público fue aquella en la que una señora de barrio lamía las axilas y los pies de un hombre que había estado haciendo ejercicios «y sin bañarse desde ayer». Laura es quien ejerce de oficiante, como siempre, de esta escena:

> L. Bozzo: Yo les hablé de esta prueba, ¿verdad? Este hombre no se ha bañado dos días. Más de una hora que está haciendo deportes. Y esta prueba consiste en que vengan, dos voluntarias, vamos a ver quién es la que queda elegida, para lamer las axilas. Ajjj (SONIDO DE ASCO). Y luego tenemos una serie de salsas allí en la mesa que vamos a echarle a los pies. Ellas tienen que lamer la planta de los pies.
> CORTE BRUSCO EN LA EDICIÓN: HAY DOS SEÑORAS. EL PRECIO BASE ES $ 40. EMPIEZA LA SUBASTA EN CUENTA REGRESIVA, QUIÉN LO HACE POR MENOS: 40, 30, 28, 25, 24.
> L. Bozzo: Ella se queda pero no por veinticinco. Se queda por treinta dólares. (PAUSA). Acá se trata de divertirnos.
> LA SEÑORA ESCOGIDA VISTE UNA BLUSA FLOREADA. EMPIEZA A BAILAR SOLA, ANIMOSA. TANTO LAURA COMO LA PARTICIPANTE ESTÁN AL LADO DE UNA CAMILLA DONDE UN HOMBRE VESTIDO SOLO EN *SHORT* CONTINÚA HACIENDO PESAS, CON MANCUERNAS, DE FORMA ALTERNADA.
> L. Bozzo: Tú te estás divirtiendo mucho, ¿verdad?
> Señora: Sí Laurita.
> L. Bozzo: ¿No te da nervios?
> S: Un poco.
> L. Bozzo: Un poquito.
> S. Un poquito.
> L. Bozzo: Bien. Lo primero, lo primero, era lamer la axila, ¿verdad? ¡Ay, qué asco! A ver.

La cuestión es divertirse: la puesta en escena en la que una señora de extracción popular, vestida como las mujeres de los barrios obreros o de los pueblos jóvenes, con gran sencillez, debe primero bailar y luego pasar a la acción por 40 dólares está organizada abiertamente como un acto asqueroso, que va a asquear al público que, a su vez, gozará y se divertirá de la humillación de la mujer. No se trata de un acto en el cual una mujer con conciencia de cierto goce perverso ejerce el mismo ante las cámaras: la señora que se acerca a lamer las axilas y los pies no tiene plena conciencia de lo que está haciendo. Salió del público y, a diferencia de las otras mujeres que se habían desnudado en público, ella no tenía esa capacidad, pero sí la de aguantar la arcada. Laura Bozzo le pregunta, de forma especialmente perversa, si le da nervios, esto es, si no siente un cosquilleo corporal que, de alguna manera, la ponga en alerta sobre el acto que va a realizar en público. La mujer le contesta «un poco» y entonces Laura minimiza ese sentimiento reafirmando que se trata de un «poquito». Algo mínimo: una valla que puede ser atravesada.

> EL HOMBRE DEJA DE UTILIZAR LAS PESAS MANCUERNAS. LA SEÑORA SE ACERCA Y SE ESCUCHA A LO LEJOS QUE LE PREGUNTA «¿TE HAS BAÑADO, NO?». ENTONCES, PRIMERO LA SEÑORA LIMPIA EL SUDOR CON SU MANO Y LUEGO LAME LA AXILA IZQUIERDA. EL PÚBLICO GRITA.
> PÚBLICO: «¡LA OTRA, LA OTRA!».
> LA SEÑORA MIRA A LAURA, QUIEN LE INDICA QUE SIGA LAS INSTRUCCIONES. ENTONCES LAME LA AXILA FALTANTE, LA DERECHA. APARECE EL SIGUIENTE *BANNER* EN LA PARTE INFERIOR DE LA PANTALLA, SOBRE FONDO NARANJA: «LAME LAS AXILAS Y LOS PIES SUDADOS DE UN HOMBRE QUE HIZO EJERCICIOS DURANTE HORAS».
> L. Bozzo: Bien, ahora viene. (PAUSA). Los pies, acá. Bien, tú tienes que elegir con yogur, miel, no sé lo que quieres, tienes que… (PAUSA).
> EL HOMBRE HA LEVANTADO LOS DOS PIES SOBRE UNA CAMILLA. LA SEÑORA EN CAMBIO ESTÁ PROBANDO LOS POTAJES QUE ESTÁN EN UNA MESA.
> L. Bozzo: No, tienes que echarlo a los pies. A ver, a ver.
> LOS DEDOS DE LOS PIES SON EMBADURNADOS CON LOS TRES POTAJES.
> L. Bozzo: Ahí no más. Esto parece un *sundae* de chocolate. A ver, piensa que estás comiendo un helado. Párate por acá y tienes que lamerlo.
> LA SEÑORA EMPIEZA A REALIZAR LA PRUEBA.
> L. Bozzo: Bien. Un aplauso para ella. A ver. Bien. (LUEGO LE ENTREGA LOS DÓLARES PROMETIDOS). Diez, veinte, treinta. Un aplauso.

Laura Bozzo estuvo arrepentida de este programa en concreto, sobre todo, después de la movilización ciudadana que reclamaba contra esta forma de denigrar a los participantes. Desde este momento y debido a su internacionalización a través de la cadena Telemundo apoyada por el *broadcaster* Jim McNamara, Bozzo también fue criticada en países como México, Chile y Venezuela donde se retransmitía su programa. En Venezuela, después del éxito del programa *Laura* en horario infantil, el presidente Hugo Chávez firmó una ley que restringía los *talk shows* al horario nocturno. En Chile, el Consejo Nacional de Televisión decidió formular cargos contra la Universidad de Chile, administradora de Chilevisión, donde se transmitía el programa por «ser denigrante y humillante del ser humano» (Garrido 2004: 100).

En determinadas sociedades, el problema ético podría presentarse al encontrarse una persona en la disyuntiva de hacer o no hacer algo por dinero, como las tramas de ciertas películas hollywoodenses donde esta disyuntiva se pone en escena a partir de un millón de dólares (por ejemplo *Una propuesta indecente*), y a propósito de situaciones que no tienen una directa vinculación con elementos que producen asco en algunos programas de televisión locales (como *The Fear Factor*); en el caso del programa *Laura*, se juega por una cantidad ínfima y por «pruebas» que despiertan de inmediato un rechazo en el televidente y no una identificación circunstancial en relación con un tema ético o moral. Por supuesto, el problema no es la cantidad que entra en juego, sino la opción de juntar miseria y asco para producir en el espectador rechazo y no identificación (como en el caso de la película antes mencionada). Se trata sin duda de una estrategia para organizar el mundo entre «nosotros» (los espectadores) y los «otros» (quienes entran en el juego); es decir, aquellos que nos producen asco y nosotros los asqueados. El proceso de basurización provoca una distancia inmediata con el elemento que será basurizado: las personas que se presentan en ese programa, en su gran mayoría de los sectores populares del país, no serían seres humanos como «nosotros» pues su estatura moral es mínima en la medida que «hacen cualquier cosa (miserable) por dinero». Por lo tanto, dada su estatura moral, deben ser socorridos, asistidos, protegidos y tutelados. En otras palabras, desde la televisión se articulan perfectamente dos discursos que deben difundirse para organizar mejor el imaginario autoritario: por un lado, están estos pobres que «hacen cualquier cosa por dinero» y, por otro lado, están los proyectos y programas sociales para pobres que deben ser protegidos incluso de ellos mismos. En el medio se encuentra la «defensora de las mujeres»: la única voz autorizada para decidir. Precisamente esto es lo que una de las psicólogas de la ONG Solidaridad y Familia, que dirigía Laura Bozzo, comenta respecto a la imposibilidad de canalizar una idea de justicia en el *set* de televisión, debido a su personalidad absorbente y megalómana: «Ella siempre dijo *yo te soluciono, yo me encargo, yo lo hago*. Yo, yo, yo. Tratamos de combatir eso pero ella no entendía» (Robles 2004: 24, énfasis original).

EL «TELE-POBRE» FUNCIONAL A LA POLÍTICA AUTORITARIA

En el Perú, luego de la transmisión de este programa, se produjo una ola de indignación que sacudió la somnolencia de la mayoría y que no estuvo motivada simplemente por la exhibición de «asquerosidades» sino, sobre todo, por la forma como la gente expuso su autoestima para sobrevivir un día más por veinte dólares. La indignación corrió a cuenta de establecer una separación entre los «actores de ese programa» y los «espectadores asqueados». Lo interesante de la reacción es que inmediatamente se introdujo a la conductora del programa, Laura Bozzo, como la autora directa del proceso de basurización y, por lo tanto, como la responsable de la abyección. Finalmente, el público no es un receptor pasivo que no decodifica según sus propios valores.

Toda esta situación, asimismo, no puede leerse fuera de contexto: las instituciones del país debilitadas, la carrera por las elecciones presidenciales con baches y sobresaltos, la altísima inversión (53.333.553,25 dólares) que realizaban las entidades del Estado en publicidad durante el momento final del gobierno de Alberto Fujimori, en medio de una corrupción sin precedentes y caos moral y ético en todos los niveles de la población. Esta situación nacional respondía en parte a la presión de los organismos internacionales que exigían medidas económicas que acrecentaban la recesión debido a la exigencia de cumplir pormenorizadamente con el servicio de la deuda y con mantener una caja fiscal saneada, paliando mínimamente los efectos de la crisis a través de la asistencia de programas de alimentación del Banco Interamericano de Desarrollo o del Banco Mundial.

Como ha señalado el crítico de televisión Fernando Vivas, programas como el de Laura Bozzo han contribuido a instalar en la televisión peruana un discurso demagógico y regalón, que ofrece dádivas además de entretenimiento. Hoy en día, conocidos los vínculos entre América Televisión, esto es, entre los inculpados José Enrique y José Francisco Crousillat, padre e hijo, y el poder cívico-militar mafioso que gobernó el Perú durante la década de 1990, es posible identificar con mayor claridad la relación de simbiosis entre el discurso populista de *Laura* y el régimen fujimorista, entre los «éxitos» y «primicias» del programa y la consolidación de un sistema autoritario (Acevedo 2001). La tele-realidad es otra de las estrategias del neopopulismo, es decir, este populismo que se ejerce desde las políticas sociales de asistencialismo para intentar manejar simbólicamente la crueldad del proyecto neoliberal, mientras se siguen aplicando sus planes. Este manejo simbólico es una forma de poner en juego «la estética de la basura» para poder representar «lo irrepresentable latinoamericano (las pulsiones) y congelarlo en una serie de imágenes funcionales al centro» (Castillo 1998: 338).

De alguna manera, la cultura de la indigencia también operaba en el otro lado de la esfera social y en lo más alto de la pirámide de la espectacularización de lo social: según el metarrelato del mercado, la ética puede ser puesta de lado ante el pragmatismo de la supervivencia. Los dueños de los medios, en el caso de América Televisión, la familia Crousillat, también actuaron de acuerdo con esta lógica asistencialista. Pusieron a disposición del gobierno de Alberto Fujimori y Vladimiro Montesinos la línea política de sus medios a cambio de una asistencia: publicidad primero; luego, inmediatamente, dinero en efectivo. Solo que la puesta en escena entre una y otra *performance* de petición de asistencia es completamente diferente: los tele-pobres deben realizar actos abyectos en público, los ricos (o dueños de los medios) realizan actos abyectos en privado; los tele-pobres actúan para las cámaras con la finalidad de dejar en claro que se trata de un acto abyecto ex profeso y se exponen completa y abiertamente; los dueños de los medios creen que no actúan, creen que están en un espacio íntimo –la sala del SIN– y, cuando reciben el dinero del soborno, juegan el papel de una negociación completamente decente; podría decirse que los tele-pobres reciben ese poco dinero por una necesidad apremiante; en cambio, los dueños de los medios no tuvieron la necesidad –las deudas y los demás problemas tributario-financieros no eran tan fuertes–, sino que recibieron el dinero por una especie de sensualidad por la abyección del cohecho.

Como resultado del deterioro ético en conjunción con un discurso neoliberal que preconiza la necesidad de una tutela a los pobres, el programa *Laura* se instaló en el imaginario de finales de los años de la violencia (1990-2000) para modular y traducir en actitudes de sumisión y subalternidad cualquier respuesta reivindicativa fuerte que partiera desde la cultura de las mujeres. Laura Bozzo, desde su condición de mujer blanca y letrada en un país altamente racista y con altos índices de analfabetismo, logró organizar una imagen de autoridad moral superior femenina en una suerte de *performance* mediático basurizador; a partir de esta actuación, su capacidad y eficiencia crecían en forma inversamente proporcional a la caída de la agencia de sus propios entrevistados. Esta presentación de los pobres en una *performance* de conjunto, teniendo conciencia todos de que en el *set* de televisión «se actúa» para un público que está ausente pero presente, permite la espectacularización de la miseria moral que llega a los espectadores constituyendo una pedagogía basurizadora.

CAPÍTULO VII
ASCO, BASURIZACIÓN SIMBÓLICA Y FORMAS DE CONSTRUCCIÓN DEL OTRO (A MANERA DE CONCLUSIÓN)

Los diversos teóricos y filósofos que han investigado el tema del asco sostienen que se trata de una emoción y no solo de una reacción; que esta emoción, a su vez, es una construcción cultural; por lo mismo, el asco se aprende, se desaprende y se modifican las pautas y patrones de experimentarlo a lo largo de la vida. El asco es, por lo tanto, muy difícil de delimitar y de definir; no obstante, y solo para uso metodológico, podríamos definir al asco como una sensación aversiva producto del contacto personal y sorprendente con un objeto o sujeto que provoca rechazo y atracción a su vez, debido a un extraño temor a que este pueda contaminarnos. Lo ambiguo del asco es que esta sensación, al mismo tiempo, contiene un componente de seducción por el objeto que lo provoca. Por eso mismo, el asco es una sensación que nos protege ante la ambigüedad de un objeto o sujeto que, a su vez, repele y atrae.

En términos sociales, el asco permite que simbólicamente organicemos a un «otro» como un elemento que será evacuado del sistema donde nos encontramos: lo asqueroso debe ser desechado porque no permite la fluidez del sistema. Así, la basurización simbólica como la hemos venido desarrollando a lo largo del libro es una forma de construir otredades o alteridades funcionales a la lógica hegemónica del capitalismo tardío en sociedades llamadas periféricas. La basurización como estrategia implica la necesidad de un centro como referencia y una periferia que sirva como vertedero de la «basura simbólica central».

En el contexto peruano concreto, el asco como sentimiento permite una plataforma afectiva para construir alteridades basurizadas con la finalidad de producir rechazo al otro y, de esta manera, afianzar una cultura basada en el autoritarismo, en el tutelaje y en un sentimiento ambiguo que, de un lado, busca una figura a quien seguir y ver como articulador del destino de los otros –una especie de patrón– y, por el otro lado, se auto-configura como una persona débil, sin fuerza, sin posibilidades de salir de ese ropaje de hombre-muladar o de tele-pobre. El gran problema del asco es que, al mismo tiempo, como emoción vinculada también al rechazo de «contaminantes» permite cohesionar a un grupo social que está atravesando un proceso de deterioro moral fuerte. Por lo tanto, el asco como base de un proceso basurizador sería conflictivo y negativo en la consolidación de una cultura democrática; en cambio, paradójicamente, como reacción primaria ante un proceso de deterioro moral permite un afianzamiento de la misma.

Estas características antagónicas del asco le dan su carácter peculiar. A su vez, de alguna manera, estas mismas características sugieren una entrada interesante como marco para un análisis de imaginarios sociales. En los cuatro discursos analizados, el asco es catalizador para rechazar al otro o, inhibido, para autorizar actos corruptos. Se trata de un elemento complejo que, además, ayuda a entender las formaciones sociales imaginarias en el Perú organizadas sobre culturas enfrentadas y prácticas excluyentes.

En el caso de la violación de Giorgina Gamboa, el asco se organiza como sustrato afectivo para rechazar el propio cuerpo («depositario» del acto de violación) y, desde esta situación des-corporalizada, organizar otra forma de asumir la identidad a través de la maternidad que lo enaltece todo, inclusive un «monstruo». Giorgina Gamboa fue basurizada no solo en el acto de violación múltiple, sino en los sucesivos encuentros con los operadores de justicia y con los médicos y enfermeras que la trataron y la obligaron a mantener su embarazo hasta el final. Ella se convirtió para la comisionada de la CVR en el cuerpo violado por excelencia y, posteriormente, en la víctima que debe hablar su testimonio como una forma de consolidar un dolor nacional. No obstante, Giorgina Gamboa se libera de ese rol de víctima «ontológicamente pura» para, en el último momento de su testimonio, re-identificarse con las hijas de las violaciones, las «señoritas» producto de la violencia contra la mujer, que hoy en día merecen justicia más que compasión, posicionándose desde un rol activo, desde una agencia propia.

En el caso del discurso del suboficial de tercera el Brujo, el otro basurizado y funcional al propósito de la guerra sucia es aquel a quien se le considera *desecho humano viviente*. En esta ocasión se trató de una acusada de terrorismo a quien, además por su condición de mujer, se le violó incluso después de muerta. El cadáver cobra una funcionalidad única: ser depositario de la irrefrenable sexualidad de los soldados –de esa tropa también basurizada por oficiales y suboficiales– y encubre una serie de juegos de poder entre unos y otros.

Por otro lado, pero dentro de la misma esfera de lógicas perversas, Vladimiro Montesinos logró organizar una red de corrupción de niveles dantescos debido a su forma de utilizar y manipular la falta de límites en torno al asco moral de los múltiples actores sociales que pasaron por la «sala de la corrupción». Inclusive, como se puede apreciar en el caso del video de Julio Vera Abad analizado en este trabajo, Montesinos llega a producir un «brillo» fugaz pero certero de la misma putrefacción que, de alguna manera, seduce como una máscara de respetabilidad y limpieza a quienes estaban involucrados en los actos corruptos.

Laura Bozzo, a su vez, fue la operadora mediática de Montesinos, asumiendo el rol de supra-defensora de las mujeres pobres, de matriarca del régimen de Alberto Fujimori, contribuyó a fomentar los estereotipos masculinos y femeninos, y a organizar la identidad de las mujeres pobres como seres abyectos que necesitan ser tutelados. Utilizando una terminología feminista y jurídica, Bozzo estructura su discurso como una defensa de la mujer, sustentándolo superficialmente sobre la base del requerimiento de justicia, pero erigiéndose a sí misma como la representación más alta y solvente de la justicia práctica que soluciona los problemas con catarsis de llanto y compasión en cada uno de sus programas. De esta manera, las mujeres que asisten a ellos solo pueden exigir «compasión» y no reivindicaciones concretas, perennizando el modelo de ciudadanía y tutelaje en el que se sustentan los estados latinoamericanos desde el siglo XIX.

Esta es en suma la propuesta principal de este libro: a través de cada uno de estos discursos autoritarios podemos reconocer elementos similares vinculados a una especie de «sentido común»: el autoritarismo basado en una relación de tutelaje con los subalternos sostiene un desprecio hacia este tipo de alteridad que reside en «basurizar al otro», convirtiéndolo en un ser desechable que prácticamente ha perdido su condición humana: un *homo sacer*, un hombre-muladar, un tele-pobre, un desecho abyecto.

Existen otros discursos autoritarios y «basurizadores», modulados desde la perspectiva de los grupos alzados en armas, como el discurso senderista que ha sido fijado en documentos de todo tipo, y que sin duda constituye un reto para futuras investigaciones pues, a su vez, estos documentos demuestran que el autoritarismo, la visión «modernizadora» a través de la imposición de una manera de entender el mundo, se cuela en propuestas que aparentemente apelaron al cambio contra el autoritarismo tradicional. Por eso mismo, esta mirada basurizadora desde el odio/asco/desprecio a la otredad radical no es un patrimonio de los militares, ni de los corruptos funcionarios fujimoristas, ni de los perversos seguidores de Vladimiro Montesinos, también ha jugado su papel en la visión que los miembros del PCP-Sendero Luminoso (y grupos adláteres como Puka Llacta) así como los militantes del Movimiento Revolucionario Túpac Amaru han tenido de las «mesnadas» o de los asháninkas.

En el transcurso de la investigación, cuando los textos que anteceden a estas líneas eran comentados por algún lector, siempre asomaba una pregunta: ¿cuál es el sentimiento opuesto al asco que puede permitir una cohesión grupal y a su vez una amplitud cultural para dialogar con nuestras alteridades radicales?, ¿el respeto, la dignidad, la compasión? Consideramos que es imprescindible salir del juego binario al que nos ha acostumbrado nuestra lógica periférica occidental para poder desplazarnos en diferentes espacios que, como la realidad, son mucho más ambiguos, heterogéneos y no reductibles, pero a su vez muy poderosos. Por eso mismo, no existe un solo sentimiento al cual apelar para evitar la «basurización simbólica» o para salirse de ella si es que otro nos ha calificado de tal, *se requiere de una actitud permanente de ética abierta al otro*, como lo plantea Levinas[1], una práctica sostenida de escucha y diálogo; pero, a su vez, se requiere de un sentimiento de autoconfianza de saberse imprescindible, así como el otro, para la construcción de una comunidad nacional.

---

[1] «La ética, la solicitud dirigida al ser de quien es diferente de mí mismo, la no indiferencia a la muerte del otro [..] que inaugura el orden de lo humano, de la gracia y del sacrificio» (Levinas 2001: 250).

OBRAS CITADAS

ACEVEDO, Jorge
2001   «Los talk shows: fascinación o rechazo», en *Chasqui*, revista latinoamericana de comunicación 71, 2001. http://comunica.org/chasqui/acevedo75.htm. Revisado el 6 de junio de 2005.

ACHA, Elisabeth y Javier DIEZ CANSECO (editores)
2004   *Patios interiores de la vida policial. Ética, cultura civil y reorganización de la Policía Nacional.* Lima: Fondo Editorial del Congreso.

AGAMBEN, Giorgio
2000   *Lo que queda de Auschwitz. El archivo y el testigo. Homo sacer III.* Valencia: Pretextos.
1998   *El poder soberano y la nuda vida. Homo sacer I.* Valencia: Pretextos.

ÁLVAREZ VITA, Juan
1990   *Diccionario de Peruanismos.* Lima: Studium.

AMNISTÍA INTERNACIONAL
2001   *Cuerpos rotos, mentes destrozadas. Tortura y malos tratos a mujeres.* Madrid: Amnesty International Publications.

ANDERSEN, Martín
2000   *Dossier secreto. El mito de la «guerra sucia» en la Argentina.* Buenos Aires: Sudamericana.

ARENDT, Hanna
2001   *Eicheman en Jerusalem. Un estudio sobre la banalidad del mal.* Barcelona: Lumen.

ARGUEDAS, José María
2004   «El sueño del pongo (cuento quechua)», en PINILLA, Carmen María (com.), *¡Kachkaniraqmi! Sigo siendo. Textos esenciales.* Lima: Fondo Editorial del Congreso del Perú. Pp. 526-535.

BAKHTIN, Mikhail
1984	*Rabelais and his World.* Bloomington, Indiana University Press.

BARTHES, Roland
1978	*Leçon.* París: Seuil.

BEVERLEY, John
2004	*Subalternidad y representación. Debates en teoría cultural.* Madrid: Iberoamericana-Vervuert.
1996a	«The Margin at the Center: On Testimonio», en Gugelberger, Georg M., *The Real Thing. Testimonial Discourse and Latin America.* Durkham y Londres: Duke University Press. Pp. 23-41.
1996b	«The Real Thing», en Gugelberger, Georg M., *The Real Thing. Testimonial Discourse and Latin America.* Durkham y Londres: Duke University Press. Pp. 266-85.

BEVERLEY, John y Marc ZIMMERMANN
1990	*Literature and Politics in the Central American Revolutions.* Austin: University of Texas Press.

BHABHA, Homi K.
1990	«Introduction: Narrating the Nation», en *Nation and Narration.* Londres: Routledge. Pp. 1-7.

CASTILLO, Daniel
2002	«Los oscuros senderos de los vertederos latinoamericanos. Por una estética de la basura en la literatura de Arguedas, Paz y Sábato», en CASTILLO, Daniel y Borka SATLLER (eds.). *Perú en su cultura.* Ottawa: Universidad de Ottawa – Prom Perú. Pp. 13-53.
1999	«Culturas excrementicias y postcolonialismo», en DE TORO, Alfonso y Fernando DE TORO (eds.). *El debate de la postcolonialidad en Latinoamérica. Una postmodernidad periférica o cambio de paradigma en el pensamiento latinoamericano.* Leipzig/Winnipeg, Vervuert-Iberoamericana. Pp. 235-57.
1998	*Los vertederos de la posmodernidad. Literatura, cultura y sociedad en América Latina.* Ottawa: Dovehouse Editions Canadá.

CASTORIADIS, Cornelius
1994	«Lo imaginario: la creación en el dominio histórico social», en *Los dominios del hombre: las encrucijadas del laberinto.* Barcelona: Gedisa.

COMISIÓN DE LA VERDAD Y RECONCILIACIÓN
s.f.	*Audiencias públicas. Oirán tu voz...* Lima. Folleto.
2004	*Hatun Willakuy, Versión abreviada del Informe Final de la Comisión de la Verdad y Reconciliación.* Lima: Comisión de Entrega de la CVR.

2003   *Informe final. Para que nunca se repita.* CD ROM. Lima: Aprodeh. Incluye Tomos I–IX, Conclusiones Generales, Portada, Firmas, Índice, Documentos desclasificados para la CVR del Gobierno de los Estados Unidos, resúmenes de prensa, metodología empleada por la CVR para cálculo de víctimas.

2001   *Tu testimonio es reservado.* Lima: tríptico de divulgación/folleto.

CONGRESO DE LA REPÚBLICA
2001   Audio (trascripción). Sesión Reservada del 20 de diciembre de 2001 sobre Subcomisión Investigadora de la Comisión Permanente del Congreso de la República, encargada de investigar la Denuncia Constitucional n° 06, presentada contra la Congresista Martha Chávez Cossío de Ocampo y otros por supuesto delito de receptación y otros en agravio del Estado. Visitada el 15 de junio de 2005. www.agenciaperu.com

CORBIN, Alain
2002   *El perfume y el miasma. El olfato y el imaginario social.* México: Fondo de Cultura Económica [1982].

COROMINAS, Joan
1954   *Diccionario crítico y etimológico de la lengua castellana.* Vol. I A-C, Berna, Editorial Francke [entradas asco, asqueroso].

CHOMSKY, Noam
2001   «Superando las ortodoxias». Entrevista de David Barsamian. Rebelión, 8 de febrero de 2001. Visitada el 15 de marzo de 2001. http://www.rebelion.org/chomsky/ortodoxias080201.htm

DE LA JARA, Ernesto
2002   «Audiencias públicas: espejo del ser humano, y del país», en *Ideele* 146, abril-mayo, pp. 21-23.

DENEGRI, Francesca
2000   «Cada uno tenemos nuestro hablar». Introducción, en *Soy señora. Testimonio de Irene Jara de Marceliano.* Lima: Instituto de Estudios Peruanos – Flora Tristán – El Santo Oficio. Pp. 13-44.

DIEZ CANSECO, Javier
2003   «¿Sinchi o sincha?», en *Diario La República*, 27 de agosto de 2003.

Doctrina de seguridad militar. Temas de historia universal. Entrada «La guerra sucia». Visitado el 6 de junio de 2005. http://www.artehistoria.com/historia/contextos/3328.htm

DOUGLAS, Mary

1991   *Pureza y peligro: un análisis de los conceptos de contaminación y tabú.* Madrid: Siglo XXI.
1980   *Purity and Danger. An Analysis of the Concepts of Pollution and Taboo.* Londres: Routledge
        [1966].

DUCHESNE, Juan

1992   *Narraciones de testimonios en América Latina: cinco estudios.* San Juan de Puerto Rico:
        Universidad de Puerto Rico.

En la sala de la corrupción. Videos y audios de Vladimiro Montesinos (1998-2000). Trascripción. Ed.
Antonio Zapata. Lima: Biblioteca del Congreso, 2004. Tomos I-VI.

En la sala de la corrupción. Videos y audios de Vladimiro Montesinos (1998-2000). Tomos I-III.Capítulos
I y II. Medios de Comunicación, CD-ROM 1-13, y Elecciones Municipales de 1998, CD-ROM 9 y 10.
Biblioteca Anticorrupción. Lima: Fondo Editorial del Congreso de la República, 2004.

FERNÁNDEZ DE OVIEDO Y VALDEZ, Gonzalo

2005   *Historia General y Natural de las Indias, Islas y Tierra Firme del Mar Océano.* Tomo VIII,
        Capítulo XXVII «El cual trata sobre los pueblos principales de los cristianos en esta gober-
        nación de Castilla del Oro, y de las casas y moradas de los indios y de sus matrimonios y
        algunas de sus ceremonias y costumbres» [1548]. Historia de Panamá. Visiones sobre el
        Istmo. *Crítica.* 12 de febrero de 2005. <http://www.critica.com.pa/archivo/visiones/
        gonzalo3.html>

FRANCO, Jean

2002   *Decline and Fall of the Lettered City : Latin America in the Cold War.* Cambridge: Harvard
        University Press.
1992   «Si me permiten hablar: la lucha por el poder interpretativo», en *Revista de Crítica Literaria
        Latinoamericana,* vol. XVIII, n° 36: 109-16.

FOUCAULT, Michel

1985   *La arqueología del saber.* México: Siglo XXI [1970].

GAMBOA, Giorgina

2002a   «Testimonio». Comisión de la Verdad y Reconciliación. Audiencia Pública de casos de
        Huamanga. Primera Sesión, Quinto caso, 8 de abril de 2002, 9 am a 1 pm. Revisado el 1 de
        marzo de 2004. http://www.cverdad.org.pe/apublicas/audiencias/trans_huamanga02e.php
2002b   «Testimonio». Video. Edición de 1 minuto 58 segundos. Revisado el 20 de junio de 2005.
        http://www.cverdad.org.pe/apublicas/audiencias/videos_ayacucho.php

GARRIDO, Julio
2004   *Laura. La historia jamás contada. Biografía no autorizada.* Lima: Edición del autor.

GONZÁLEZ, Raúl
1983   «En espera del gaucho. Entrevista al General del Ejército Luis Cisneros Vizquerra», en *Quehacer*, n° 20: 50.

GUGELBERGER, Georg
1996   «Institutionalization of Transgression: Testimonial Discourse and Beyond», en GUGELBER-GER, Georg M., *The Real Thing. Testimonial Discourse and Latin America.* Durkham y Londres: Duke University Press. Pp. I-XXII.

HERCOVICH, Inés
2002   «Las oprimidas sospechadas. La desconfianza hacia las mujeres sin conciencia de género: un recaudo feminista contra los estragos del control patriarcal», en *Debate Feminista*, año 13, vol. 26, octubre. Pp. 3-25.

HUMAN RIGHTS WATCH
s.f.   *Rape During Interrogation.* Texto sobre informe de violación de derechos humanos en el Perú. Revisado el 20 de octubre de 2002. http://www.hrw.org/about/projects/womrep/General-53.htm

HURTADO, Lourdes
2003   «Uniformes, hombres y armas: una aproximación civil sobre la cultura militar del Ejército Peruano». Informe final presentado al concurso Fundación Rockefeller y SUR Casa de estudios del Socialismo. Programa Autoritarismo y Violencia: El Sesgo Cultural. Documento no publicado.

JARAMA, Sinesio
1991   «Diagnóstico, organización y lineamientos de política para la guerra interna», en VIDAL, Ana María (ed.). *Una ruta posible. Propuestas de la Primera Conferencia por la Paz.* Lima: Instituto Democracia y Socialismo.

JÁUREGUI, Eloy
2003   «Avenida Abancay, babilonia la chica», en *Quehacer* 141, marzo-abril. Visitada el 16 de junio de 2005. http://www.desco.org.pe/publicaciones/QH/QH/qh141ej.htm

JAUSS, HANS Robert
1987   «El lector como instancia de una nueva historia de la literatura», en MAYORAL, José Antonio (comp.). *Estética de la recepción.* Madrid: Arco Libros.

JOCHAMOWITZ, Luis
2002   *Vladimiro: vida y tiempo de un corruptor*. Lima: El Comercio Ediciones.

KAHHAT, Farid
2005   «El tema de la corrupción en la literatura en ciencia política», en PORTOCARRERO, Felipe
            (ed.). *El pacto infame. Estudios sobre la corrupción en el Perú*. Lima: Red para el Desarrollo
            de las Ciencias Sociales en el Perú. Pp. 333-53.

KERTÉSZ, Imre
2001   *Sin destino*. Barcelona: El Acantilado.

KOLNAI, Aurel
2004a   «Disgust», en SMITH, Barry y Carolyn KORSMEYER (eds.). *On Disgust*. Peru, Illinois: Open
            Court Publishing Co.
2004b   «The Standard Modes of Aversion: Fear, Disgust, and Hatred», en SMITH, Barry y Carolyn
            KORSMEYER (eds.). *On Disgust*. Peru, Illinois: Open Court Publishing Co.
1974   «Der Ekel». HUSSERL, Edmund. *Jahrbuch für Philosophie und phänomenologishe Fors-
            hung*. Vol 10. Halle und Saale: Max Niemayer [1929].
1929   «El asco». Ortega y Gasset, José. *Revista de Occidente*. Tomo XXVI, Octubre, noviembre,
            diciembre. Pp. 161-201 y 295- 347.

KRISTEVA, Julia
1989   *Poderes de la perversión. Ensayo sobre Louis-Ferdinand Céline*. Buenos Aires: Siglo XXI.

LAMAS, Marta
2000   «De la identidad a la ciudadanía. Transformaciones en el imaginario político feminista», en
            Cinta de Moebio 7, marzo. Facultar de Ciencias Sociales, Universidad de Chile. http://
            rehue.csociales.uchile.cl/publicaciones/moebio/07/frameso8.htm. Revisado el 7 de febre-
            ro del 2003.

LAPORTE, Dominique
1999   *Historia de la mierda*. Valencia: Pre-textos [1981].

LEON DE KOCK, M.
1992   «Gayatri Chakravorty Spivak: New Nation Writers Conference in South Africa», en *Ariel:
            Review of International English Literature*, 23:3 (julio): 29-47. Revisado el 7 de junio de
            2001. http://www.emory.edu/ENGLISH/Postcolonial/Glossary.html

LERNER, Salomón
2002   «El país necesita un exorcismo general», en CVR, *Boletín de la Comisión de la Verdad y
            Reconciliación*. Lima. Abril, n° 1.

LEVI, Primo
2005   «Si esto es un hombre», en *Trilogía de Auschwitz*. Barcelona: Colección El Aleph, Océano.

LEVINAS, Emmanuel
2001   *Entre nosotros. Ensayos para pensar en otro*. Valencia: Pre-textos.

LUKÁCS, Georg
1966   *Teoría de la novela*. Buenos Aires: Siglo XX.

MEDINA, Alberto
2002   «Uses of Otherness in Times without Affect. Jameson, Buena Vista Social Club and Other
          Exercises in the Restoration of the Real». Boston. Octubre. Documento no publicado.

MENNINGHAUS, Winfried
2004   *Disgust. Theory and History of a Strong Sensation*. Trad. Howard Eiland y Joel Golb. Albany: SUNY.
1999   *Ekel. Theorie and Geschichte einer starken Emfindung*. Frankfurt am Main: Suhrkamp.

MOREIRAS, Alberto
1998   «Fragmentos globales: latinoamericanismo de segundo orden», en CASTRO-GÓMEZ, San-
          tiago y Eduardo MENDIELA. *Teorías sin disciplina*. Revisado el 10 de febrero de 2002. http:/
          /ensayo.rom.uga.edu/critica/teoria/castro/moreiras.htm

MILLER, William Ian
1998   *Anatomía del asco*. Trad. Paloma Gómez. Madrid: Taurus.
1997   *The Anatomy of Disgust*. Cambridge, MA: Harvard University Press.

NEIRA, Hugo
1987   «Violencia y anomia: reflexiones para intentar comprender», en *Socialismo y Participación*
          n° 37, 8 de julio, pp. 43-9.

NEGRI, Tony y Michael HARDT
2000   *Imperio*. Traducción Eduardo Sadier de la Edición de Harvard University Press, Cambridge.
          Revisado el 25 de junio de 2002. http://www.chilevive.cl/libros/Imperio-Negri-Hardt.pdf

NUGENT, Guillermo
2002   «El orden tutelar. Para entender el conflicto entre sexualidad y políticas públicas en Amé-
          rica Latina». Lima. Julio. Documento no publicado.

NUSSBAUM, Martha
2004   *Hiding from Humanity. Disgust, Shame and the Law*. Princeton: Princeton University Press.

PAPP, Edith

2002   «Escombros de las Torres Gemelas: una nueva agresión ecológica hacia el sur», en *La Insignia* (Ecología), diario virtual alternativo. 23 de febrero. Visitada el 3 de marzo de 2002. http://www.lainsignia.org./2002/febrero/ecol_012.htm

PEÑA, Saúl

2003   *Psicoanálisis de la corrupción. Política y ética en el Perú contemporáneo.* Lima: Peisa.

PORTOCARRERO, Gonzalo

2004   *Rostros criollos del mal. Cultura y transgresión en la sociedad peruana.* Lima: Red para las Ciencias Sociales en el Perú.

2003   «Confrontarse a los próximos», en BRACAMONTE, Jorge; Beatriz DUDA y Gonzalo PORTO-CARRERO (compiladores). *Para no olvidar. Testimonios sobre la violencia política en el Perú.* Lima: Red para el Desarrollo de las Ciencias Sociales en el Perú. Pp. 11-16.

1994   «Las palabras y la vida», en *Márgenes*, año VII, n° 12, pp. 29-41.

PRATT, Mary Louise

2001   «I Rigoberta Menchu and the Cultural Wars», en ARIAS, Arturo (ed.). *The Rigoberta Menchu Controversy.* Minneapolis: Minnesota Press.

QUIJANO, Aníbal

1977   *Imperialismo y marginalidad en América Latina.* Lima: Mosca Azul.

REAL ACADEMIA ESPAÑOLA DE LA LENGUA.

1969   *Diccionario de Autoridades.* Edición Facsímil de 1732. Madrid: Gredos [entradas asco / asqueroso / excremento / náusea].

ROBLES, Juan Manuel

2004   «Laura Bozzo no puede ver el sol», en *Etiqueta Negra*, año 3, n° 16, septiembre, pp. 16-30.

ROZIN, Paul; Jonathan HAIDT y Clark MCCAULEY

2000   «Disgust», en LEWIS, M. y J.M. HAVILAND-JONES (eds.). *Handbook of Emotions.* Segunda edición. Nueva York: Guilford Press. Pp. 637-53.

ROZIN, Paul; Jonathan HAIDT, Clark MCCAULEY y Sumio IMADA

1977   «Body, Psyche and Cultura: The Relationship between Disgust and Morality», en *Pshychology and Developing Societies*, vol. 9, n° 1, pp. 107-131.

RUIZ BRAVO, Patricia y Eloy NEIRA

2001   «Enfrentados al patrón. Una aproximación al estudio de las masculinidades en el medio rural peruano», en LÓPEZ MAGUIÑA, Santiago; Gonzalo PORTOCARRERO, Rocío SILVA

SANTISTEBAN y Víctor VICH (eds.). *Estudios culturales. Discursos, poderes, pulsiones.* Lima: Red para el Desarrollo de las Ciencias Sociales en el Perú. Pp. 211-31.

«Todo lo que haría por dinero», en *Laura*. Dir. Alberto Rojas. Perf. Laura Bozzo. América Televisión, 27 de noviembre de 1998.

SARTRE, Jean Paul
2003   *La náusea.* Colección Grandes Premios Nobel - El Comercio. Barcelona: Sol 90.

SILVA SANTISTEBAN, Rocío
2003   «Persistencia de la barbarie. Las prácticas periféricas canonizadas por el centro: exclusión
            y basurización desde América Latina», en *Hueso Húmero* n° 42, junio, pp. 108-38.

SMITH, Barry y Carolyn KORSMEYER
2004   «Visceral Values: Aurel Kolnai on Disgust», en SMITH, Barry y Carolyn KORSMEYER (eds.).
            On Disgust. Peru, Illinois: Open Court Publishing Co.

SKLODOWSKA, Elzbieta
1993   «Testimonio mediatizado: ¿ventriloquía o heterogosia? (Barnet/Montejo; Burgos/Menchu)»,
            en *Revista de Crítica Literatia Latinoamericana.* Año XIX, n° 38, segundo semestre.

TODOROV, Tzevan
1996   *Los géneros del discurso.* Caracas: Monte Avila Editores-Latinoamericana.

UBILLUZ, Juan Carlos
2006   *Nuevos súbditos. Cinismo y perversión en la sociedad contemporánea.* Lima: Instituto de
            Estudios Peruanos.

UCEDA, Ricardo
2004   *Muerte en el Pentagonito. Los cementerios secretos del Ejército Peruano.* Bogotá: Planeta.

VICH, Víctor
2002   *El caníbal es el otro. Violencia y cultura en el Perú contemporáneo.* Lima: Instituto de
            Estudios Peruanos.

WILSON, Robert Rawdon
2002   *The Hydra's Tale. Imagining Disgust.* Alberta: The University of Alberta Press.

WOLFREYS, Julian; Ruth ROBBINS y Kenneth WOMACK
2002   *Key Concepts in Literary Theory.* Edinburgh: Edinburgh Press.

ZAYRA, Ary
1993   «El marianismo como 'culto' de la superioridad espiritual de la mujer», en Palma, Milagros (coordinadora). *Simbólica de la feminidad*. México: MLAL-Ediciones ABYA-YALA. Pp. 43-87.

ZAPATA, Antonio
2004   Introducción. *En la sala de la corrupción. Videos y audios de Vladimiro Montesinos (1998-2000)*. Tomo I. Biblioteca Anticorrupción. Lima: Fondo Editorial del Congreso de la República. Pp. XV-XX.
2003   «La corrupción en el Perú de los 90», en *Justicia Viva* n° 152, febrero. Visitado el 12 de junio de 2005. http://www.justiciaviva.org.pe/informes/152f.pdf

ZUMTHOR, Paul
1991   *Introducción a la poesía oral*. Madrid: Taurus.

ANEXO 1
TESTIMONIO DE GIORGINA GAMBOA

Testimonio recogido por la Comisión de la Verdad y Reconciliación
Audiencias Públicas de Casos en Huamanga
Primera Sesión, 8 de abril de 2002, 9 a.m. a 1 p.m.
Caso 5. Testimonio de la señora Giorgina Gamboa García

Doctor Salomón Lerner Febres
Invitamos a la señora Giorgina Gamboa García, que se aproxime a este estrado para prestar su testimonio. Ruego a los señores asistentes a ponerse de pie.

Señora Giorgina Gamboa García. ¿Formula usted promesa solemne de que su declaración la hará con honestidad y buena fe y que por tanto expondrá sólo la verdad en relación a los hechos relatados?

Señora Giorgina Gamboa García.
Sí, la verdad.

Comisionada:
Bienvenida señora Giorgina y agradecerle primero su fuerza para poder ayudarnos a todos los peruanos a conocer qué pasó en este país, para que podamos entender lo que muchas personas sufrieron como usted y quiero pedirle mucha fortaleza y que le vamos a escuchar su testimonio con mucha atención. Usted puede empezar, gracias.

Señora Giorgina Gamboa García.
Bueno, muchísimas gracias por invitarme al acá a la Comisión y la Verdad y agradezco su Comisión de Verdad, y a la periodistas y al Derechos Humanos, agradezco que lo que me ha dado oportunidad para poder hablar mi tistimonio, desde 80, claro que 81, que ha pasado mi testimonio, voy a dar desde 81. Yo soy Giorgina Gamboa, yo soy de Vilcashuamán, yo claro, yo vivo en mi pueblito, se llama Parcco. Bueno, es a tiempo de 81 y ha habido muchas problemas allá, y paso de ello ha habido atropello, abuso, maltrato, todo hemos soportado, hemos vivido todo eso.

Bueno en mi caso de 81, diciembre, veinticuatro de diciembre, fui atentado, asalto, no sé cómo puedo decir. Había una hacienda ahí cerca, de esa fecha, hobo todo esa terror. De esa fecha hemos vivido terror. De esa fecha han entrado a asaltar al hacendado, nosotros vivimos, con el hacendado cerca, circa, casi vicinos, somos vicino. Tonces, todo lo que ha habido ese veinticuatro, para veinticinco, amanecida que ha entrado, habido todo balacera, todo eso dorante toda la noche y ha amanecido balacera, nosotros escuchábamos todo lo que ha pasaba y como vivimos cerca de hacienda, hemos escuchado, hemos oído todo, y que después día manecido día siguiente, los autoridades nos dijo, vino a nuestro casa y pueblo de Parcco, vino, que al hacendado le ha matado. Ha habido... ustedes saben quién ha entrado, ustedes deben conocer. Ustedes deben saber por acá o por Pujas por dónde le han entrado, nos pregunta, y lautoridá, autoridad de Huaccaña y Pomatán. Todo eso ya en distinto sitio, vino y bueno y nos lleva para declarar para lo que hemos escuchado, lo que hemos visto, qué se ha pasado. Hemos... como voluntarios o como va a declarar, hemos ido Vilcas con mi mamá y mi... yo ¿no? Después otras personas más, himos sido declarante y bueno declarante llegamos Vilcas, ahí estaban bastantes personas, bastante personas estaban ahí, entonces y, y mi mamá, y después día siguiente li a traido a mi papá también había hecho llegar, yo estaba con mi mamá nomás, mi mamá tenía bibita y le metieron... nos metieron preso y no sé y ya claro que no, no, no nos dejaba hablar a mí, ni a mi mamá, a mi papá nomás le tomaron declaración, y se quedaron ellos ahí, tonces mi papá reclama y yo estaba ahí; nosotros somos varios hermanos, tienanos... somos ocho hermanos, toceces, cómo vastar mis hermanos este, y mi papá, y mis hijos todos los menores se han quedado abandonados, tienen que regresar a mi hija o a mi señora y entonce, nos suelta y a mí me suelta, de ahí me fui a mi casa, a mi pueblo y mi mamá y mi papá se quedaron presos, de ahí, después comencé a regresar a averiguar y cómo se pasa y ya no estaba Vilcas ya mi mamá, mi papá, habían pasado pa Cangallo, pero así nomás, así, como voluntarios que se han presentao para declararse, y hasta se llevaron presos, traeron hasta Ayacucho. Estaban presos de Cangallo, habían pasado hasta Ayacucho, estaban ahí preso los dos.

Después de pasando una simana, vuelta, vuelta regresa los militares ya, las Senchis, ese tiempo que eran los Senchis, comenzó con fuerza venir buscar noevamente, ahí estábamos después de una semana, después deahí estábamos yo con mis hermanos y tengo una abuelita tinía. Yo estaba con mis hermanitas menores, total llegaron los militares (empieza a llorar, mientras narra) eso eran los Senchis llegaron... las casi a las cinco de la mañana, le patearon, la golpearon a la puerta a patadas le entraron la casa, en la casa yo estaba con mis hermanos, bueno, mi sacaron así con mi ropa de piyama, sin zapato, arrastrando. Mis hermanos les dejé la casa, asustados (entre sollozos) mis hermanitos chiquitos minores, no sabía para dónde correr, ya sacaron así mis vecinos, los otros vecinos también, nos reunieron en la plaza, la plaza del pueblo que tenemos placita, ahí después ellos vinían sin comer, sin nada diciendo le mataron ganados carneros mejores, una balazo daron para que se comen ahí, paque se hace cocinar, mandaron otras señoras para que cocinan, ahí cocenaron, comieron ellos, después comenzaron rebuscar mi casa, rebuscar todo, no le encontraron nada, pero ropas, las fotos, los cuchillos todo le metieron costalillo, un costalillo, todo se lo que es de mi casa, las fotos de mi papá, ropas, todo lo que encontraban, cosas metieron costalillo, le han hecho traer con otras personas, otras vecinos que en mi pueblo que estaban ahí, (inaudible) junto hemos venido, ahí nos trajo para Vilcas, han hecho cargar sus armas con otra persona, ese se llama Guillermo Roca, se llama Julio Ramírez, con toda esas personas, son varias, han hecho cargar, bueno nos llego ha hecho llegar a Vilcas esa tarde mismo; en la noche ahí nos encontraron bastante personas, varia personas, había bastante como cadenados, todas las personas que traían la presos como carnero. Yo también estaba con esas persona, con esa persona que hemos venido de mi pueblo casi cuatro, cinco, seis personas, estaba yo nomá mujer, a ellos separaron, la metió a otro sitio, otra calabozo. En Vilcas hay en calabozo, una, como es este, como consejo, tienen calabozos distinto, cuatro salas, etoces mitiron a mí también mi metieron un cuarto, pero en el cuarto no había nada, solos camas, había una cama, un colchonita nomás, ahí taba sola.

Después de… después de la noche se entraron los, los pole… esos militares, las Senchis, quentraron, durante toda la noche golpiarme, maltratarme, tú tine que hablar, tú las has visto, tú eres es terroco, tú tine que hablar. (Los sollozos se hacen más constantes) Golpiaron, me golpiaron después comenzao a abusarme, violarme, a mí me violaron, toda, durante la noche; yo gritaba, pedía auxilio, me meteron pañuelo a mi boca, y aparte mi cuando gritaba y pidía auxilio me golpiaron. Yo estaba totalmente maltratada, esa, esa noche me violaron siete eran, siete, siete militares o sea los siete Sinchis entraron violarme. Uno salía, otro entraba, otro salía, uno entraba. Ya estaba totalmente muerta yo, ya no sentía que estaba normal. Después día siguiente amanecieron, cuando amanecieron como muerta, como carniro, me tiraron camión, mi llevaron, mi llevaron a Cangallo, en Cangallo estaba preso también. De Cangallo me ha hecho pasar también hasta, hasta Ayacucho, después me vine para Ayacucho para en PEP. Estaba en PEP sin comunicación sin que le sepa mi familia, na hacía pasar mi familia, tinía una prima, vivía Ayacucho, y comenza averiguar, corretear, yo estaba totalmente golpiada, sangrentada, mi ropas era totalmente bañada sangre, tanto golpeao, tanto maltratada, yo estaba con ropa total duro ya estaba sico mi ropa, lo que sangre, lo que caía, me golpiaba, me reventaba la nariz, salía, mi boca salía, tonces no había cómo cambiarme ropa, tonces ya después de quince días que estaba incomunicación y estaba allí en PEP, de ahí llegaron, no sé cómo le ha llegado, mi prima, me trajo ropa para cambiarme, de ahí hasta no se acaba, con (inaudible) nos obligaba. Ostí se han visto, si te ha conociu, te ha visto, han entrao cearca, (inaudible) tú eres terruco, te han visto, te han visto, ahí las personas están hablando, está declarando, te han dicho, te ha conocen.

¡Ah!, tamén sacaba la plaza, ahí, que tenían, la placita ahí. Agarrando el arma para que me tomen la foto, aquí me hacían golpeando arma, agarrando arma, me tomaban la foto. Después, ahí, yo estaba tanto golpiada, tanto maltratada, il qui encima que estaba abusada, de mi prima conseguí un abogado, así correteando que estaba mal y en que lleva médico. Abogado se pidió para que me llevara médico, examen de médico, bueno examen médico, me dijo que estás abusada, estás embarazada, me dijo que estaba producto… estaba embarazada. Yo desde esa fecha yo me he puesto traumada totalmente, estaba traumada, no estaba bien normal, yo pinsaba está mal, ese producto, de eso, es mi hija. Tiene veinte años. Durante veinte años todo lo he soportado, tengo a mi hija acá, yo desde esta fecha que le hago certificado médico que es abusada, a mi prima le han dado, mi prima tenía en su mano, mi prima a su casa le han entrado, acá, Ayacucho, han entrado a su casa... (en blanco, por inicio de lado B) ...así no quería que le hablaran, no quería le digan nada, estaba animazada. Yo con... tiniendo miedo así no podía hablar, estaba animazada, si hablas algo, tu mamá, tu papá... va a pasar algo, nunca vas a ver. Mi mamá, mi papá estaba preso en Ayacucho también, cárcel estaba ellos, yo estoy ahí incomunicada en la PEP, después de tiempo, yo ya tenía diecisiete años, diecisiete años. De ahí no tenía ni mi documinto, nada de papel, hasta que si consigue mi papel, saca partida. Ahí estaba, estaba ahí. Después me pasaron cárcel, estaba en cárcel, cárcel de Ayacucho, este, cuatro meses, hasta que movilicé al abogado paque me puede sacar, todo ahí. Bueno conseguí nese papel y partida me sacaron mi partida de Vilcas, de ahí después con eso me sacaron de ahí de presa me sacaron. Después me, cuando salí me fui pa Lima.

Yo estaba loca poque yo estaba... cuando me dijo que ya estaba pasando... que ya sí, estaba en barriga, está cuatro meses en cárcel, cuatro meses, sí. Yo estaba, quería matarme, quería tomarme algo, todo he intentaba tomar hasta tomaba puro limón cualquier cantidad, para mí hacía conseguir limón, me saltaba, quería morirme yo, yo pensaba que entre mí, ese producto, es cuántos, como un mostros será, cuántas tantas personas que me han abusado, yo pensaba que tenía mostro, depente qué clase, cómo estarán creciendo en mi adentro. Yo no quería vivir. Después saliendo me fui pa Lima, me sacaron, me fui, apoyo de Derechos Humanos, así. Comencé a denunciar, puesto denuncia Lima, cuando llegando al... me fui hasta el Ministerio Interior para que me puedan así, pedir apoyo, yo estaba mal totalmente sicolócamente, estaba golpeada y mal, como loca, no estaba en mi razón. Así pensando que tingo en la barriga, yo pensaba que me puede sacar, que me puede dar algo para tomar, para poder sacar y pente algo tengo adentro, depente que es algo mostro, depente, que está creciendo. Entonces médico hasta hospital li hemos llegado, para que me pueda sacar, y no, no quiso. Ya la bebe está grande, normal, no tiene nada, me dice, ya pue, que está creciendo que ya está grande. No puedes hacer nada.

Bueno, llegué dihaí al hospital paque me atienden, Ministerio Interior me daba un pase, para un año, voy dares atención, médico en el Hospital Policía, me han dado atención hasta que nace mi hija, hasta un añito que tenga, atendió ahí, después de ahí ya no quiso atender.

Yo estaba juicio, yo esos militares. Yo no conocía, claro, que la noche que lo que lo han entrado las Sinchis. Lo que me han entrado de día yo sí voy a conocer su cara, le voy a ver, decía, porque en la noche no conocía, porque como era oscuro, entonces yo eque, son siete, yo voy a ver, le dije. Estaban juicio, y ya habían metido preso, dicen, a esas Sinchis, estaba preso, pero se resulta que por falta de apoyo, falta de abogado, que me estaba defendiendo abogado, también, a veces un apoyo para nosotros no nos hace caso. Si, también, para la militares para el apoyo, han ellos apoyado, la han parado y la han soltado libre, inicente, yo quedé en nada, qué me ha dicho nada, yo pidiendo apoyo para mi hija, que se le reconozca que sea pi (...) que le das un apellido diciendo, después le dije, en el hospital, hospital cuando me da el luz, el Hospital Policía da a luz, dije no voy a ver, no quiero ver la bebe dipente cómo será, dala a alguien adopción, quien sea que quiere puede llevársele, yo no voy a criar porque yo no sé cómo será, cómo nacerá, yo no quería ver nada, estaban bastante claro que me están apoyando, acompañando todo en el hospital, pero me hacía convencer. No, no tiene la culpa tu bebe, está normal, natural, no tiene nada; y así en mi ignorancia yo pensaba tantas cosas.

Depués mi bebe habían dado a un familia así como yo le dije que no, no voy a poder criar, no voy a ver, habían dado después. Sí. Sacando de alta de hospital le habían dado una adopción una señora; yo quedé el hospital. Estaba mal y me cayó inficción, todo estaba en hospital más tiempo, después cuando salí de hospital, bebe ya no estaba, ya habían dado una persona adopción y yo tenía que dar a un autorización en una juez, firmar la papel; entonces tenía mi abogada, y me dijo, estás acuerdo, tú estás, tú consientes para que puedas dar a tu bebe adopción, piénsalo bien, si no tú ahorita dile a este si es que ya no quieres dar, algo, háblale. Entonces nosotros, vamos a... vamos a impidir, mi dijo. Entonces, bueno, y es también tu bebe, que no tiene la culpa, nada, mi dijo, entonces, tú puedes criarlo, entonces me dijo... le dije, bueno, a la abogada, bueno doctora, entonces impídemelo por favor, le dije, yo voy a criar como sea, voy a trabajar, yo tengo mi hermana todo, voy a trabajar, voy a pedirle, no voy a estar por apellido, no voy a estar, le dije; pedí. Me entregaron la bebe, yo mi bebe... ya estaba ya más de quince días su mano de la señora, después de ma(...) quince días que me entrega mi embarazo, no sabía qué hacer con bebe. Ella lloraba, yo lloraba, no sabía qué hacer; después no tenía ni ropa, no tenía nada, mi apoyaron las ropitas, todo.

Vuelta comencé trabajar así con mi hija, de ahí comencé trabajar y así unas, trabajaba entraba a casas trabajar, con bibe... con... hay veces es difícil, unos... unos, cuántas sufrimientos uno se pasa. Li entrado trabajar así con mi hija si lloraba cuando le daba comida también algunos con menos conciencia que descuenta también lo que te da, lo que come.

Así pasé con mi hija, después, no sé hubo nada desde ochenta y dos, ochenta y dos, a quese juicio no hubo nada, no escuché nada para mí. Yo lo vi, estaba olvidado ya. Ahora qué oportunidad, yo vengo acá a dar mi testimonio para poder pedir al Comisión, necesito reparación, reparación del honor, reparación del daño que nos hecho, y a mi mamá y a mi papá... y mi hermano también han hecho desaparecer, mi hermano dieciocho, diecisiete años, un muchacho estudiante, así también, en Vilcas. Él estaba estudiando en Lima, y vino para que visitar a mi abuelita, han hecho desaparecer también, han llevado cuartel, un batida, el militares han llevado a mi hermano, a mi primo Binjamín, lo han hecho, hasta ahora no sabemos nada, desaparecido total, así nos... mi mamá con miedo no se ha renunciado, no se ha averiguado nada. Asustada, animazada, todos estábamos con miedo. Bueno no sabemos su paradiro, no sabemos nada si está vivo, está muerto. Si mi hermano... así otras personas... así varias personas... yo no he sido única, yo que estaba violada, varias personas así tienen producto violación, tienen sus hijas, como mi hija, señoritas; qué le he pedido para ellas, nada, siquiera no hay nada justicia. Hay otras personas, hay otras madres, nunca se ha puesto denunciar, con miedo estaban animazado, nunca ha hablado. Por eso yo le doy para toda la personas así las madres que estaba abusada, violada, que estaban cárcel también, así presa, salieron de ahí, así criaron sus hijas, sólo con su... viven con su mamá. Quiero para todos, para honor de todas la personas, familiares abusadas, yo pido justicia. Culpables debe pagar, debe reconocer que lo que ha hecho, lo que el daño que nos hecho, tantas personas, tantos campesinos, tantos inocentes que nosotros vivíamos tranquilamente, nuestro chacra, nuestro casas, vivíamos tranquilo filiz, qué nos faltaba, ahora que estamos sufriendo en ciudad, escapando y no tenemos casa, si no tienen trabajo, ni estudio mis hermanos también. Sufrimos, no tenemos... no, no hemos feliz, nada, lo que hemos pasado, lo que hemos, ... ahora nuestro sitio, nuestro pueblo abandonado. Todo quimado, casas quimado, no tenemos ni ganado, no tenemos nada lo que todo nos quitó, todo lo que nos dejamos abandonando y estamos para volver vivir tranquila, no tinemos nada.

Comisionada:
Gracias.

Señora Giorgina:
Agradecería toda esa cosa que usted me han escuchado, es queja y yo no sé lo que habrá... tengo tantas cosas adentro, hay veces uno no se puede borrar el dolor ya que tenemos nunca podemos olvidar, todo lo que nos hemos sufrido, maltrato, golpiado, todo a que nos hecho, no se puede uno borrar, tenemos sentimiento bien doro, unos vivimos nuestro cuerpo sabemos, porque una persona que no vive nuestro cuerpo no saben, ojalá que nos escucha, gracias, te agradezco.

La voz emocionada de una comisionada.
Gracias Giorgina, todos te hemos escuchado y creo que todo el país te va a tener que pedir perdón, estás representando lo que le ha pasado a muchas otras mujeres en este país, pero lo que más sorprende es cómo, a pesar todo lo que has sufrido, el horror que has vivido nos puedes dar un ejemplo de que no pierdes la capacidad de amar y que estás demostrando que el amor entre tú y tu hija puede ser mucho más grande y estar por encima de todo ese sufrimiento y toda esa cosa horrorosa que seguramente nunca se va a olvidar, pero que tiene que recordarse, pero sin dolor y vivir ese amor entre tú y tu hija, muchísimas gracias por tu testimonio Giorgina.

Señora Giorgina:
Muchísimas gracias.

ANEXO 2
RELACIÓN DE MUERTOS Y DESAPARECIDOS COMO CONSECUENCIA DEL CONFLICTO ARMADO INTERNO

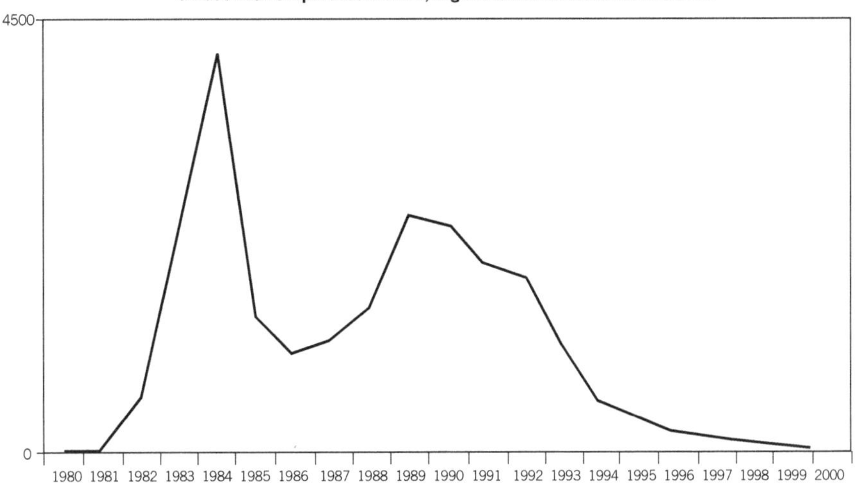

Fuente: *Informe Final CVR*, tomo III, p. 20.

ANEXO 3
TESTIMONIO DE «EL BRUJO»

Testimonio 100169, 2002, fragmento pp. 18-21

DESTAQUE EN AUCAYACU (DICIEMBRE 1991)

[Ulises, mi compadre] Me jaló. Llegamos ahí un día después de que habían atacado AUCAYACU. Eran las 12 del día, ya habían traído los heridos, a los muertos. De nosotros [habían] 25 heridos y 4 muertos. Pura tropa era. Entre los heridos había un suboficial que era mi promoción, le había caído una bala en la pierna.

EXTORSIÓN A LA GRINGA PARA FAVORES SEXUALES

Nosotros comenzamos a patrullar el pueblo y estando en el puerto, había una señora que vendía verduras, que nos abastecía de verduras. La señora señalaba. Yo estaba sentado, manejando. Y la señora señalaba a un costado, avisando. Yo vía puras personas. La señora desesperada señalaba. Yo me acerco y dice: «a la gringa, agarra a la gringa». Entonces, yo estaba al mando de esa patrulla porque había ido al puerto a comprar. Era una señora alta, 26 años tenía, era gringa, peruana, era de CAJAMARCA, me acuerdo, profesora. Estaba con botas, pantalón, una camisa, un polo amarillo y su bolsa. Estaba comprando. Yo le digo: «Señora, buenos días, por favor me puede acompañar a la base». «¿Para qué?», me dice. «Señora tiene que acompañarnos. O sube buenamente o la llevamos la fuerza, pero de todas maneras la tenemos que llevar» y la hice subir a la parte de adelante y la traje a la base. Eso fue a las 11 de la mañana. La metimos al calabozo y... Bueno, a la señora esa le preguntamos, tenía documentos, todo, era profesora de un colegio en AUCAYACU o de PROGRESO. No, era de NUEVO PROGRESO. Ella reclamaba: «Por qué me tienen detenida si yo no he hecho nada». Bueno, la señora (de las verduras) no vino ese día. Y el capitán me dijo que la busque, pero fui a buscarla y ya no estaba. Nosotros pensamos que por las puras le había tirado dedo. Entonces nosotros le dijimos a la profesora, ya corría las once de la noche: «A esta hora no podemos dejarla ir porque había toque de queda, mañana temprano la vamos a soltar, pero tiene que ser cariñosa con nosotros». Ella miró y dijo: «¿cuántos son?». «Somos cuatro». Dijo, «no con la tropa». «No, con la tropa no» (le aseguraron). Eramos cuatro, el CAPITÁN U. no quiso entrar. Le dijimos para que pase él primero. Dijo que no. No le gustaba esa chica. «Entonces vamos a pasar nosotros tres», éramos tres suboficiales. Ya aceptó ella. Nosotros le dijimos: «Ya no te hacemos nada, y mañana temprano te soltamos». Ella dijo «ya, qué importa».

Compramos cerveza y comenzamos a tomar. A las dos de la mañana viene el capitán y nos dice «compadre qué le has hecho». «No le hemos hecho nada», le dijimos. «No le hagan nada porque es terrucaza. A ella no le hagan nada, así que tráela para ti». Habíamos estado tomando, todavía no le habíamos hecho nada, justo cuando íbamos a empezar. Allí estaba la viejita (de las verduras): «Ella es la gringa, ella es la que dirigió el ataque a AUCAYACU». Y su chapa de combate era gringa también.

Y para esto nos dejaron un detenido, se llamaba Martini (O MANCINI), era un jefe político de todo el Huallaga. Este pata sí era terrucazo. Ellos lo tenían más o menos una semana. En el transcurso de la semana que nosotros llegamos, ellos lo tenían en un cuarto amarrado con cuatro cadenas, con cuatro candados. Cada candado lo tenía diferente. El capitán lo tenía una llave, yo tenía otra llave, mi promoción Nacho tenía otra llave, Danny tenía otra llave, Junior tenía otra llave. Para qué, porque venían a ofrecer, inclusive la tropa quería tratar de sacarlo. Tenían miedo por su vida, había recompensa, estaban pagando por su libertad. Habían hecho un pozo, los narcos habían hecho. Presionaban para que salga. Empezaron con 250 dólares, 250 mil dólares. Pero para esto el comandante había dado cuenta a Tarapoto que estaba detenido. Y de Tarapoto habían hablado con el CAPITÁN U. de que no le pasara nada y de que sacaran la máxima información, que ellos iban a venir a recogerlo. Era más o menos el 22 de diciembre. Así que el capitán mandó a comprar cuatro candados. Yo volví a tomar el puesto de servicio de inteligencia.

[Mi cargo era] S2, inteligencia del Ejército. Entonces, yo doy la sugerencia, porque nos dice «compadre hay 250 mil dólares pero yo cuido mi carrera, por si acaso si ustedes lo dejan salir, ustedes solos se van a la cárcel». Y yo le dije: «mi capitán, qué le parece si compramos cuatro candados grandazos y cadenas, y lo encadenamos. Y todos tenemos diferente llave y también la puerta lo aseguramos igualito. Venían y pagaban, venían soldados, y decían; «mi técnico, acá están 50 mil dólares, hay que sacarlo. Yo lo saco y me voy con él», decían. Tal era el dinero que, para serle franco, nosotros mismos montábamos guardia. A veces el capitán lo trajo junto a su cuarto.

No [lo torturamos]. Lo queríamos vivo. Ese pata era bien preparado. Tenía un hermano, Mario, era universitario, con él lo agarramos. A los dos se lo llevaron. Los dos estaban encerrados, pero en diferente... [No era profesor] Había tomado el cargo así nomás, no era nada. Pero era bien preparado. [Físicamente] Bien alto era, más o menos tendría un metro 90 agarrado. Pasivo, tranquilo totalmente. Blanco, con buena presencia y hablaba bien. Tenía un acento cajamarquino. Sabía leer cartas, sabía lo que era el partido de Sendero, sabía qué cargo ocupaba, cuáles eran sus funciones, sabía todo el cuadro de la organización del Huallaga. Él dijo que no es necesario que me torturen, no es necesario que me golpeen porque yo voy a colaborar. Y él colaboraba, hablaba bien, inclusive se quedaba conversando con el capitán. Tenía buena preparación.

TORTURAS A LA GRINGA

Entonces, a las 2 de la mañana nos pasan la voz de que la GRINGA era terrucaza. Nosotros estábamos mareados. Y yo dije: «¡Ah, conche tu madre, así que tú eres la GRINGA!». «No mentira», dijo ella, «si yo quiero estar con ustedes». Entonces yo la saqué. Fue primera vez en mi vida que participé en una tortura. Yo fui el que la torturó. La sacamos, la llevamos, cerca a la base había una canchita de fulbito, ahí teníamos el calabozo. La llevamos ahí y le comencé a preguntar. Le dije: «No seas tonta, yo conozco una persona que te conoce y él te va a tirar dedo. Te voy a confrontar con él, así es que tú me dices la verdad y no te va a pasar nada». Ella reclamaba que tenía dos hijos y que su esposo la estaba esperando. Y yo le decía: «dime quiénes son los que han participado contigo. Canjéate», le decía. «Quiénes han participado contigo, dónde esta el armamento». Estaba amarrada, todavía estaba amarrada. Sentada en la silla y los pies amarrados a la silla. Desnuda, totalmente desnuda. Porque yo leí que en la tortura lo peor que se le puede hacer a una persona, es desnudarla. [Eso lo leí] En una obra que tenía, de los Montoneros, de Argentina. [No me dieron como material sino que] Yo lo encontré en la biblioteca de nosotros. Ahí decía que la mejor forma de interrogar a un detenido era teniéndolo desnudo. Entonces yo la desnudé a la GRINGA, ya tenía amarrada. [Ella tenía] Algo de 24, 26 años tenía. Primero hablaba: «No, mentira!», me decía: «LAGARTO, mentira. Yo no tengo nada». Porque yo le dije que era LAGARTO. Así que ella me trataba de LAGARTO. «Lagartito, no tengo nada», me decía. Entonces yo iba y le decía al capitán: «no tiene nada, no ha confesado nada». Y el capitán me decía: «Mira, compadre, tú eres el que me tienes que traer información». Entonces a las 4 de la mañana ella me levanta. Yo estaba durmiendo, yo estaba en tragos: «LAGARTO, me voy a canjear. Te voy a decir dónde está el armamento pero ¿tú qué me das?». Y le dije: «si me entregas el armamento te prometo que te doy libertad». [Yo no estuve con ella] Sexualmente no... Estaba al costado de ella, no durmiendo con ella. Hasta ese momento nada [de torturas] porque yo tenía miedo de que no sea verdad, más que todo porque era profesora. Y me dijo: «¿qué me das si yo te entrego el armamento? Todo el armamento que nosotros hemos participado, si tú me llevas, está en el puerto. Vamos, tú me llevas y yo te señalo la casa». Desperté al capitán y le dije: «la GRINGA ha hablado. Hay armamento». Entonces la desatamos, la vestimos y nos fuimos al puerto. Estaba cerca, a 5 minutos, con veinte soldados. Fui yo y llegamos a la casa pero ya habían sacado el armamento. A eso de las 12 de la noche, parece que ya se habían dado por enterados de que la habían capturado y que iba a hablar. Se veía que había armamento, porque encontramos balas. Entonces la trajimos nuevamente a la base. Ahí es cuando la comencé a torturar. Le dije: «conche tu madre, te has demorado tanto tiempo, desde las 2 hasta las 4, has dado tiempo para que lleven el armamento, así que no has querido colaborar». «No. Además, yo he participado obligada, yo no he dirigido la toma. Cuando yo vine a comprar, ahí llevaron, yo he sido de la masa, no he sido de los combatientes».

A las 5 de la mañana la traje a MANCINI. Le pasé la voz al capitán. Todos salimos. [A esa hora] Ya la habíamos torturado. Le puse electricidad. Mojaba el piso, le echábamos agua y en el suelo le poníamos electricidad. Un sólo polo nomás para que no se electrocute. [Quedó inconsciente] La hacía cantar a la tía, como sus pies estaban en el suelo se echa agua a la silla y con un solo polo nomás se pone electricidad en el suelo. Y no hablaba. Y después, ya a la segunda me dicen: «¿Qué te parece si con un alicate...? la parte más débil de una mujer son los senos». Quisieron ponerle alicate en los pezones... y justo cuando íbamos a usar el alicate, dijo que iba a hablar. Entonces le dijimos: «ya no, ya nos está cojudeando ésta. Vamos a cortarle los senos». «Gilbert» siguió tomando, estábamos en tragos. Y le dije: «¿Qué te parece si de una vez la confronto y la desenmascaramos a esta cojuda. Y la desenmascaran ahí le hacemos todo lo que ya le corresponde». Y desperté al capitán. Y le dije: «hay que traer a MANCINI para que confronte a la GRINGA».

Y nosotros le dijimos a MANCINI «Vamos a ir donde la GRINGA». «¿Quién la gringa, así, así?», la describió. «Sí, ella es». Entonces lo sentamos y la hicimos pasar a la GRINGA. Él ya estaba con pasamontañas. Y le preguntamos: «¿vas a hablar o no? «Yo no sé nada», decía la flaca. Y cuando le sacamos ella se quedó de una sola pieza. «Hola, cómo estás» le dijo. No dijo nada más. Ya con eso basta. Yo le dije (a MANCINI) «¿qué cargo tiene?». Ella tenía el cargo de dirección, era mando militar del Huallaga. Era de la columna principal. Decía que era mando militar regional de la margen derecha del río Huallaga. Dijo: «Yo usaba M-16 (una pistola)» y le pregunta: «¿dónde está la M-16?». Ella responde: «No, te estás equivocado». «Si nosotros hemos usado en VENENILLO». Y con eso basta. Nos retiramos y nos fuimos con ella. La comenzamos a torturar, le poníamos electricidad en los senos, en la vagina, hasta que llegó a hablar, al día siguiente llegó a hablar. Dijo que sí, efectivamente, ella la que tenía ese cargo, que había participado.

Todavía hasta ese momento no [usamos sexualmente]. Agarramos y le dimos cuenta al capitán. Yo hice un parte, un informe, dando cuenta de lo que le estoy contando. Y el capitán dijo: «Voy a consultar con TINGO MARÍA». Como lo ha reconocido MANCINI, esta GRINGA no debe pasar de hoy día. El matarife allí era JUNIOR, era la persona que tenía que matar. Entonces le pasamos la voz. Ya estaba bien maltratada, ya no argumentaba nada, ni para llevarla a abusar con ella. Ya estaba suelta la boca, no tenía dientes, toda magullada.

Le habíamos cortado el pelo y JUNIOR dijo: «a las 12 la mato». Era suboficial, comunicante. Nosotros siempre le comprábamos ron, porque él trabajaba con dos soldados. Ellos se encargaban de cortarle la cabeza, los brazos y los pies. Le comprábamos el ron para que tome con los soldados.

Él no quería hacerlo, pero como era el de menor rango lo obligábamos a hacerlo. Ese día nosotros hemos comenzado a tomar, era cumpleaños de Nacho, entonces habíamos comprado torta y estábamos allí festejando, cada uno estaba con su pareja. Y JUNIOR me dijo a mí: «Mi técnico, qué le parece si primero la ... la dejo sangrando», porque él primero la degollaba, «...para que no ensucie la camioneta. La dejo desangrando en el baño», porque eso lo hacíamos en el baño de tropa. Habríamos la ducha, se le degollaba. Se le dejaba amarrada allí, hasta que bote toda la sangre. Entonces, la agarró, se vino, cerca de la una vino. Y me dijo: «Mi técnico, ya la degollé. Ya está chifa, ya la he dejado allí». [Así la mató, pero la mujer] Estaba inconsciente ya. Entonces... No me vea mal... Entonces agarrábamos y me dijo: «ya la chifé; el chifa era darle muerte». Y seguimos tomando. Y le digo: JUNIOR ya es hora. Antes de que amanezca, qué te parece si de una vez la cortas, la cortamos y la vamos a arrojar al río. Porque ya va a amanecer y no vamos a poder».

Le voy a ser franco. Ahí en la zona de emergencia, esos dos años que yo he estado allí, familiar, amigo que venía a preguntar, también se le detenía. [Su esposo] No [vino]. Nunca venía nadie. Yo los veía de lejos, sentados. Nosotros les preguntábamos: «¿Qué hacen acá sentados, qué quieren?» Nunca decían nada, «tengo mi familiar», nada decían. «Estoy esperando mi carro», decían.

[Los familiares que pagaban] no venían a preguntar a nosotros. Que yo sepa no [no vinieron a preguntar por ella]. De repente le habrán pagado a los soldaditos a los cachaquitos. [La matamos] Por MANCINI. Es que ella sí tiró dedo de diferentes nombres, quiere decir que sí le sacamos la información. Qué íbamos a saber quién era el jefe de logística de AUCAYACU, que estaba el subprefecto. Se escapó el subprefecto. Cuando nosotros le dijimos, se escapó. Estaba un tal ÁNGEL que era narcotraficante y era el que los abastecía.

Pero nosotros dábamos cuenta. Todo dábamos cuenta a TINGO MARÍA. [La orden de matarla vino] De TINGO MARÍA. [Nos dijeron] Que ella no. Que le sacáramos más información y que la desapareciéramos. [El jefe de Tingo María era] O. G., el comandante CÁCERES era su chapa. Ese día que nosotros la agarramos a la GRINGA todos desaparecieron. Desapareció el subprefecto, el narcotraficante ÁNGEL, que abastecía de armamento. Supuestamente llegamos a saber que él había sido el que había agarrado su camioneta y se había ido, porque su camioneta la vieron esa noche, cerca del aeropuerto. Hicimos bastantes capturas a raíz de su testimonio.

VIOLACIÓN AL CADÁVER DE LA GRINGA

Le cuento. Entonces, le dije a GILBERT: «vamos de una vez a descuartizarla y a botarla». La llegamos a tirar al río. Cuando llegamos nosotros al baño de tropa, la tropa la estaba violando. [Estaba] Muerta. Sabe por qué le digo, porque era alta, gringa, simpática. Pero ya estaba mal, ya no servía para satisfacer. La tropa la estaba violando. [Estaba degollada], claro. La tenían hacía atrás en la mesa, la habían tapado el pecho y la estaban violando. [La tropa] Era grande, de 12 ó 14. Con un palo los boté: «¡salvajes, está muerta». «Está calientita, mi técnico», decían. Dejamos a los dos soldaditos que estaban con nosotros, a ellos les requintamos y dijeron: «pero si son los más bravos». Bueno, le cortamos la cabeza y las manos y la tiramos al río.

Igualito. Le sacamos la cabeza y la tiramos. Al hermano de MANCINI también lo llegamos a ... Se quedó con nosotros, porque desde Tarapoto vino el general. [Al hermano de Mancini] también lo matamos. Supongo que a MANCINI también deben haberlo matado, porque lo dejaron. Cuando él [Mancini] se fue lo comenzamos a torturar [al hermano]. Cuando se fue MANCINI. [Se lo llevaron] Más o menos el 15 de enero. Si usted agarra el periódico La República. Yo era bien asiduo de La República. Allí estaba el cuadro de MANCINI, que era el máximo. [La República decía] Que MANCINI era la persona que conformaba ... porque en el cuadro orgánico él era la persona de mayor rango. De ahí seguía CLAY. [Nunca hablamos de Mancini] Todo estaba oculto. [Cuando se llevaron a Mancini comenzamos a torturar a] Mario. También lo matamos a Mario. Era hermano, era testigo de Jehová. Me acuerdo que antes de que lo degollemos él se puso a rezar. Nos llamaba la atención de nos decía que nos perdonaba. De todas maneras, igualito, le cortamos la mano. [¿Yo participé?] Yo era el de inteligencia, como dije, tenía ese cargo. Éramos nosotros los que teníamos que sacar la información. Estaba el teniente LOBO que no se quiso meter para nada, no aceptó ningún cargo. Porque a él le correspondía por el grado, le correspondía el S2. Y dijo que había terminado el curso, que iba a hacer el curso en LIMA. Dijo: «en cualquier momento me voy». [Mario] No sabía nada. Decía que había venido a visitar a su hermano y que su hermano le daba plata para vivir. Y MANCINI hablaba de que tenía billete. Él también quería canjear a su hermano. Él decía: «¿Cuánto están pagando por mí?». Por la plata él sabía que lo iban a soltar. «¿Cuánto están ofreciendo?», decía. «Están llegando a 300 mil», le decíamos. «¿Y quiénes son los que están colaborando», decía. Parecía que él controlaba la situación. Llegué a suponer que hubo fuga de información, porque él sabía quién colaboraba. «Han colaborado el CHOLO CLAUDIO», decía. «Claudio también va a colaborar. Dile que colabore porque sino se la va a ver conmigo». Y nosotros le engañábamos, que no había colaborado. Pero después sabía.

[El cuerpo de Mario] También, lo botamos al río. Nunca enterramos, en el Huallaga nunca enterramos. Porque era fácil, en el río se descompone más rápido. Lo incinerábamos, les sacábamos las vísceras, le echábamos piedra y los tirábamos.

ANEXO 4
LAURA EN AMÉRICA:
«HARÍA CUALQUIER COSA POR DINERO»
PAUTEO DEL PROGRAMA

DATOS GENERALES:

Este programa se emitió el sábado 27 de noviembre del año 1999. (Lo más probable es que el horario sea de 21.00 a 23.00 horas porque encontré un comercial de una película de acción programada para el sábado a las 23.00 horas.) El programa **no es en vivo** porque hay saltos bruscos en la edición.

El /*counter*/ se inicia con 00.00.00 en el primer cuadro de la cuña-logotipo de América TV donde hay una voz en *off* que anuncia la apertura del programa «Laura en América».

BLOQUE 1/ INICIO: 00:00

- Saludo inicial e índice
- Cuña de Entrada
- Introducción
- Prueba 1: CUERPOS PINTADOS
- Prueba 2: HOMBRE VESTIDO DE MUJER BESA A TRAUNSEÚNTES

EMPIEZA LA CUÑA ESTÁNDAR DE AMÉRICA TV: EN PLANO MEDIO, UNA NAVE ESPACIAL COMO EL «CHALLENGER» SE ACERCA A LA TIERRA. AVANZA A LA VELOCIDAD DE LA LUZ Y LLEGA A LA TIERRA QUE TIENE LA FORMA CIRCULAR DEL LOGOTIPO DE AMÉRICA TV.

VOZ EN *OFF*: América Televisión presenta: «Laura en América». Gracias a:
CORTE A PUBLICIDAD DE FIDEOS LUCHETTI:
VOZ EN *OFF*: porque mamá lo merece, LUCHETTI siempre le da lo mejor. LUCHETTI, la pasta de mamá.
CORTE A:

LA CÁMARA HACE UN PANEO DEL PÚBLICO HASTA LLEGAR A LAURA, EN PLANO ABIERTO. MIENTRAS LAURA HABLA, EL PLANO SE VA ACERCANDO A ELLA.

L.BOZZO: Muy buenas noches. Bienvenidos al programa. Un beso inmenso para todos y un aplauso fuerte para mi público.

APARECE EL CRÉDITO DE LA CONDUCTORA: DRA. LAURA BOZZO.

L.BOZZO: Bien. Hoy tenemos un programa realmente divertido. ¿Hasta dónde serías capaz de llegar –tú, sí, a ti te pregunto– por dinero?

EL PÚBLICO APLAUDE. APARECE EL TÍTULO DEL PROGRAMA EN FORMA DE *BANNER* DE COLOR NARANJA EN LA PARTE INFERIOR DE LA PANTALLA: «HARÍA CUALQUIER COSA POR DINERO».

L.BOZZO: Nuestros invitados el día de hoy están dispuestos a pasar las pruebas más increíbles, audaces, asquerosas, repugnantes y divertidas que ustedes se puedan imaginar. (PAUSA). Tenemos a un hombre que va a salir disfrazado de mujer a chaparse a todos los hombres en la calle. (PAUSA). Tenemos a una mujer que se va a meter desnuda en una pileta en un parque público. Tenemos a un hombre que se va a descolgar 17 pisos, y también tendremos (SIC) a un hombre que saldrá en pañales, verdad, en triciclo, a la calle. (PAUSA). Tendremos también a mujeres que van a hacer una lucha acá en el barro. Y casos que nos van a dejar con la boca abierta. Pero no me hagan uh-uh-uh porque ustedes también pueden participar. Y el público de este programa, tal vez, puede hacer. A ver vamos a ver quién se atreve. A ver si tú que decías uh-uh-uh te atreves a hacer lo que nuestros invitados van a hacer por menos plata. No se muevan que regresamos con «Voy a hacer cualquier cosa por dinero».

CORTE A CUÑA DE ENTRADA DEL PROGRAMA «LAURA EN AMÉRICA». EN ESTA CUÑA APARECE SUCESIVAMENTE EL NOMBRE «LAURA» JUNTO A POSTALES DONDE LA CONDUCTORA APARECE ABRAZANDO A UNA SEÑORA, RODEADA DE GENTE (APARENTEMENTE UN COMEDOR, O REUNIÓN), CARGANDO A UN NIÑO, EN UN TAXICHOLO, RODEADA DE NIÑOS, ETC. LA ÚLTIMA IMAGEN ES EL LOGOTIPO «LAURA EN AMÉRICA».

LA CÁMARA HACE UN PANEO DEL PÚBLICO. EL AUDIO DE FONDO PERTENECE AL GRUPO MEXICANO MANÁ. LA CANCIÓN ES «SE ME OLVIDÓ». PLANO ABIERTO.

L.BOZZO: Bien. Ustedes dirán qué está pasando en mi *set*. A una mujer la están pintando por aquí, un hombre está haciendo deporte por acá, y qué es está cochinada Alberto. ¿Qué es esto, qué asco, qué es esto? Esto es agua con barro, ¿verdad? Y es aquí vamos a hacer las pruebas más increíbles, vamos a hacer locuras. ¿Y esto?, ¿qué es esto? ¡Una gallina! ¡Se escapó la gallina Alberto! ¡Se escapó! ¡Alberto! ¡Se escapó! ¡La gallina! Se escapó, a ver. ¡Ayyy!

EL PÚBLICO EMPIEZA A REÍR Y A APLAUDIR. UNA PERSONA DEL PÚBLICO ATRAPA A LA GALLINA Y SE LA DA A UN HOMBRE DE LA PRODUCCIÓN QUE ESTÁ VESTIDO DE COMODÍN CON BILLETES, DÓLARES COSIDOS A SU DISFRAZ. TAMBIÉN USA SOMBRERO DE COPA.

L. BOZZO: Bien. Ahí, en esa jaula que ustedes ven va a ver un hombre que durante todo el programa se va a dedicar a comer alpiste, a cacarear y a hacer como si fuera una gallina. (PAUSA). Tengo acá una persona que me va a ayudar. Vente para acá. Un aplauso por favor.

SE ACERCA LA PERSONA CON DISFRAZ DE COMODÍN. EL DISFRAZ ES DE COLOR ROJO, INCLUYE SOMBRERO DE COPA. SU DISFRAZ TIENE BILLETES DE DOLARES COSIDOS. EN SU MANO EXHIBE UN FAJO DE BILLETES DÓLARES.

L. BOZZO: Él me va a ayudar para hacer las subastas. (PAUSA). Pero ustedes se dirán qué hace aquí este hombre haciendo ejercicios. ¿Qué hace? Una de las pruebas que van a pasar el día de hoy mis invitados... Bueno, no sé quién se va a atrever a hacer esto... Este hombre no se ha bañado durante dos días. En este momento está haciendo ejercicio físico, pesas. Está totalmente sudado. Y una de las pruebas es que una mujer tendrá que lamerle el sudor. ¡Qué asco! Bien, vamos a ver quién se atreve. Pero vamos ahora con la primera prueba.

PRUEBA 1:
CUERPOS PINTADOS

PRIMERO SE CONVERSA CON ANDRÉ NAVARRO, MAQUILLADOR Y PINTOR CORPO-RAL SEGÚN LOS CRÉDITOS. ÉL ESTÁ RETOCANDO A UNA MODELO, CUYO CRÉDITO SEÑALA: RUDDY RENTERO (MODELO). ELLA YA ESTÁ TOTALMENTE PINTADA. SOLO VISTE UNA TRUZA. ESTÁ SONRIENDO Y BAILANDO SOBRE EL MISMO SITIO.

ESTA PRUEBA SE INICIA AQUÍ PERO CONTINÚA EN EL PENÚLTIMO BLOQUE. EL PRE-CIO BASE ES DE $ 50. HAY HASTA TRES CANDIDATAS. UNA ES DE RAZA NEGRA, UNA CHICA. LA OTRA ES DE TEZ BLANCA Y CABELLO ONDULADO. LUEGO HAY UNA CHICA MÁS BAJA Y MÁS RISUEÑA PERO PIDE $ 40. LA CONDUCTORA SE QUEDA CON LAS DOS PRIMERAS CONCURSANTES.

L. BOZZO: No pues, ella está por quince, y por veinte. Bueno, las dos por quince dólares cada una. Adelante por favor. (PAUSA DEBIDO A LOS APLAUSOS). Bien, tienen que quitarse la ropa. (MUEVE A UNA CONCURSANTE). Mirando a la pantalla.

EL *BANNER* TITULA: «DEJARÁN QUE LES PINTEN EL CUERPO DESNUDO». ESTE LE-TRERO APARECE EN LA PARTE INFERIOR DE LA PANTALLA.

LAS DOS CONCURSANTES ESTÁN DE ESPALDAS AL PÚBLICO. SOLO LA MUJER DE RAZA NEGRA ESTÁ SEMI-DESNUDA, EN TRUZA. LA OTRA CONCURSANTE HABLA CON LAURA, SEÑALANDO SU ROPA INTERIOR. LAURA ASIENTE CON LA CABEZA. NO SE ESCUCHA NADA PORQUE EL PÚBLICO ESTÁ VITOREANDO. NO LLEGA A MOSTRARSE EN PANTALLA EL BUSTO DE LA PARTICIPANTE PORQUE SE UTILIZA /MOSAICOS/ QUE DISTORSIONAN LA IMAGEN EN LA PARTE INDICADA. LA MÚSICA DE FONDO ES «PÍN-TAME» DE ELVIS CRESPO.

L. BOZZO: ¡Oye, Alberto! Pero también tenemos que pintar a un hombre calato. ¡Qué tal raza!

A CONTINUACIÓN VIENEN ESTAS PRUEBAS:

- **Prueba 2:** HOMBRE VESTIDO DE MUJER BESA A TRAUNSEÚNTES
  BLOQUE 2/ INICIO: 18.15
- **Prueba 3**: VIEJO VESTIDO DE BEBE
  BLOQUE 3/ INICIO: 28.47
- **Prueba 4:** HOMBRE VESTIDO DE GALLINA
- **Prueba 5:** HOMBRE SE DESCOLGÓ DEL PISO 17
  BLOQUE 4/ INICIO: 39.25

PRUEBA 6:
BESAR AL FEO

L. BOZZO: La siguiente prueba, realmente es increíble. La verdad es que no sé a quién se le ocurrió, del equipo de producción, esta prueba. (PAUSA). Se trata de lo siguiente: una chica tiene que besar al hombre más horroroso que se puedan imaginar. Es un hombre que se parece, tiene cara de, no sé, de un animal, ¿verdad Alberto? Algo extra-ña, verdad. (PAUSA). Este hombre va a estar acá en unos instantes y vamos a tener voluntarios. Primero tienen que besarlo en la boca, vendadas. Luego se le quita las vendas y la que se atreva a hacerlo sin vendas ganas veinte dólares. Vamos con la persona más horrorosa según Alberto Rojas. Adelante.

EL PÚBLICO APLAUDE. SE INICIA EL TEMA MUSICAL «TRILLER» DE MICHAEL JACKSON. EL COMODÍN DE LA CONDUCTORA ACOMPAÑA A UN HOMBRE DISFRAZADO DE TIGRE.

L. BOZZO: Quiero ahora cuatro voluntarias que lo besen en la boca.
CORTE BRUSCO EN LA EDICIÓN:

CUATRO VOLUNTARIAS: TRES MUJERES JÓVENES Y UNA SEÑORA. LA MUJER 1 ES UNA CHICA JOVEN DE RULOS, CABELLO LARGO. LA MUJER 2 ES UNA SEÑORA MORENA, RISUEÑA, TAMBIEN DE RULOS. LA MUJER 3 ES UNA CHICA GORDITA. LA MUJER 4 ES UNA CHICA JOVEN DE CABELLO CORTO Y PINTADO DE RUBIO. LA CONDUCTORA EMPIEZA A ENTREVISTARLAS.

L. BOZZO: ¿Tú te lanzas, te atreves?
MUJER 1: Sí, sí, lo hago por dinero.
L. BOZZO: Bien. (AHORA SE DIRIGE A LA OTRA PARTICIPANTE). Bien, ¿tú?
MUJER 2: Ya pedí permiso.
L. BOZZO: «Ya pedí permiso».
MUJER 2: Ya pedí permiso.
L. BOZZO: Tú sabes que es chape en la boca.
MUJER 2: Sí, normal; ya pedí permiso.
L. BOZZO: Bien. (SE DIRIGE A LA SIGUIENTE PARTICIPANTE). ¿Tú?
MUJER 3: Bueno, yo soy soltera. Yo chapo no más. (RISAS)
L. BOZZO: No importa con quién sea.
MUJER 3: Con quien sea. Yo chapo no más.
L. BOZZO: (SE DIRIGE A LA SIGUIENTE). ¿Y tú?
MUJER 4: Igualmente.
L. BOZZO: «Igualmente». A ver, a vender a las cuatro.
LUEGO DE QUE LAS CUATRO PARTICIPANTES HICIERON LO PROPIO, EL HOMBRE SE QUITA EL DISFRAZ HASTA QUEDAR ÚNICAMENTE CON UNA TRUZA AMARILLA. CARACTERÍSTICAS: CABELLO LARGO Y BARBA HASTA LA ALTURA DEL PECHO. ABUNDANTE VELLO POR TODO EL CUERPO.
L. BOZZO: Cada una ya ganó diez dólares. Pero la que le dé el beso más apasionado sin la venda gana veinte dólares. El público elige.
FINALMENTE GANA LA ÚLTIMA PARTICIPANTE POR LA VOTACIÓN DEL PÚBLICO. PASE A TANDAS COMERCIALES.

TANDAS COMERCIALES: FONAHPU (Fondo de Pensiones)// FESTIVAL DE LA TECHNOCUMBIA PARAE L 28 DE NOV.// TELEAMOR: TELEFÓNICA APOYA TELEAMOR// ESPECIALES DEL DÍA DOMINGO: «EL TECHO DEL MUNDO HIMALAYA 2000» CON LA REALIZACIÓN DE MARÍA LAURA REY, «EL CRIMEN BAJO LA LUPA» CON ÁLAMO PÉREZ

LUNA, Y «DIGNIDAD», UN *TALK SHOW* SOBRE EL SIDA CON LA CONDUCCIÓN DE ERNESTO PIMENTEL.
BLOQUE 5/ INICIO: 52.02

PRUEBA 7:
ANIMALES EN CUERPOS DE MUJERES SEMI-DESNUDAS

L. BOZZO: Ustedes dirán para qué es esta tina. Esta tina es para la siguiente prueba. Les cuento: aquí tiene que entrar una voluntaria –vamos a ver quién del público se atreve– que va a ser bañada en insectos y animales.

PANEO A UNA GRAN BOTELLA CON SAPOS, Y A UNA CAJA QUE CONTIENE IGUANAS. APARECE DETRÁS DE BASTIDORES UNA CHICA VESTIDA DE NEGRO. TAMBIEN LLEGAN DOS VOLUNTARIAS DEL PÚBLICO, CORRIENDO. LAURA ESCOGE A UNA VOLUNTARIA Y A LA CHICA DE VESTIDO DE NEGRO QUE APARECIÓ DETRÁS DE BASTIDORES.

LAS CHICAS QUEDAN EN ROPA INTERIOR Y SE INTRODUCEN EN LA TINA. SE ECHAN BOCA ARRIBA. LUEGO, EL COMODÍN LES ECHA LOS SAPOS Y LAS IGUANAS SOBRE EL ESTÓMAGO Y EL BUSTO. EL PÚBLICO GRITA: «EN LA CARA, EN LA CARA». LA CHICA JOVEN SE CUBRE LA CARA Y LE DICE AL COMODÍN QUE NO LE ECHE EN LA CARA, TIEMBLA UN POCO. LOS SAPOS Y LAS IGUANAS CAMINAN LENTAMENTE POR EL CUERPO DE LAS PARTICIPANTES.

L. BOZZO: Quince, catorce...
PÚBLICO: Trece, doce, once,... (SIGUE LA CUENTA Y LUEGO APLAUDEN).
L. BOZZO: Tienen que cantar una canción.
LE ACERCA EL MICRÓFONO A LA SEÑORA PARTICIPANTE.
SEÑORA: «Hacer el amor con otro...». (RISAS NERVIOSAS).
L. BOZZO: Sigue, sigue.
SEÑORA: Estoy nerviosa.
L. BOZZO: «Ay, ay, ay, me duele el corazón».
SEÑORA: «Ay, ay, ay, me duele el corazón».
EL PÚBLICO APLAUDE A LA SEÑORA.
L. BOZZO: ¿A ver tú qué cantarías?
CHICA JOVEN: «Arrepentido volverás/ a mis brazos. / Como yo nadie te amará.
PÚBLICO: (COREANDO) Ahora estás dolido/ ahora te das cuenta/ que el amor que yo te daba/ no era mentira.
EL PÚBLICO EMPIEZA A APLAUDIR.
- INTERMEDIO MUSICAL CON RUTH KARINA
L. BOZZO: Vamos ahora con Ruth Karina: «Baila conmigo». Adelante.

Se inicia el *playback* de «Baila conmigo». Ruth Karina aparece y empieza a cantar.
RUTH KARINA: «Y ahora/ Ruth Karina/ (Rico)».

Al final de la canción aparece el logotipo de LAURA EN AMÉRICA.
TANDAS COMERCIALES: Telefónica// Comercial de cantante Daniel Pavón en el Bertolotto// MiBanco// La Historia del Perú en Editorial NEXUS// Teleamor: Santa Isabel colabora con Teleamor.

BLOQUE 6/ INICIO: 01:02:00
- **Prueba 8**: MUJER SE BAÑA EN *TOPLESS* EN PILETA PÚBLICA
- **Prueba 9**: HOMBRES COMEN GUSANOS VIVOS

PRUEBA 8:
MUJER DESNUDA EN PILETA PÚBLICA

EL *BANNER* QUE APARECE EN ESTA PRUEBA ES EL SIGUIENTE: «SE QUITÓ ROPA Y SE BAÑA CASI DESNUDA EN PILETA DEL PARQUE SALAZAR DE MIRAFLORES». LA PARTICIPANTE TIENE UN CRÉDITO: ROSARIO DÁVILA (33). ELLA ES DELGADA, JOVEN, PELO CORTO CASTAÑO. VISTE UNA BATA AMARILLA.
L.BOZZO: Bienvenida al *set* Rosario. Cuéntame, ¿cómo te animaste a hacer esta prueba, me muero? Además tú muy campechana: caminaba, mandaba besos... ¿Has sido modelo, algo?
ROSARIO: No, nunca, nada. Solo era una prueba para mí de que, qué, cuán capaz era de hacer algo por...
L.BOZZO: ¿Qué sentiste a la hora de quitarte el sostén?
ROSARIO: (COMPUNGIDA) Roche.
L.BOZZO: «Roche». Y todos los hombres miraban, ajjj.
ROSARIO: Con los que me agobiaban, por, claro, porque, todo lo que escuchas también es un poco terrible.
L.BOZZO: ¿Por cuánto lo hiciste?
ROSARIO: Por una buena cantidad.
L.BOZZO: ¿No podemos decir la cantidad?
ROSARIO: No.
L.BOZZO: No podemos. Bueno, si ella no quiere decir la cantidad, respetamos su decisión de no decir la cantidad. Pero igual te la vamos a pagar aquí en el *set*. ¿Tú tienes familia?
ROSARIO: Sí, tengo dos niños.
L.BOZZO: ¿De qué edad?
ROSARIO: 9 y 4 años.
L.BOZZO: ¿Tú crees que ellos digan algo?
ROSARIO: Nada. Mi hija dice que soy una loca.

L.BOZZO: Ahh, bien. O sea, no hay ningún problema.
ROSARIO: No. Me dice: «Mami, el sábado me siento en primera fila para verte.»
LUEGO PASAN EL VIDEO. *FLASHBACK*: ELLA SE BAÑA EN *TOPLESS* EN LA PILETA DEL PARQUE SALAZAR. EL PÚBLICO TESTIGO DE ESTA PRUEBA SON EN SU MAYORÍA HOMBRES. MUCHOS SON OBREROS. AL FRENTE SE ESTÁ CONSTRUYENDO EL EDIFICIO DEL HOTEL MARRIOT. TODO ESTE *FLASHBACK* TIENE EL *BANNER* DESCRITO AL COMIENZO.

LUEGO LAURA INVITA A ALGUIEN DEL PÚBLICO A REALIZAR LA MISMA PRUEBA EN EL *SET* DE TV. INMEDIATAMENTE, SIN MEDIAR SUBASTA, BAJA AL ESCENARIO UNA CHICA DE TEZ BLANCA, ESTATURA PROMEDIO, DE PELO CORTO ENSORTIJADO. VISTE UN PANTALÓN VERDE OLIVO, MUCHOS BOLSILLOS; TAMBIÉN UN POLO NEGRO AL OMBLIGO, DE MANGAS LARGAS. LA CHICA HACE UN *STRIPTEASE*. EL AUDIO DE FONDO ES «BOMBA» DEL GRUPO BOLIVIANO AZUL-AZUL. LA CHICA SE QUEDA EN, ÚNICAMENTE, TRUZA BEIGE MODELO NORMAL.
APARECE EL *BANNER*: «SE QUITA LA ROPA Y SE PASEA SEMI-DESNUDA POR EL ESTUDIO».
TODOS LOS PLANOS QUE VISTEN EL BAILE SON DE HOMBRES RIENDO, APLAUDIENDO, SILBANDO. EN OCASIONES SE ESCUCHA: «SIGUE, SIGUE, SIGUE». EN EL TELEVISOR NO SE LLEGAN A VER LOS SENOS PORQUE ESTÁN TAPADOS POR UN /MOSAICO/, TÉCNICA PARA EVITAR LA CENSURA. AUNQUE LOS MOVIMIENTOS DE LA CHICA LLEGÁN A EVITAR EL MOSAICO EN OCASIONES. LA CHICA DA UNA VUELTA AL *SET*.

PRUEBA 9:
COMER GUSANOS

LA CONDUCTORA SEÑALA UNA MESA CON DULCERAS LLENAS DE GUSANOS. EXPLICA LA PRUEBA: CONSISTE EN COMERSE CRUDOS ESTOS GUSANOS. LUEGO HAY CORTE BRUSCO EN LA EDICÍON Y APARECEN TRES VOLUNTARIOS EN LA MESA. LOS TRES SON VARONES. UNA PERSONA INVITADA DA UNA EXPLICACIÓN SOBRE LOS GUSANOS. ESTOS SE DENOMINAN «SURI», GUSANO DE LA SELVA QUE HABITA EN EL TRONCO CAÍDO DEL ÁRBOL AGUAJE. SE COMEN CRUDOS O FRITOS. EL PREMIO PARA CADA UNO SERÁ $ 20.
LOS TRES HOMBRES SE COMEN LOS GUSANOS. HAY UN GANADOR, POR VELOCIDAD. PERO SE LES PREMIA A TODOS.

TANDAS COMERCIALES: Detergente Opal // Envases TETRA PAK// TELEAMOR: Hoteles Las Américas apoya a TELEAMOR// Película de cine «Pantaleón y las visitadoras»// Logotipo de AMÉRICA TV// TELEAMOR: No hay logotipo de compañía, Virna Flores anuncia esto. // Estelar del domingo: «Una mujer, sus hombres y su colchón».// Telenovela «Laberintos de pasión».

BLOQUE 7/ INICIO: 01:14:00

PRUEBA 10:
LUCHA LIBRE EN EL LODO

DOS CHICAS YA ESTÁN EN EL PLATÓ PARA ESTA PRUEBA. LA PRUEBA ES LUCHA LIBRE: GANA QUIEN LOGRE DERRIBAR A SU OPONENTE, ESPALDAS AL SUELO POR UNOS SEGUNDOS.

PARTICIPANTES: UNA ES DE TEZ MUY BLANCA. LA OTRA PARTICIPANTE ES DE PIEL CANELA Y ES MÁS DELGADA. AMABAS TIENEN EL PELO HASTA LOS HOMBROS Y VISTEN EL MISMO TIPO DE ROPA INTERIOR COLOR BLANCO, MODELO RECATADO, ESTÁNDAR. LA GANADORA ES LA SEGUNDA CHICA CUYO NOMBRE ES «CLAUDIA». EN LA BREVE ENTREVISTA CON LAURA DICE QUE YA HABÍA VISTO ESTAS PRUEBAS. ELLA FUE LA QUE TUVO ACTITUD MÁS AGRESIVA.

LA CONDUCTORA INVITA A DOS PARTICIPANTES DEL PÚBLICO. LA CÁMARA ENFOCA BREVEMENTE CÓMO SE LES PAGA A LAS OTRAS PARTICIPANTES. LAS NUEVAS PAR-TICIPANTES SE PREPARAN PARA INGRESAR A LA TINA LLENA DE BARRO. UNA SE QUEDA EN BICI-SHORT. ESTA PERSONA ES MORENA, DE CONTEXTURA GRUESA. LA OTRA PERSONA ES DE TEZ BLANCA, DELGADA. SE QUEDA EN *JEAN*. RÁPIDAMENTE GANA LA CHICA DE PESO MEDIO.

LAURA TAMBIÉN INVITA A DOS HOMBRES. LOS DOS VOLUNTARIOS SON DE PELO ENSORTIJADO, DE TIPO MORENO. LA PELEA ES AGRESIVA Y RÁPIDA. PERO TERMI-NAN POR ENSUCIAR TODO EL *SET*.

LA CONDUCTORA INVITA A LA PAUSA COMERCIAL. TAMBIÉN DICE QUE A TODOS SE LES VA A DAR $ 20.00.

TANDAS COMERCIALES:
OSIPTEL// Teleamor: INTERBANK apoya a TELEAMOR// Jabón REXONA// Película de Ja-mes Bond en beneficio de TELEAMOR. Pierce Brosnam hace la invitación en inglés. Pan-talla subtitulada: «Donen generosamente a TELEAMOR y a la lucha contra el cáncer».

BLOQUE 8/ INICIO: 01:21:00

PRUEBA 11:
HOMBRE SE VISTE DE MUJER Y HACE *STRIP-TEASE* (PARTE 1)

L.BOZZO: La siguiente prueba del programa del día de hoy la va a realizar Anselmo. Anselmo se va a vestir de mujer, ¿verdad? Y luego, va a hacer un *strip-tease* y se va a quedar en *babydoll*, ¿verdad?

PARTICIPANTE: Así es Laura.

APARECE EL *BANNER*: «SE VISTE DE MUJER PARA HACER *STRIP-TEASE*». EL CRÉDITO DEL CONCURSANTE ES ANSELMO RODRÍGUEZ (27). EL HOMBRE ES ALTO, PESO MEDIO.

L.BOZZO: Tú te lo tomas... ¿Cómo? No te da vergüenza, ¿nada?

PARTICIPANTE: No, nada de eso.

L.BOZZO: ¿Cómo lo tomas?

PARTICIPANTE: Como un vacilón.

L.BOZZO: Como un vacilón, como una diversión.

PARTICIPANTE: Podría ser.

L.BOZZO: ¿Tú eres soltero?

PARTICIPANTE: Sí, soltero.

L.BOZZO: ¿Tienes enamorada?

PARTICIPANTE: No.

L.BOZZO: ¿No te daría roche que te vean así las chicas?

PARTICIPANTE: Para nada.

L.BOZZO: Porque tú eres bien macho, ¿no es cierto?

PARTICIPANTE: Bien macho. (CON GESTOS AMANERADOS) Por eso paro en Arequipa.

L.BOZZO: ¿Por eso paras a dónde?

PARTICIPANTE: (CONTINÚA GESTO AMANERADO) En Arequipa.

L.BOZZO: Bien. (PAUSA. ENTIENDE LA BROMA). Él se va a transformar, y va a hacer un *strip-tease*. Adelante.

PRUEBA 12:
INICIO: 01:22:00
SEÑORA LAME LAS AXILAS Y PIES

L. BOZZO: Yo les hablé de esta prueba, ¿verdad? Este hombre no se ha bañado dos días. Más de una hora que está haciendo deportes. Y esta prueba consiste en que vengan, dos voluntarias, vamos a ver quién es la que queda elegida, para lamer las axilas, ajjjjjjj... Y luego tenemos una serie de salsas allí en la mesa que vamos a echarle a los pies. Ellos tienen que lamer la planta de los pies.

CORTE BRUSCO EN LA EDICIÓN:
HAY DOS SEÑORAS. EL PRECIO BASE ES $ 40. EMPIEZA LA SUBASTA EN CUENTA REGRESIVA, QUIÉN LO HACE POR MENOS: 40, 30, 28, 25, 24.

L. BOZZO: Ella se queda pero no por veinticinco. Se queda por treinta dólares. (PAUSA). Acá se trata de divertirnos.

LA SEÑORA ESCOGIDA VISTE UNA BLUSA FLOREADA. EMPIEZA A BAILAR SOLA, ANIMOSA. TANTO LAURA COMO LA PARTICIPANTE ESTÁN AL LADO DE UNA CAMILLA

DONDE UN HOMBRE VESTIDO SOLO EN *SHORT* CONTINÚA HACIENDO PESAS, CON MANCUERNAS, DE FORMA ALTERNADA.

L. BOZZO: Tú te estás divirtiendo mucho, ¿verdad?
SEÑORA: Sí Laurita.
L. BOZZO: ¿No te da nervios?
SEÑORA: Un poco.
L. BOZZO: Un poquito.
SEÑORA: Un poquito.
L. BOZZO: Bien. Lo primero, lo primero, era lamer la axila, ¿verdad? ¡Ay, qué asco! A ver.

EL HOMBRE DEJA DE UTILIZAR LAS PESAS MANCUERNAS. LA SEÑORA SE ACERCA Y SE ESCUCHA A LO LEJOS QUE LE PREGUNTA «¿TE HAS BAÑADO, NO?». ENTONCES, PRIMERO LA SEÑORA LIMPIA EL SUDOR CON SU MANO Y LUEGO LAME LA AXILA IZQUIERDA. EL PÚBLICO GRITA MUCHAS COSAS.
PÚBLICO: «¡LA OTRA, LA OTRA!».
LA SEÑORA MIRA A LAURA, QUIEN LE INDICA QUE SIGA LAS INSTRUCCIONES. ENTONCES LAME LA AXILA FALTANTE, LA DERECHA.
APARECE EL SIGUIENTE *BANNER* EN LA PARTE INFERIOR DE LA PANTALLA, SOBRE FONDO NARANJA: «LAME LAS AXILAS Y LOS PIES SUDADOS DE UN HOMBRE QUE HIZO EJERCICIOS DURANTE HORAS».

L. BOZZO: Bien, ahora viene. (PAUSA). Los pies, acá. Bien, tú tienes que elegir con yogur, miel, no sé lo que quieres, tienes que... (PAUSA).
EL HOMBRE HA LEVANTADO LOS DOS PIES SOBRE LA CAMILLA. LA SEÑORA EN CAMBIO ESTÁ PROBANDO LOS POTAJES QUE ESTÁN EN UNA MESA.
L. BOZZO: No, tienes que echarlo a los pies. A ver, a ver.
LOS DEDOS DE LOS PIES SON EMBADURNADOS CON LOS TRES POTAJES.
L. BOZZO: Ahí no más. Esto parece un *sundae* de chocolate. A ver, piensa que estás comiendo un helado. Párate por acá y tienes que lamerlo.
LA SEÑORA EMPIEZA A REALIZAR LA PRUEBA.
L. BOZZO: Bien. Un aplauso para ella. A ver. Bien. (LUEGO LE ENTREGA LOS DÓLARES PROMETIDOS). Diez, veinte, treinta. Un aplauso.

LUEGO DE ESTA PRUEBA, LA CONDUCTORA VA DONDE EL HOMBRE-GALLINA PARA VER CÓMO ESTÁ COMIENDO EL ALPISTE. TAMBIÉN CONVERSA CON LA CHICA CUYO CUERPO ESTÁ SIENDO PINTADO.

PRUEBA 11:
HOMBRE SE VISTE DE MUJER Y HACE *STRIP-TEASE* (CONTINUACIÓN)

APARECE UN HOMBRE VESTIDO DE *DRAG-QUEEN* Y EMPIEZA A BAILAR Y A FASTI-
DIAR AL PÚBLICO VARÓN. ESTÁ TOTALMENTE DE VERDE ESMERALDA. APARECE EL
BANNER: «SE VISTE DE MUJER PARA HACER *STRIP-TEASE*».

L.BOZZO: ¡Alto! Por favor... ¡Ay, me muero! (PAUSA). Un aplauso, ven para acá. De
verdad que como striptisero (SIC) te mueres de hambre, mamita. Porque con esa guata...
TRAVESTI: Estoy embarazada.
L.BOZZO: Estás embarazada... ¿Cuántos meses?
TRAVESTI: Ya ni me acuerdo.
L.BOZZO: (TOSE). ¿Qué siente un hombre disfrazarse de mujer, entre <u>otras</u> (NO SE
ENTIENDE) tonterías?
TRAVESTI: Vergüenza.
L.BOZZO: Te da roche.
TRAVESTI: No. No me da roche.
L.BOZZO: No te da roche...
TRAVESTI: No, no me da mucho.
L.BOZZO: Pero lo has hecho bien. Parece que hubieras practicado.
TRAVESTI: No.
L.BOZZO: ¿Ahh?
TRAVESTI: No.
L.BOZZO: ¿No has practicado?
TRAVESTI: No, no he practicado.

TANDA DE COMERCIALES:
RON POMALCA (publicidad de BOZELL BOROBIO)// INKA-KOLA// TELEAMOR: Sol Ca-
rreño dice: «Colabora con TELEAMOR comprando Nicolini»// Concierto de Fito Paez a
beneficio de TELEAMOR// Especiales de AMÉRICA TV: «Himalaya, Techo del mundo»
con la realización de María Laura Rey, «Seguridad Ciudadana» con Álamo Pérez-Luna,
y el *talk-show* «Dignidad» con Ernesto Pimentel.

BLOQUE 9/ INICIO: 01:35:00

PRUEBA 13:
COMER ROCOTO

LA PRUEBA CONSISTE EN COMER ROCOTOS. SON DOS PARTICIPANTES, UN HOM-
BRE Y UNA MUJER. AMBOS DICEN QUE NUNCA HAN COMIDO ROCOTO ANTES. LA
MUJER ES UNA SEÑORA JOVEN DE BAJA ESTATURA. DICE: «PARECEN MANZANI-

TAS». LA CONDUCTORA DICE: «NO SON MANZANITAS. PICA COMO LOS MIL DEMO-
NIOS».
SE REALIZA LA PRUEBA. MIENTRAS ESTA SE LLEVA A CABO, SE ESCUCHA COMO
MÚSICA DE FONDO EL TEMA «LA GUITARRA», DEL GRUPO ARGENTINO /LOS AUTÉN-
TICOS DECADENTES/:
Yo no quería una vida normal, no me gustaban los horarios de oficina. / Mi espíritu
rebelde se reía / del dinero, del lujo y el comfort / Y tuve una revelación, / ya sé qué
quiero en esta vida. / Voy a seguir mi vocación / será la música mi techo y mi comida.
Porque yo / no quiero trabajar, / no quiero ir a estudiar, / no me quiero casar. /Quiero
tocar la guitarra todo el día, /y que la gente se enamore de mi voz. / Porque yo
no quiero trabajar, /no quiero ir a estudiar, / no me quiero casar...

EL PÚBLICO FEMENINO APOYA A LA MUJER GRITANDO: «MUJERES, MUJERES, MU-
JERES». EL *BANNER* ES: «COME ROCOTOS ENTEROS».
LUEGO UN CHICO DEL PÚBLICO SE ANIMA A REALIZAR LA PRUEBA.

PRUEBA 1:
CUERPOS PINTADOS (CONTINUACIÓN)

DESPUES DE ESTO, LAURA SE ACERCA CON EL PINTOR CORPORAL DE LA PRUEBA
1: CUERPOS PINTADOS. LA VOLUNTARIA ES DE RAZA NEGRA. SOLO TIENE UNA TRU-
ZA MARRÓN. ESTÁ EN *TOPLESS*, PERO TODO SU CUERPO ESTÁ PINTADO DE AZUL
(COMO LA NOCHE), AUNQUE TAMBIÉN HAY «ESTRELLAS» PINTADAS POR TODO EL
CUERPO. UNO DE LOS SENOS TIENE DIBUJADA LA LUNA, MIENTRAS QUE EL OTRO
TIENE AL SOL.

LA CONCURSANTE TIENE QUE BAILAR FRENTE AL PÚBLICO. ELLA ESTÁ SONRIENDO
TODO EL TIEMPO MIENTRAS BAILA EL TEMA «BÉSAME» DE ELVIS CRESPO.

PRUEBA 4:
HOMBRE VESTIDO DE GALLINA (CONTINUACIÓN)

LUEGO SE VA DONDE EL HOMBRE DE RAZA NEGRA QUE ESTÁ VESTIDO DE GALLINA.
ESTE CONCURSANTE ESTÁ EN UNA JAULA JUNTO A UNA GALLINA Y ENCIMA DE
UNOS HUEVOS GIGANTES DE UTILERÍA. DICE QUE HA COMIDO 02 PLATOS DE ALPIS-
TE GRACIAS AL VASO DE AGUA. LA CONDUCTORA LE DA $ 40.

TANDA DE COMERCIALES:
TELEAMOR: Verónica Ayllón dice: «Laboratorios Farmacéuticos colabora con TELEAMOR»/
/ Laly Goyzueta aparece en comercial de Fiesta de Año Nuevo RUMBO AL 2000// TELEA-
MOR: «TANS también colabora con TELEAMOR»// MINISTERIO DE ENERGÍA Y MINAS.

BLOQUE 10/ INICIO: 01: 46:00

PRUEBA 14:
COMER COMIDA DE ANIMALES x $20
L.BOZZO: Bien. La siguiente prueba consiste en comer, dios mío, comida de animales: comida de perro y comida de gatos. Todo está mezclado. Y acá tenemos a 02 voluntarios que por $ 20 cada uno lo van a hacer. Adelante.

PRUEBA 15:
VOLUNTARIA SE «RAPA» LA CABELLERA
LA CONDUCTORA DICE QUE UNA VOLUNTARIA SE OFRECIÓ A RAPARSE LA CABELLERA POR $ 40. ELLA ES DE RAZA NEGRA Y DE ESTATURA PEQUEÑA.
EL *BANNER* DICE: «SE DEJA AFEITAR LA CABEZA».
A ÚLTIMO MINUTO, LA CONDUCTORA DICE QUE NO SE LE VA A DEJAR FEA Y DETIENE LA OPERACIÓN. LE DICE ASÍ ESTÁS BONITA. AQUÍ TERMINA LA PRUEBA.

PRUEBA 16:
PAREJA HACE *STRIP-TEASE*
LA CHICA SE QUEDA EN *BABY-DOLL* ROJO. EL HOMBRE EN CALZONCILLO BEIGE Y MEDIAS NEGRAS. LA MÚSICA DE FONDO ES: «MUÉVELO, MUÉVELO» DEL CANTANTE PANAMEÑO «EL GENERAL».

TANDAS COMERCIALES:
9 DE DICIEMBRE, 01 MINUTO DE SILENCIO EN HOMENAJE A LOS CAÍDOS POR EL TERRORISMO// TELEFÓNICA apoya a TELEAMOR// Estelar del domingo: «Más allá de los sueños»// TELEAMOR: Universidad San Martín apoya a TELEAMOR.

BLOQUE 11/ INICIO: 01:56:00
- AGRADECIMIENTOS:
TELEFUTURO de Paraguay, TELEMUNDO, Bolivia, Ecuador, etc.
Hay varios agradecimientos, pero uno es un «abrazo fuertísimo» al General Fernando Gomero y al Escuadrón de Emergencia de la séptima Región de la Policía Nacional.

DESPEDIDA MUSICAL CON EL TEMA «MENELAO» DE RUTH KARINA.

CRÉDITOS FINALES

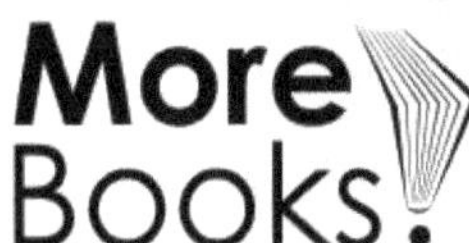

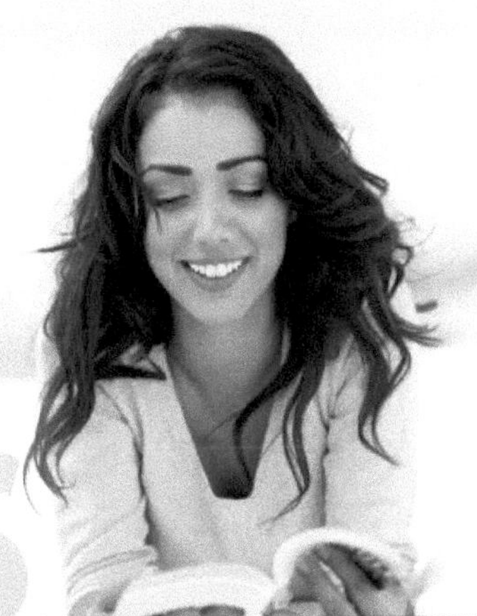

yes
I **want** morebooks!

Buy your books fast and straightforward online - at one of world's fastest growing online book stores! Environmentally sound due to Print-on-Demand technologies.

Buy your books online at
www.morebooks.shop

¡Compre sus libros rápido y directo en internet, en una de las librerías en línea con mayor crecimiento en el mundo! Producción que protege el medio ambiente a través de las tecnologías de impresión bajo demanda.

Compre sus libros online en
www.morebooks.shop

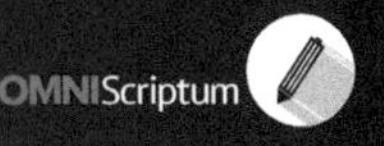

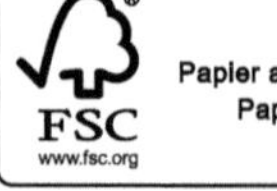

MIX
Papier aus verantwortungsvollen Quellen
Paper from responsible sources
FSC® C105338

Printed by Books on Demand GmbH, Norderstedt / Germany